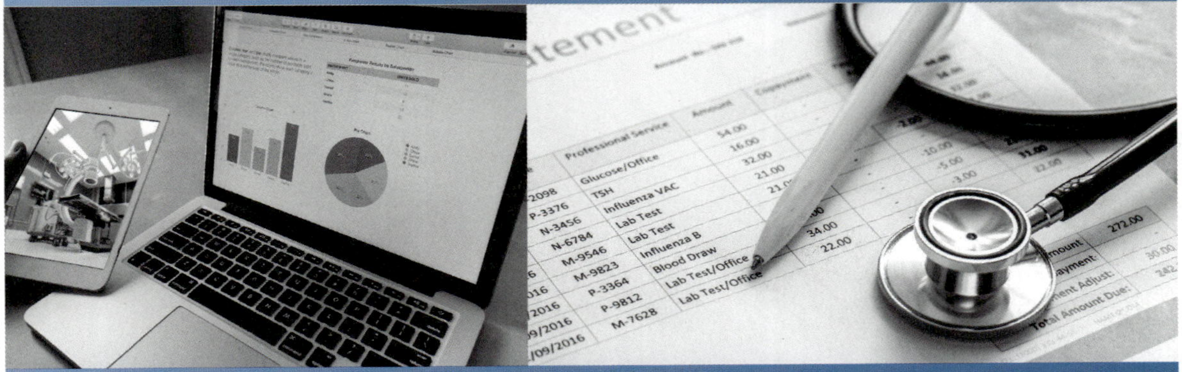

제 2 판

논문작성을 위한

간호연구와 통계

Nursing Research and Statistics for Writing Papers

홍은희 · 김진주 · 김희수 · 서영선 · 서은주 · 이혜진 · Younglee Kim 공저

계축문화사

머리말

간호연구는 간호실무의 지식을 확장시키기 위해 끊임없이 수행되어야 합니다. 이러한 간호연구를 통해 근거기반 실무 중심의 간호 전문직의 영역을 확대할 수 있으며, 간호의 질 향상을 가져올 수 있습니다.

논문작성을 할 수 있도록 최소한의 내용을 체계적으로 정리를 하여, 간호대학에서 학생들에게 졸업 전 논문작성을 하는 데 도움이 될 것으로 사료됩니다.

간호연구에 대한 다양한 책들이 집필되어 유통되고 있지만, 학부생들은 여전히 졸업논문을 어떻게 작성을 해야 할지 고민에 빠지게 됩니다. 이에 생각을 같이 하는 교수들과 어떻게 하면 학생들이 쉽게 논문을 작성할 수 있을지 고민을 하다가 그간 논의한 내용을 바탕으로 책을 개정하게 되었습니다. 이 과정에 새롭게 참여하게 된 교수님과 지난 집필부터 지속적인 노고를 아끼지 않으신 교수님의 애정에 깊은 감사를 표합니다.

이 책을 집필한 주요 목적은 간호 학부생들의 논문작성에 필요한 기초적인 지식 및 통계 분석 능력을 향상시키는 것입니다. 따라서, 본 교재는 간호연구에 대한 기초 지식 및 통계적 분석을 간결하고 이해하기 쉽게 기술하였습니다. 포스터 작성 및 제작 방법, KCI · SCI 투고 요령 등을 삽입하여 학부생 뿐 아니라, 석 · 박사생들에게도 통계나 논문 투고에 어려움이 있을 때, 본 교재를 통해 도움을 받기를 기대합니다.

본 교재는 1장–8장으로 구성되어 있습니다. 1장은 간호연구에 대한 설명을 하고 있으며, 2장은 연구의 종류를 소개하는 부분으로 간호연구의 유형과 근거기반실무를 소개하고 있습니다. 3장은 간호연구 윤리의 역사적 배경 및 IRB 등에 대한 기술을 하고 있습니다. 4장은 연구보고서의 서론에 해당하는 부분으로 연구의 필요성, 목적, 이론적 틀에 대한 설명을 다루고 있습니다. 5장은 문헌고찰로 국내 및 국외의 데이터베이스, 국내 간호학 관련 학회지 등을 검색하는 방법을 담고 있습니다. 6장은 연구방법으로 연구설계 및 예시 중심의 표본 추출방법으로 이해를 돕고 있습니다. 또한 설문지 작성법, 코딩, SPSS 사용법을 기술하고 있습니다. 7장은 통계 처리한 연구결과의 해석 및 보고서 기술 방법을 다루고 있습니다. 8장은 참고문헌 정리를 위한 APA 스타일을 소개하였습니다.

마지막으로 본 교재의 디자인과 편집 작업에 많은 도움을 주시고, 책 출판을 허락해 주신 계축문화사 대표님 이하 임직원 여러분들께 진심으로 감사드립니다.

2021년 7월
저자 일동

차례

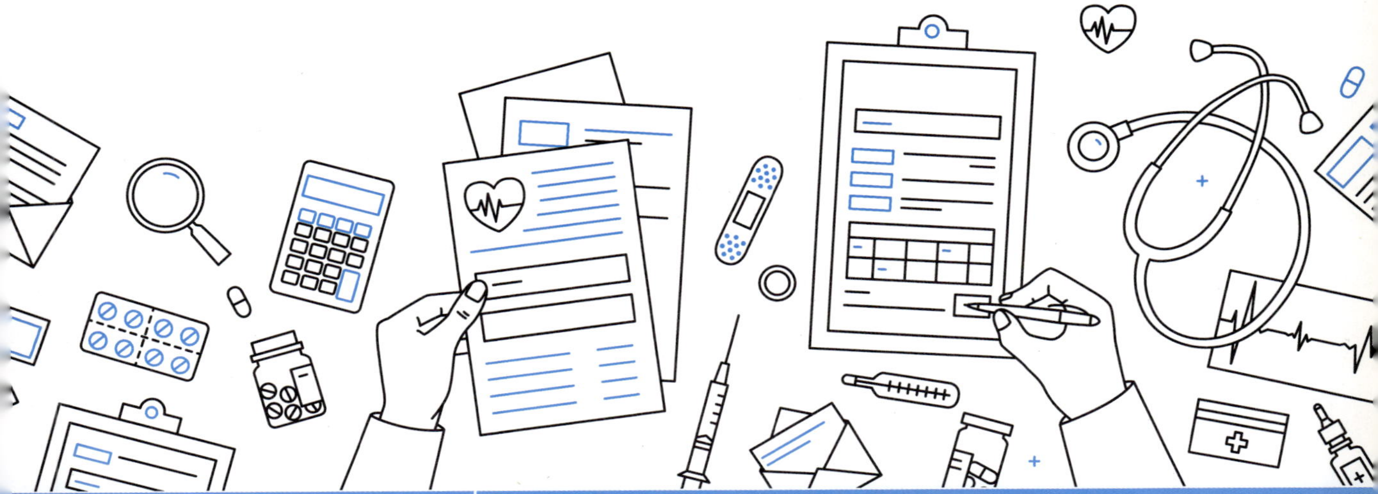

01 간호연구

1. 간호연구의 정의
2. 간호연구에서 간호세계로의 연계
3. 간호연구의 목적
4. 과학적 연구방법
5. 간호연구의 역사
6. 논문작성의 이해

제 1 장

간호연구

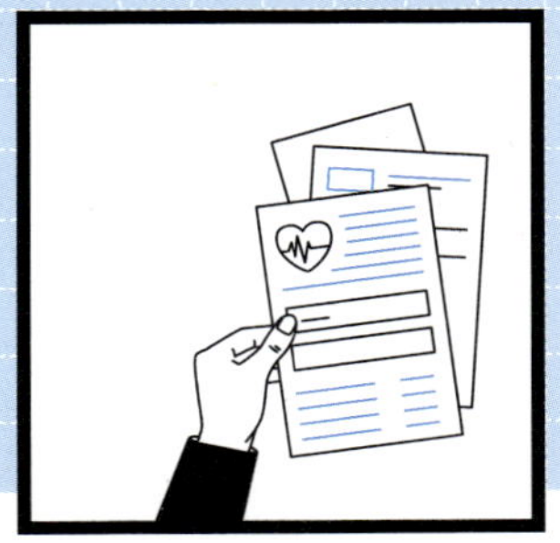

학습목표

1. 간호연구의 정의 및 목적을 설명할 수 있다.
2. 간호연구의 필요성을 설명할 수 있다.
3. 연구의 과정에 대해 설명할 수 있다.

주요용어

- 연구(research)
- 간호연구(nursing research)

1. 간호연구의 정의

연구(research)라는 단어의 뜻은 "재조사(search again)" 혹은 "주의 깊게 조사하다"이다. 보다 구체적으로 연구는 성실하고 체계적으로 조사하거나 휴효성을 검증하여 기존의 지식을 수정하고 새로운 지식을 생성하는 것이다.

많은 학문 분야에서 연구가 수행되고 있는데, 그렇다면 다른 학문 분야의 연구와 간호연구는 무엇이 다를까? 연구를 수행하는 데 요구되는 지식과 기술은 다른 학문 분야와 비슷하기 때문에 어떤 면에서는 차이가 없다. 그러나 간호연구는 간호전문직과 관련된 질문을 해결하는 고유성을 지녀야 한다. 따라서 간호연구자들은 간호에 대한 고유한 지식체(body of knowledge)를 발전시키는 가장 효과적인 연구를 시행할 필요가 있다.

미국간호사협회(ANA, 2012)는 간호 직업에 필요한 고유의 지식체로 확인되는 간호의 정의를 다음과 같이 개발하였다. “간호란 건강과 능력을 보호하고 증진시켜 최적화하는 것이고, 질병과 손상을 예방하며, 인간의 반응을 진단하고 치료함으로써 고통을 경감시키고 개인, 가족, 지역사회 주민의 돌봄을 옹호하는 것이다.” 이 정의에 기초하여, 간호연구는 인간의 반응과 건강증진을 위한 최상의 중재, 질병예방 및 질병관리에 대한 지식의 생성이 요구된다(ANA, 2010).

이러한 맥락에서 간호연구는 다음과 같은 차원을 살펴야 한다. 첫째, 간호지식의 영역에서 간호는 실무중심의 전문직이므로 간호실무를 위한 지식을 확장시키는 연구가 필수적이다. 간호사들은 환자와 그 가족을 위해 실무에서 긍정적인 결과를 조장할 수 있는 근거에 기반을 둔 자료를 통합할 수 있어야 한다. 둘째, 간호연구는 간호교육, 간호행정, 간호서비스와 간호역할에 대한 연구를 포함하여 보건의료체계의 질을 향상시킬 수 있어야 한다. 이를 요약하면 간호연구(Nursing research)는 직 · 간접적으로 근거기반실무의 제공에 영향을 미치는 기존의 지식을 검증, 수정, 발전시키고 새로운 지식을 생성하는 과학적인 과정으로 정의된다.

2. 간호연구에서 간호세계로의 연계

우리는 연구와 간호의 다양한 요소 사이를 연결하는데 도움이 되는 기틀을 개발하였다. 이 기틀은 간호세계에 간호연구를 연결하고 이 교과서에 대한 조직 모델로 사용된다. 기틀모델(그림 1-1)에서, 간호연구는 간호의 나머지 부분들과 연관성 없는 독립체가 아니라 오히려 다른 모든 간호요소에 의해 영향을 받는다. 모델에서 양방향 화살표의 사용은 개념 사이의 동적 상호작용을 나타낸다.

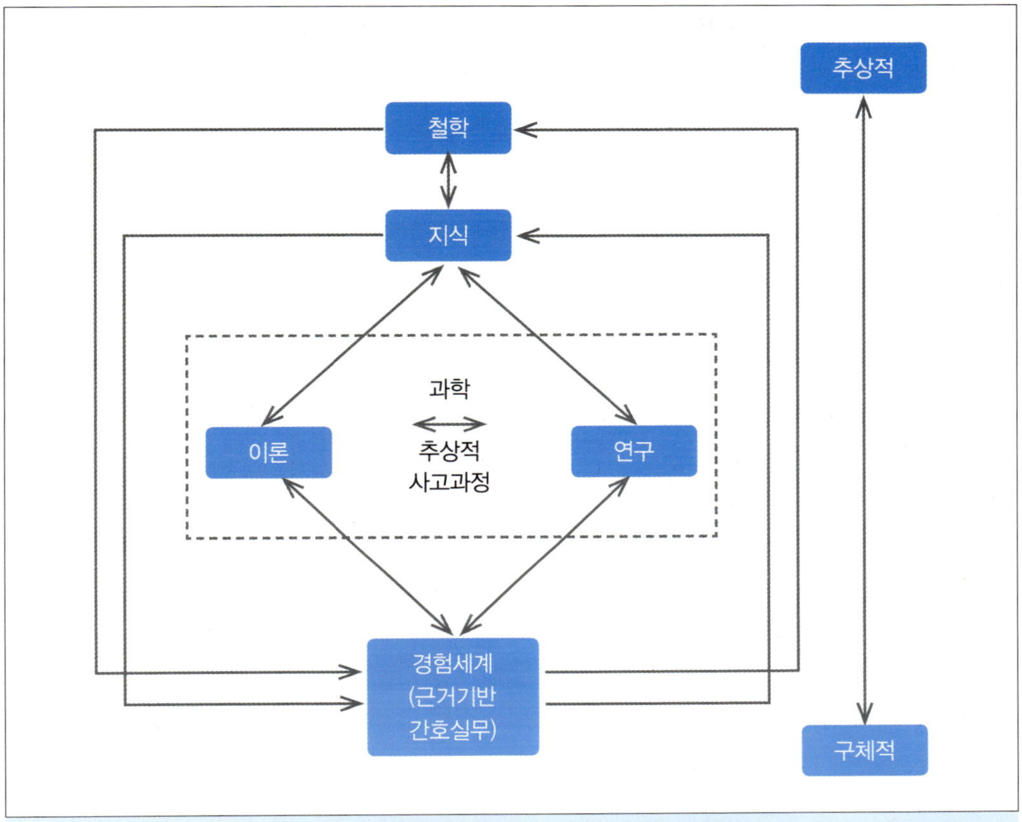

그림 1-1 간호연구에서 간호세계로의 연계기틀

1) 구체적-추상적 연속체

[그림 1-1]과 같이 구체적-추상적인 연속체(concrete-abstract continuum)에서 간호의 구성요소를 제시하고 있다. 이 간호 연속체는 구체적인 사고에서 추상적인 사고로, 추상적인 사고에서 구체적인 사고로, 사고의 두 흐름을 보여준다. 구체적인 사고는 실재하는 것들 혹은 우리가 현실에서 관찰하고 경험할 수 있는 사건들을 지향하고, 또 이들에 의해 제한된다. 추상적 사고는 특별한 사례에 적용하거나 연결함 없이 생각의 발전을 지향한다. 이러한 사고 유형은 시간과 공간에 독립적이다. 간호연구는 구체적 사고와 추상적 사고의 기술 모두를 필요로 한다. 추상적 사고는 연구해야 할 문제의 식별과 연구설계, 결과 해석 시 요구된다. 구체적 사고는 자료수집과 자료분석의 상세한 단계를 계획하고 실행하는 데 필요하다. 추상적, 구체적 사고 사이의 앞뒤 흐름은 간호연구가 복

잡하고 도전적으로 보여지는 이유 중 하나일 수도 있다.

2) 경험적 세계

경험적 세계(empirical world)는 우리가 감각을 통해 경험한 것이며, 우리의 실재에 대한 구체적인 부분이다. 우리는 이것을 종종 현실이라고 부르고, 활동하는 것 자체가 이 세계의 일부이다. 경험적 또는 현실 세계에 대한 확실성의 감각이 있는데, 이해할 수 있고 예측가능하며 제어할 수 있는 것으로 여겨진다. 구체적 사고는 경험세계에 초점을 맞춘다. 이 사고와 관련된 단어로는 '실용적', '현실적', '확실한', '실제적'이 있다.

3) 연구를 통한 현실 검증

사람들은 그들의 감각을 통해서 그들의 존재의 본질을 확인하려고 하거나 시험하려는 경향이 있다. 예를 들어, 환자가 단지 화끈거리는 것인가, 아니면 실제로 열이 있는가? 온도계는 이러한 감각 인식을 정확하게 검사하기 위해 개발되었다. 연구를 통해, 가장 정확하고 정밀한 측정 도구가 나이 및 건강상태에 기초하여 환자의 체온을 평가하기 위해 개발되었다. 따라서 연구는 현실성을 평가하고, 간호실무를 안내하는 최선의 근거를 생성하는 방법이다.

4) 추상적 사고과정

추상적 사고과정(abstract thought processes)은 간호세계의 모든 요소에 영향을 미친다. 어떤 의미에서 추상적인 사고과정은 간호세계의 모든 요소와 연결된다. 추상적인 사고능력이 없다면, 우리는 1차원에 갇히게 되고 경험세계를 설명하거나 이해할 수 없게 된다. 그러나 추상적인 사고를 통해 우리는 간호세계를 설명하는 이론을 검증할 수 있고, 이는 과학적 지식체계를 포함하며, 과학적인 연구결과를 이론으로 발전시킬 수 있다. 추상적 사고는 과학과 이론 모두를 지식의 결합체로 혼합할 수 있고, 철학적 기틀에 의해 유도될 수 있으며, 임상에 적용될 수 있다. 따라서 추상적인 사고과정은 연구결과를 합성하고, 실무에서 지식을 언제 그리고 어떻게 사용하는지 알게 하는 데 필수적이다.

세 가지 주요 추상적인 사고과정인 내성법(introspection), 직관(intuition), 추론

(reasoning)은 간호에서 중요하다. 이러한 사고과정은 비판적 평가, 실무에서 최상의 연구결과를 적용, 계획 및 연구를 실행, 개발 및 이론을 평가하는 데 사용된다.

(1) 내성법

내성법(introspection)은 자신의 생각을 향해 안쪽으로 관심을 전환하는 과정이다. 그것은 두 가지 수준에서 발생한다. 사람들과 끊임없이 변화하는 패턴에서 발생하는 감정과 생각의 흐름 그리고 상호작용에 대해 자각하고 있다. 심도 있는 내성법을 사용할 때 자신의 생각을 더 비평적으로 그리고 세밀하게 살펴볼 수 있다. 생각과 아이디어 사이의 패턴이나 연결고리가 나타나고, 자신의 생각에서 오류 또는 약점을 인식할 수 있다.

(2) 직관

직관(intuition)은 보통 논리적으로 설명할 수 없는 전체 상황이나 사건에 대한 통찰력 또는 이해이다. 직관은 자발적으로 알게 되는 유형이기 때문에, 이는 또한 "직감(gut feeling)" 또는 "육감(hunch)"으로 설명될 수 있다. 직관이 과학적으로 쉽게 설명될 수 없기 때문에, 많은 사람들이 이것에 대해 불편해 한다. 일부 사람은 심지어 그것이 존재하지 않는다고 말한다. 그러나 직관은 지식의 결여가 아니라, 오히려 그것은 깊은 지식-암묵적 지식 혹은 개인적 앎-의 결과이다. 이러한 지식은 깊이 있기 때문에 의식적 표면화와 논리적 방법으로 표현하는 것이 어렵다. 간호사의 직관에 대해 가장 보편적으로 언급되는 사례 중에 하나는 그들이 환자의 신체적 악화상태를 인지하는 것이다. 임상상황에서 간호사는 환자 행동과 신체적 징후의 변화를 인식하여 환자에게 좋지 않은 어떤 것에 대한 직관과 앎을 가지고 있다. 임상경험과 직관의 사용을 통해, 간호사는 정상적 임상과정에서 벗어난 패턴을 인식할 수 있고, 빠른 조치를 취해야 할 때를 알 수 있다.

(3) 추론

추론(reasoning)은 결론에 도달하기 위한 생각의 과정과 조직이다. 추론의 패턴은 이론을 개발하고 연구를 계획하고 실행하는 데 사용된다. Barnum(1998)은 간호에 필수적인 추론의 4가지 패턴을 ① 문제적, ② 조작적, ③ 변증적, ④ 논리적이라고 밝혔다. 또한 추론은 연역법과 귀납법으로 분류된다.

① 문제적 추론

문제적 추론(problematic reasoning)은 문제와 문제의 영향요인 식별, 문제에 대한 해결책을 선택하고, 문제를 해결하는 것에 관여한다. 문제적 추론은 연구문제를 식별하고 그것을 성공적으로 조사하기 위한 방법을 개발하는 경우에 사용된다.

② 조작적 추론

조작적 추론(operational reasoning)은 많은 대안과 견해들을 식별하고 그 사이에서 차이를 확인하는 것과 관련된다. 조작적 추론은 과정(대안에 대한 토론)보다는 해결에 초점을 맞추고 있다. 연구에서 실행할 중재를 조작하고 연구에 사용되는 측정기법 또는 자료분석기법을 논의하는데 조작적 사고가 요구된다.

③ 변증적 추론

변증적 추론(dialectic reasoning)은 전체적인 방식으로 상황을 보는 것과 관련된다. 변증법적 사고가들은 전체는 부분의 합보다 크고, 전체가 부분을 구조화한다고 믿는다. 또한 연구를 통해 연구문제 해결을 위한 현존하는 지식을 결정하기 위해 연구결과나 대립되는 연구들을 분석하고, 그 결과를 요약하는데 변증적 추론을 필요로 한다. 질적 연구에서 수집된 자료분석에는 조사된 현상의 이해를 증가시키기 위해 변증적 추론이 요구된다.

④ 논리적 추론

논리(logic)는 이해를 증진하기 위한 타당한 방법을 포함하는 과학이다. 논리의 목적은 진실을 결정하거나 예측하는 현상을 설명하기 위한 것이다. 논리의 과학은 구체적이고 추상적 사고와 같은 사고과정과 논리적 · 연역적 · 귀납적 추론과 같은 추론의 방법을 다룬다.

논리적 추론(locistic reasoning)은 전체를 부분으로 분해할 때 사용된다. 어떤 면에서, 논리적 추론은 변증적 추론의 반대이다. 논리적 추론가들은 전체는 부분의 합이고 부분이 전체를 구성한다고 주장한다. 논리적 추론은 흔히 연구설계, 연구계획, 자료수집 수행, 통계분석 실시를 위한 양적 연구, 중재연구에서 사용된다.

㉠ 귀납적 추론

귀납적 추론(inductive reasoning)은 구체적인 것에서 일반적인 것으로 이동한다. 귀납적 추론의 예는 다음과 같다.

- 두통은 건강 수준이 변화된 것으로 스트레스가 많은 것이다.
- 골절은 건강 수준이 변화된 것으로 스트레스가 많은 것이다.
- 불치병은 건강 수준이 변화된 것으로 스트레스가 많은 것이다.
- 따라서 모든 건강 수준이 변화된 것은 스트레스가 많은 것이다.

이와 같이 귀납적 추론은 건강 수준이 변화된 특정 사례들로부터 모든 건강 수준의 변화는 스트레스가 많다는 일반적인 신념으로 이동한다.

㉡ 연역적 추론

연역적 추론(deductive reasoning)은 일반적인 것에서 구체적인 것으로 혹은 일반적인 전제에서 구체적인 상황이나 결론으로 이동한다. 전제(premise) 혹은 가설(hypothesis)은 둘 혹은 그 이상의 변수 사이의 관계를 제안한 문장이다. 연역적 추론의 예는 다음과 같다.

- **전제** : 모든 인간은 상실을 경험한다.
모든 청소년은 인간이다.
- **결론** : 모든 청소년은 상실을 경험한다.

이와 같이 연역적 추론은 사람이 경험하는 상실에 대한 것과 청소년은 사람이라는 두 개의 일반적 전제에서 "모든 청소년은 상실을 경험한다"는 구체적 결론으로 이동하는데 사용되었다. 그러나 연역적 추론에서 생성된 결론은 타당한 전제에 기반한 경우에만 유효하다. 다음 예를 살펴보자.

- **전제** : 모든 의료 전문가는 돌봄을 제공한다.
모든 간호사는 의료 전문가이다.
- **결론** : 모든 간호사는 돌봄을 제공한다.

모든 건강전문가는 돌봄을 제공한다는 전제는 반드시 타당하고 정확한 현실의 반영은 아니다. 연구는 전제를 조사하고 확인하거나 전제를 반박하기 위한 수단이며, 타당한 전제는 간호실무에서 추론하기 위한 기초로 사용될 수 있다.

5) 과학

과학(science)이란 특정 분야의 연구결과와 검증된 이론으로 이루어진 논리적인 지식의 집합체이다(그림 1-1). 과학은 결과물(종점)이자 과정(종점에 이르기 위한 벙법)이다.

과학적 지식을 얻기 위해 분야별로 각기 다른 과정을 거친다. 연구는 간호학에서 과학적 지식을 획득하기 위해 중요하게 활용되는 과정이다. 과학적 발견에 쓰이는 유용한 방법 중의 하나는 전통적인 연구과정, 즉 양적 연구이다. 양적 연구에서는 한 연구에서 얻은 정보만으로 연구의 과학성을 입증할 수 없다. 그 정보가 온전한 경험적 증거로 간주되려면 한 연구를 여러 번 반복해도 각각 유사한 결과물을 얻을 수 있어야 한다. 과학이란 객관적(objective)이고, 관찰 가능(observable)하며, 확률적인(probabilistic) 방법을 사용하는 것이다. 다른 연구자가 동일한 환경에서 유사한 대상과 연구절차를 수행하였을 때에도 비슷한 연구결과가 나타나야 하므로 객관적이고 관찰 가능하며 확률적인 방법을 사용해야 하는 것이다. 즉, 신뢰할 수 있으며 체계적인 접근방법을 사용해야 한다.

연구에서 얻은 결과들은 경험세계를 가장 잘 설명해낼 수 있는 방식으로 상호 간에 체계적으로 연결되어 있다. 상호 간 연결고리를 만들기 위해선 추상적 사고과정이 필요한데, 연결고리 내에 있는 사실과 관계의 확실성의 정도에 따라 법칙 혹은 원리로 명명된다. 법칙과 원리에 기반한 경험세계의 진실 혹은 경험세계에 대한 설명은 결코 100% 확실한 것이 아니며, 후속 연구에 의해 부정될 수 있다.

6) 이론

이론(theory)은 경험세계의 특정 현상이나 부분을 기술, 설명, 예측, 통제하기 위해 창의적이고 엄밀하게 아이디어를 구조화한 것이다. 이론은 하나의 현상에 대한 체계적인 관점을 제시하기 위해 정의되고 상호연관 지어지는 일련의 개념들로 구성된다. 대표적인 예로 스트레스 이론(Selye, 1976)을 들 수 있는데, 이것은 질병이 인간의 삶에 미치는 신체적, 정서적 영향을 설명하기 위한 것이다. 이 스트레스 이론은 건강의 변화가 환자와 가족에게 미치는 영향을 이해하는 데 중요하다.

이론은 개인적 경험, 연구결과, 추상적 사고과정이 어우러져 구축된다. 이러한 이론이 현실을 제대로 반영하고 있는지 판단하려면 연구를 통한 검증이 필요하다. 따라서 이론의 개발, 검증, 개선에 있어 연구의 역할은 중요하다고 할 수 있다. 일부 질적 연구는 이론을 새로 개발하거나 기존 이론을 확장하는데 집중한다. 양적, 중재연구는 흔히 이론의 정확성을 검증하기 위해 시행된다. 연구결과에 따라 이론은 강화되거나 약화되는데, 이를 통해 이론이 개선된다.

7) 지식

지식(knowledge)은 복잡하고 다면적인 개념이다. 즉, 사실을 이해하는 것, 간호술기를 습득하는 것, 하나의 주제를 완벽히 익히는 것 등이 지식의 예이다.

(1) 간호지식을 획득하는 방법

우리는 다양한 방법으로 지식을 얻고, 그것이 현실세계의 정확한 반영이기를 기대한다. 간호사는 역사적으로 ① 전통, ② 권위, ③ 차용, ④ 시행착오, ⑤ 개인적 경험, ⑥ 역할모델과 사사, ⑦ 직관, ⑧ 추론, ⑨ 연구를 통해 지식을 얻을 수 있었다. 직관, 추론, 연구에 대해서는 이 장에서 이미 논의된 바 있다. 이제 나머지 방법들에 대해 간략히 살펴보자.

① 전통

전통(tradition)은 관습과 과거의 경향에 기반을 둔 사실이나 믿음으로 구성된다. 전통에 대한 정확성이나 효율성 검증이 이루어지지 않은 경우가 많으며, 이 경우 지속적인 업무적 활용을 위한 연구가 필요하다.

② 권위

견해와 행위에 영향을 미칠 수 있는 전문지식과 힘을 가진 사람이 권위(authority)를 가진다. 권위자에게 얻은 지식은 한 개인이 상대방을 정보의 출처로 여길 때 분명히 드러난다. 전통과 마찬가지로, 권위자에게서 나온 지식은 연구를 통해 그 타당성이 입증되지 않은 경우도 있고 실무에 적용할 수 있는 최선의 근거로 간주되지도 않는다.

③ 차용

간호학을 선도하는 일부 사람들의 주장대로, 일부 간호업무 지식은 의학, 심리학, 생리학, 교육학 같은 여타 학문분야에서 가져온 정보이다. 하지만 차용해온 지식은 간호실무에서 제기되는 여러 질문들에 대해 충분한 답을 제공하지 못했다.

④ 시행착오

다른 지식자료의 활용이 어려운 불확실한 상황에서 기존에 알려진 적이 없는 결과를 활용하는 접근법이 시행착오(trial and error)이다. 시행착오를 통한 지식의 획득은 시간이 걸리는 과정인데, 이것은 하나의 지식이 효율적이라는 사실이 밝혀지기까지 다수의 중재가 실행될 수 있기 때문이다.

⑤ 개인의 경험

개인의 경험(personal experience)은 사건, 상황, 환경에 개별적으로 관련을 맺음으로써 지식을 얻게 되는 것을 말한다. 간호학에서, 임상현장에서 환자와 그 가족을 치료하는 과정에서 얻게 된 개인적 경험은 기술과 전문성을 부여해준다. 예를 들어, 학생은 교실에서 주사 놓는 법을 배운다 하더라도, 다른 간호사가 환자에게 주사 놓는 모습을 지켜보고 스스로도 실제 여러 번 주사를 놓아보고 나서야 주사 놓는 법에 대해 알 수 있는 것이다.

⑥ 역할모델과 멘토 관계

역할모델(role-modeling)은 모범이 되는 사람의 행동을 모방함으로써 학습이 이루어지는 것이다. 모범 혹은 역할 모델이 되는 사람은 해당 직무에서 적절하고 보상이 주어지는 역할이 무엇인지 알고 있으며, 이 같은 역할에는 해당 직무를 위한 태도가 반영되어 있고 행위의 기준과 규범이 포함되어 있다.

역할모델의 강화된 형태 중의 하나가 멘토 관계(mentorship)이다. 이러한 관계에서 전문간호사 또는 멘토(mentor)는 신규간호사 또는 멘티(mentee)의 선생님, 후원자, 안내자, 모범, 상담자 역할을 한다. 멘토와 멘티는 모두 시간과 노력을 투자하게 되는데, 이를 통해 흔히 친밀하고 개인적인 멘토-멘티 관계가 형성된다. 간호학에서 연구능력을 키우기 위해선 멘토 관계가 필수적이다.

8) 철학

철학(philosophy)은 세계에 대한 폭넓고 일반적인 설명을 제공한다. 철학은 모델 중에서 가장 추상적이고 폭넓은 개념이다. 철학은 간호학이라는 세계에 통일성과 의미를 부여하고, 사고, 앎, 행위가 발생하는 틀을 제공한다. 간호학의 철학적 입장은 지식기반에 영향을 미친다. 간호사가 경험세계를 설명하기 위해 과학과 이론을 활용하는 방식이 바로 그들이 가지고 있는 철학에 달려 있는 것이다. 진리와 현실에 대한 생각, 믿음, 가치, 태도 등이 철학에 속하는 것이다. 철학은 다음과 같은 의문을 제기한다. "진리는 절대적인가, 상대적인가?", "하나의 현실만이 존재하는가, 아니면 개개인에 따라 현실은 달라지는 것인가?"

각자의 세계는 자신이 갖고 있는 철학에 따라 달라지며, 이는 마치 쓰는 안경에 따라 시야가 달라지는 것과 흡사하다. 인식에 일차적으로 영향을 미치는 것이 철학이며, 그 다음이 지식이다. 예를 들어, 자신이 보고 있는 것이 진리나 현실에 대한 자신의 생각에 들어맞지 않는다면, 그리고 자신의 신념체계에도 부합되지 않는다면, 실제로 그것을 볼 수 없을지도 모른다. 정신은 아예 그것을 밀어내거나 자신의 철학에 부합하도록 수정할지도 모른다. 예를 들어, 만일 교육이 금연에 별 효과를 내지 못한다고 믿고 있다면, 환자에게 이러한 교육을 제공하지 않을 것이다. 우리가 간호연구의 세계에 눈을 뜨기 시작할 때 중요한 것은, 연구의 가치와 연구기반 업무의 발전과 활용에 있어서 우리가 담당하게 될 역할에 대해 열린 마음을 갖는 것이다.

3. 간호연구의 목적

간호연구는 간호현장에서 일어나는 일을 탐구하여 간호지식체 확장에 기여하는 것을 목표로 한다. 간호사는 국민의 건강을 위해 존재하는 전문가 집단이라는 것을 늘 상기하고, 과학적 근거에 기반을 둔 정확한 간호를 제공해야 한다. 이를 위해서는 임상연구의 결과를 통해 얻어진 과학적 근거를 바탕으로 간호판단을 검토해야 한다. 이것을 근거기반실무(Evidence Based Practice, EBP)라고 명명하고 있다. 간호사는 근거기반실무를 통해 비용 효과적인 양질의 서비스를 제공하고, 그 서비스를 향상시킬 방법을 추구할 사회적 책임이 있다.

연구는 현실을 경험하는 새로운 방법으로 많은 학부과정의 학생들이 이해하기 어려운 과목이다. 간호연구에 대한 학습 없이는 탁월한 간호사가 되고자 하는 목표를 이룰 수 없음을 알고, 연구의 독특한 용어를 배우고 새로운 법칙을 익히면서 연구에 대한 지식을 확장시켜야 한다. 대부분의 대학에서는 간호대학생이 졸업 시점까지 달성해야 할 목표로 연구역량을 평가하고 있으므로 학부과정에서도 그 필요성과 중요성이 대두되고 있는 이유는 다음과 같다.

첫째, 간호사는 간호연구의 소비자가 되어야 한다. 간호사는 환자의 건강결과를 향상시키기 위하여 새로운 논문을 읽고, 실무에 영향을 줄 수 있는 연구결과를 계속적으로 최신의 것으로 유지해야 한다. 근거기반실무가 강조되면서 간호연구의 참여와 더불어 간호연구의 소비자로서의 간호사 역할이 대두되고 있다. 간호사는 간호연구의 지속적인 소비자가 되도록 노력해야 한다.

둘째, 간호사는 간호연구의 수행자가 되어야 한다. 간호실무의 기반이 되는 간호지식체를 수립하고 간호교육, 간호행정, 간호서비스 등의 지식을 발전시키기 위해서는 간호연구가 반드시 필요하다.

간호연구의 소비와 수행에 대한 지식을 습득한 간호사는 습득하지 못한 간호사보다 근거기반실무를 제공할 수 있는 더 좋은 위치에 있게 된다. 간호사는 간호실무를 향상시킬 수 있는 다양한 방식으로 연구를 활용할 기회와 책임이 있다.

체계적인 탐구를 위해 연구자는 우선적으로 다음과 같은 질문에 답해야 한다.

- 알려질 필요가 있는 것은 무엇인가?
- 이 지식을 검증, 정련, 생성하기 위해서는 어떤 연구방법이 필요한가?
- 이 지식이 한 학문의 연구 분야에서 어떤 의미를 추출할 수 있는가?

많은 학문의 분야에서 연구를 수행하고 있기 때문에 간호연구는 타학문과 무엇이 다르냐고 질문한다면 대략적인 면에서는 큰 차이가 없다. 왜냐하면 연구를 위해 필요한 지식과 기술은 학문마다 다르지 않기 때문이다. 그러나 간호연구에서의 차이점은 연구내용의 다른 차원을 살펴야 한다는 것이다.

간호연구는 간호와 관련된 질문을 다루어야 한다. 첫째, 간호지식의 영역에서 간호는 실무중심의 전문직이므로 간호실무를 위한 지식을 확장시키는 연구가 필수적이다. 간호사들은 환자와 그 가족을 위해 실무에서 긍정적인 결과를 조장할 수 있는 근거에 기반을 둔 자료를 통합할 수 있어야 한다. 둘째, 간호연구는 간호교육, 간호행정, 간호서비스와 간호역할에 대한 연구를 포함하여 보건의료체계의 질을 향상시킬 수 있어야 한다. 이를 요약하면 간호연구는 현존하는 지식을 증명하고 정립하면서 간호실무에 영향을 미치는 새로운 지식체를 만들어내는 과학적인 과정으로, 실무에 기반을 둔 근거를 구축하는 것이 핵심이다.

4. 과학적 연구방법

과학적 연구방법은 문제를 선택하고 해결하는 방법 및 자료수집, 자료분석 및 결과 등을 포함하는 것으로, 객관성과 경험적 자료를 사용하는 특성을 지니고 있다. 이러한 이유로 과학적 연구방법은 양적 연구라고 불리는 경향이 있다.

1) 현상을 서술(description)하는 서술적 연구

서술은 간호현상의 본질을 이해하고 확인하는 것을 뜻한다. 연구를 통해서 간호실무에 존재하고 있는 것을 기술할 수 있고, 상황에 대한 이해를 촉진시킬 수 있으며, 특정 분야의 지식을 분류할 수 있게 된다. 서술연구는 간호현상을 설명, 예측, 통제하는 연구를 위한 근거를 제공한다. 서술적 연구는 연구현상을 기술하는 것이 목적으로 이미 밝혀진 변수의 특성 혹은 관련성 등을 파악하는 연구이다.

2) 현상 사이의 관계를 탐색(exploration)하는 탐색적 연구

탐색은 현상을 단순히 관찰하고 서술하는 것이 아니라 현상을 유발하는 잠재적인 원인이나 관련된 요소를 찾아내고자 하는 것이다. 잘 알려지지 않은 분야이거나 현재의 현상에 대한 지식이 거의 없는 경우 기본적인 자료를 제공하고자 시도되는 연구가 탐색적 연구이다.

3) 이해를 증진시키고 현상을 설명(explanation)하는 설명연구

설명은 현상들 간의 관계를 밝히는 것으로, 현상 간의 상호관계와 현상의 개념을 설명하기 위해 시도된다. 즉, 사건이 발생하는 확실한 이유를 밝히는 것을 말한다. 현상을 단순히 관찰하고 서술하는 것이 서술연구라고 한다면, 설명연구는 현상을 유발하는 잠재적인 원인이나 관련 요소들을 설명하고자 연구로 변수간의 인과관계를 밝혀 연구현상에 대한 설명을 제공하는 연구를 의미한다. 따라서 설명연구는 예측과 통제를 위한 연구로 진행될 수 있게 하는 토대가 된다.

4) 현상간의 관계와 원인을 예측(prediction)하는 예측연구

예측은 어떤 상황에서 특정 결과가 발생할 확률을 추정하는 것이다. 예측연구를 수행하기 위해서는 독립변수와 종속변수가 필요하다. 예측적 지식은 간호중재의 효과를 예상할 수 있다.

5) 현상을 통제(Control)하는 실험연구

어떤 상황에 대한 결과가 예측되면, 원하는 결과를 얻기 위해 통제를 할 수 있게 된다.

예측과 통제는 임상적 판단에 유용한 연구목적으로 작용한다. 5가지 연구방법의 예시를 [표 1-1]에 나열하였다.

표 1-1 서술, 탐색, 설명, 예측, 통제 연구의 예시

연구목적	예시
서술	대학생에서 과민성장증후군의 '유병률' 조사
탐색	대학생의 과민성장증후군의 관련되는 '요인'을 탐색
설명	불안, 수면의 질과 과민성장증후군의 '관계'를 파악
예측	독립변수와 종속변수를 지정하여 과민성장증후군에 가장 큰 영향을 미치는 요인이 수면의 질임을 확인
통제	과민성장증후군 대학생의 수면증진프로그램의 실험군-대조군 효과 평가

5. 간호연구의 역사

간호연구는 지난 170년간 많은 변화를 가져왔으며 최근 십수년간 큰 도약을 꾀하고 있다. 최초의 간호학 연구는 19세기 플로렌스 나이팅게일로부터 시작되었고, 간호교육, 간호사 역할, 간호실무에 대한 연구에서 근거기반실무의 개발까지 발전되어 왔다. [표 1-2]에 국외와 국내의 간호연구의 발전에 영향을 미친 중요한 사건을 요약하였다.

표 1-2 간호연구의 역사적 고찰

국외	국내
1850: 간호연구의 창시자 Florence Nightingale 체계적 관찰, 자료수집, 환경적 요소, 통계적 분석을 강조	
1900's: 간호교육관련 연구에 초점 1900: American Journal of Nursing(창간)	
1923: 콜롬비아대학에서 간호사에게 교육학 박사과정 프로그램 시작	1923: 대한간호협회 정기보고서 작성
1929: 예일대학에서 간호학 석사과정 신설	1953: '대한간호' 발간 1955: 이화여자대학교 간호대학 설립
1960's: 간호연구가 임상연구에 초점	1960: 이화여자대학교 석사과정 신설
1970's: 간호이론, 개념틀, 모델 개발 연구에 초점	1978: 연세대학교 박사과정 신설
1973: 간호진단학회 창간	
1980's: 임상간호, 질적 연구에 초점	1988: 질적 연구 시작
1990's: 간호연구가 활발해짐	1990's: 석 · 박사 프로그램 개설 증가
1993: 근거기반실무 지침서	
2004: 학술지 worldviews on Evidence Based Nursing 출간	2000's: 학위논문의 양적 팽창

1) 간호연구에서 간호사의 역할

간호연구 과정에서 간호사에게 기대되는 역할들을 [표 1-3]에 나열하였다. 간호학 학사학위를 가진 간호사는 실무에서 최상의 근거를 확인하기 위해 근거기반실무의 기본 요소를 이해하고, 가이드라인이나 데이터베이스를 찾는 사용자의 역할을 수행해야 한다. 또한 연구 절차를 이해하고, 연구팀에서 협력하며, 간호 분야의 연구결과를 실무에 적용할 수 있어야 한다.

석사학위 간호사는 근거기반실무 가이드라인을 개발하고 수정하여 교육자의 역할을 할 수 있어야 한다. 또한 석사학위 간호사는 간호과학자와 협력하여 양적 연구와 반복연구 등을 수행할 수 있어야 한다.

간호학 박사는 간호지식체의 확장을 목적으로 독립적 연구 프로그램을 계획하고 수행할 수 있어야 한다. 이들 간호과학자들은 학사, 석사 간호사들이 질 높은 연구를 수행할 수 있도록 연구팀에서 리더 역할을 한다.

표 1-3 간호연구에서 간호사의 역할

교육수준	연구자 역할
학사	연구 절차를 이해한다. 근거기반실무의 기본 요소를 이해한다. 간호 분야의 연구결과를 확인하고 실무에 적용한다. 연구질문을 확인하기 위해 동료들과 작업한다. 연구팀에서 협력한다.
석사	비판적으로 연구를 평가하여 실무 가이드라인을 개발하고 수정한다. 연구가 필요한 실무를 확인한다. 간호과학자와 협력하여 연구를 수행한다.
박사	독립적인 연구를 수행하여 간호지식체를 생성한다. 학사, 석사 간호사들로 구성된 연구팀에서 리더 역할을 한다. 연구를 실무로 전환하기 위해 간호과학자들과 협업한다.

6. 논문작성의 이해

1) 논문작성

연구자가 연구문제를 선정하고 연구를 실시하여 연구결과를 도출하였다고 연구가 끝난 것이 아니다. 중요한 것은 도출된 결과를 어떻게 연구 수요자에게 전달할 것인가이다. 따라서 연구결과는 연구보고서 작성법에 따라 성실하게 작성되어야 한다. '구슬이 서말이라도 꿰어야 보배다'라는 속담이 있듯이 아무리 훌륭한 연구라도 연구보고서가 제대로 작성되지 않으면 가치가 없는 논문이 된다. 정확하고 객관적인 연구과정을 통해 좋은 연구결과를 얻었다고 해도 연구보고서의 작성이 제대로 안되고 제시 방법이 잘못되면 연구결과를 효과적으로 전달할 수 없으며, 연구보고서에서 사용되는 언어 및 제시방법이 적절하지 않은 경우 연구결과를 다르게 이해하는 경우가 발생한다.

2) 논문작성 시 고려사항

논문작성 시 중요하게 고려되어야 하는 사항으로 첫 번째는 논문을 읽는 사람이 누구인가를 아는 것이다. 즉, 논문의 수요자를 고려하여 필요한 정보가 제공되는 경우 가장 정확하고 논리적인 논문을 작성할 수 있다. 두 번째는 연구보고서가 간결하면서 완벽해야 한다는 점이다. 논문의 수요자는 논문 전체를 읽지 않고 필요한 부분만 확인하는 경우가 많다. 따라서 연구결과가 유용하다는 것을 수요자에게 인식시키기 위해 효과적으로 압축하여 제시해야 함을 유념해야 한다.

3) 논문작성 내용

연구보고서의 일반적인 형식과 내용은 대개 유사하다. 보고서의 형식은 서론, 문헌고찰, 연구방법, 연구결과, 논의, 결론 및 제언, 참고문헌, 초록으로 구성된다(표 1-4).

표 1-4 논문작성 내용

1. 서론 1) 연구의 필요성 2) 연구문제 3) 용어 정의	연구자가 '무엇을 알고 싶은지, 왜 이 연구를 하는지, 이 연구가 왜 중요한지'를 설명하여 본 연구의 정당성과 근거를 찾아가는 부분임
2. 문헌고찰	본 연구의 개념에 대한 이론적 검토를 하고, 본 연구와 관련하여 지금까지 어떤 연구가 이루어졌는지를 명료하게 보여 주어 향후 검토되어야 하는 것이 무엇인지에 대해 명확히 설명해야 함

3. 연구방법 1) 연구설계 2) 연구대상 3) 연구도구 4) 자료수집방법 5) 자료분석방법 6) 윤리적 고려	표본의 크기, 표본추출방법 등 실행한 연구방법을 상세히 작성함. 특히, '연구도구'는 연구방법에서 가장 중요한 부분으로, 도구의 타당성에 따라 연구의 질이 평가될 수 있음
4. 연구결과	일반적으로 통계분석 결과를 '전문학술지' 보고서를 참조하여 정확하고 간결하게 제시하며 서술통계, 추론통계 순으로 제시함
5. 논의	연구결과가 이전의 연구결과들(문헌고찰의 선행연구 등)과 비교하여 연구결과의 의미를 논의함. 연구의 제한점을 제시하여 다음 연구자가 이용할 수 있게 해주어야 함
6. 결론 및 제언	연구 소비자가 연구보고서를 상세히 읽어야 할 필요를 느끼도록 중요한 내용을 압축적으로 서술함 향후 연구방향과 연구의 문제점을 극복할 수 있는 방법을 알림
7. 참고문헌	참고문헌 인용방법(NLM, APA 등)을 정확하게 작성함
8. 초록	

자율학습 문제

1. 빈칸에 알맞은 답을 쓰시오.

1) (   )란 기존의 간호지식체의 검증과 정련, 새로운 지식체의 생성을 위해 과학적으로 탐구하는 것을 의미한다.

2) 과학적 연구방법의 단계
1단계 : 현상을 (   )한다.
2단계 : 현상 사이의 관계를 (   )한다.
3단계 : 이해를 증진시키고 현상을 (   )한다.
4단계 : 현상간의 관계와 원인을 (   )한다.
5단계 : 현상을 (   )한다.

3) 연구보고서의 일반적인 형식은 서론, 문헌고찰, (   ), (   ), (   ), 결론 및 제언, 참고문헌, 초록으로 구성된다.

2. 간호연구를 발전시키는 간호사의 역할은 무엇이라고 생각하는가?

정답
1. 1) 간호연구 2) 서술, 탐색, 설명, 예측, 통제 3) 연구방법, 연구결과, 논의
2. [표 1-3] 참고

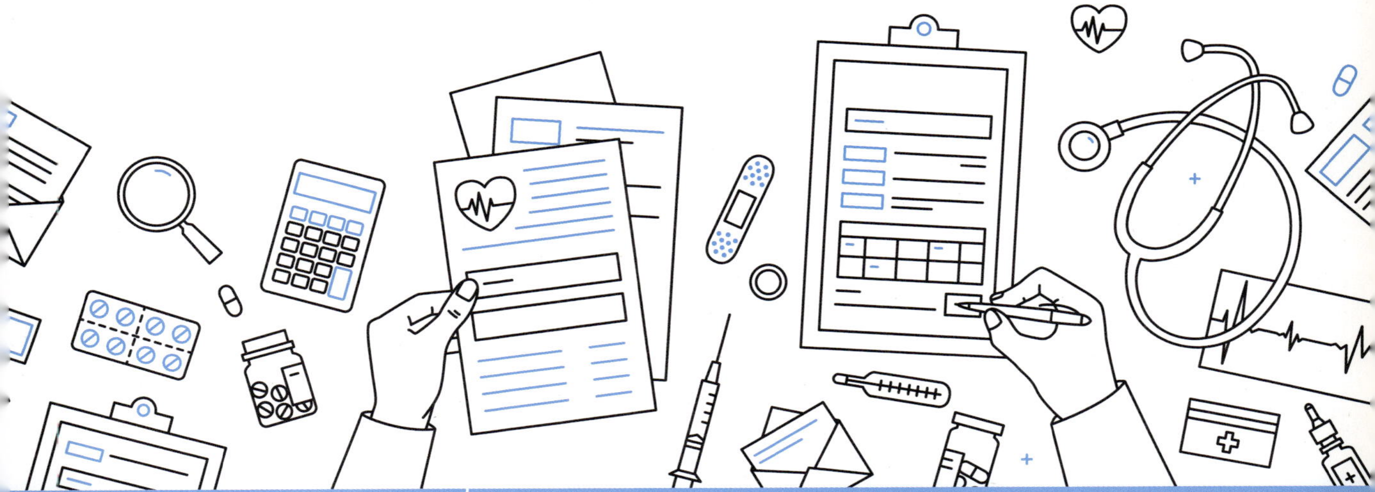

02 연구의 종류

제 2 장

연구의 종류

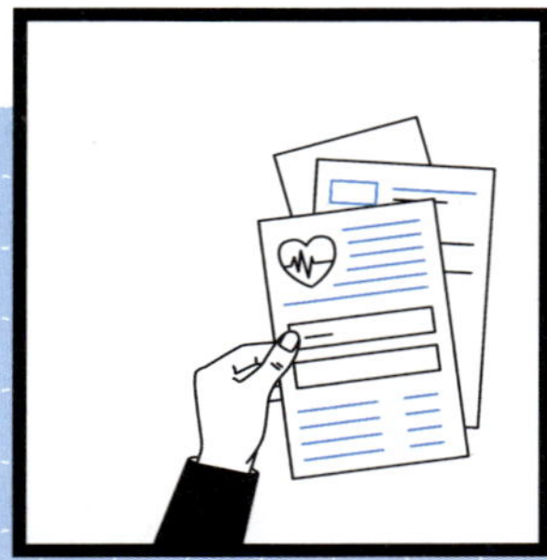

학습목표

1. 간호연구 방법의 종류를 이해하고 설명한다.
2. 근거기반실무를 이해한다.
3. 근거의 수준과 권고 등급을 정의한다.

주요용어

- 양적 연구(quantitative research)
- 서술 연구(descriptive research)
- 상관 연구(correlational research)
- 실험 연구(experimental research)
- 근거기반실무(evidence-based practice)
- 근거 수준(level of evidence)
- 권고 등급(strength of recommendation)
- MeSH(Medical Subjects Headings)

1. 간호연구

간호연구는 크게 양적 연구(quantitative research)와 질적 연구(qualitative research)로 구분된다(그림 2-1). 과학적 연구는 실험 과정을 통하여 이론과 가설에 대한 해답을 구하는데 목표를 두고 있는데, 1930년 이래로 많은 연구자들은 과학적 방법으로 논리실증주의에 근거한 양적 연구만이 포함되는 것으로 좁게 정의를 내려왔다.

1960년대 사회적 불안정이 커지고 페미니즘 운동이 시작되면서 양적 연구만이 진리를 밝힐 수 있다는 과학적 신념이 붕괴되기 시작하였다. 인간을 이해하기 위한 새로운 패러다임이 관심을 받기 시작하였다. 질적 연구는 자연과학의 객관주의가 사회과학 연구에 그대로 적용되기 어려우며, 적용되더라도 한계가 있다고 본다. 질적 연구와 양적 연구를 상반되는 것으로 보는 일부 연구자들도 있지만 두 연구가 각기 다른 철학적 가정과 연구 목적, 연구과정 등을 통해 서로 다른 지식체를 생성하므로 배타적이기보다는 상호보완적이라고 보는 것이 타당한 견해이다.

학문적 패러다임으로 양적 연구가 주요한 연구방법으로 자리를 잡게 됨에 따라 다양하고 복잡한 통계기법이 발전하게 되었다. 주로 사회과학 분야나 의학연구에서 질적 연구보다는 양적 연구를 활용한다. 현재까지 지식을 얻기 위해 사용된 수많은 자료들은 양적 연구가 대부분을 차지하고 있다. 본 장에서는 양적 연구의 내용을 다루고자 한다.

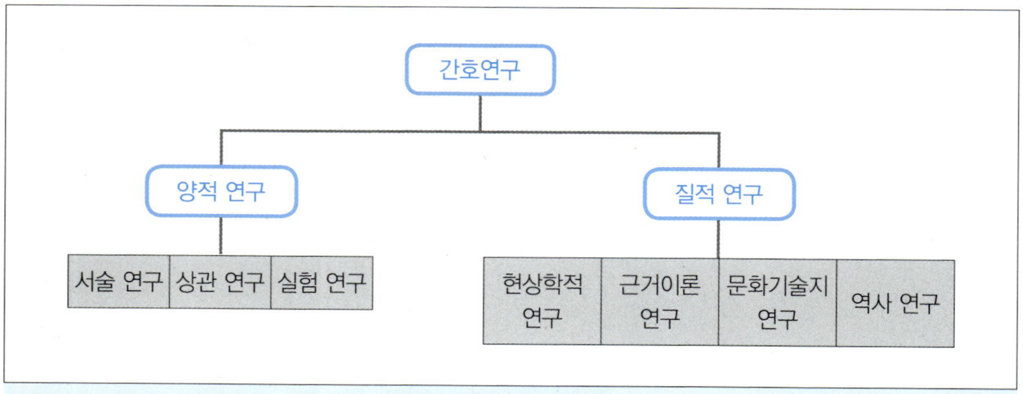

그림 2-1 간호연구 방법의 종류

1) 양적 연구의 특성

양적 연구는 객관적이고 체계적인 과정을 통해 변수 간의 관계를 조사하여 객관적인 이론을 검증하는 방법이다. 이러한 변수는 검사 도구에 의해 측정될 수 있으며, 통계적 절차를 이용하여 수량적 자료로 분석한다. 간호학을 비롯한 많은 학문에서 과학적 입증과 일반화를 위해 양적 연구를 사용해 왔다.

양적 연구에서 공통적으로 나타나는 특성은 체계성, 통제, 경험성과 일반성이다.

(1) 체계성(order)

체계성은 미리 설정된 계획에 따른 일련의 단계를 거쳐 연구를 진행하는 것을 의미한다. ① 연구문제를 정의하고, ② 기대되는 결과에 대한 가설을 세우고, ③ 계획된 틀에 따라 자료를 수집하고, ④ 결과를 분석하여 최종적으로 결론을 유도하는 것이다. 체계성은 연구 단계별 발생할 수 있는 오류와 취약점을 줄이고 연구결과의 신뢰성을 높이기 위해 필요하다.

(2) 통제(control)

통제는 변수 간의 진실된 관계를 규명하기 위하여 이들 관계를 혼동시키는 요인을 제거하는 것으로 양적 연구에서 가장 중요한 요소이다. 통제는 연구결과의 편중을 최소화하고 타당성을 높이기 위해 중요하다.

(3) 경험성(empiricism)

경험성은 연구자 개인의 신념이나 주관보다는 객관적 현실에 근거하여 인간의 감각을 통해 직접 또는 간접적으로 증거를 수집하는 과정이다. 경험성은 감각기관의 지각에 의해 이루어진다. 환자의 피부색, 맥박수, 혈압 등을 간호사가 시각, 청각, 후각, 촉각을 사용하여 경험적으로 관찰할 수 있으며, 환자가 감각기관을 통해 지각한 통증 또한 자가 보고에 의해 수집된다.

(4) 일반화(generalization)

일반화는 경험적으로 수집된 자료를 단순한 자료 이상으로 추상화, 이론화한다는 뜻이다. 일반화한다는 것은 어떤 공통원리를 찾아내어 보편성과 설명력을 갖추었다는 것을 의미한다.

2) 양적 연구의 종류

양적 연구에는 서술 연구, 상관 연구, 실험 연구가 있으며, 양적 연구의 예는 [표 2-1]과 같다.

표 2-1 양적 연구의 예

연구방법	예
서술 연구 (descriptive research)	영유아의 예방접종 이행률을 조사
상관 연구 (correlational research)	청소년의 수면의 질과 문제행동 간의 관계와 같은 변수들 간의 관계를 조사
실험 연구 (experimental research)	수영 프로그램이 여성 노인의 근력과 균형에 미치는 영향을 조사(유사실험 연구)

(1) 서술 연구

서술 연구(descriptive research)는 실생활에서 발생하는 현상을 탐색하고 기술한다. 서술 연구는 특정 개인, 현상, 집단의 속성을 명확하게 설명한다. 서술 연구를 통하여 연구자는 새로운 의미를 발견하고, 존재하는 것을 설명하며, 어떤 것이 자주 발생하는지를 밝히고, 정보를 분류한다. 서술 연구의 결과는 개념의 설명, 개념들 간의 상관관계를 정의하고 추후 양적 연구의 근거가 될 수 있는 가설을 발전시킨다.

(2) 상관 연구

상관 연구(correlational research)는 변수들 간의 관계를 체계적으로 조사하기 위해 연구자는 선택된 변수를 측정하고 변수들 간의 상관관계를 밝히기 위한 통계기법을 적용한다. 상관관계의 강도는 −1(완전한 음의 상관)에서 +1(완전한 양의 상관)의 범위를 가지며 0은 관계가 없음을 의미한다. 양의 상관관계는 허리둘레가 커질수록 혈압이 증가하는 경우와 같이 한 변수의 값이 증가할 때 다른 변수의 값도 증가하는 것이다. 음의 상관관계는 허리둘레가 커질수록 생존기간은 짧아지는 경우와 같이 한 변수의 값이 증가할 때 다른 변수의 값은 감소하는 것이다.

상관 연구 또한 추후 원인과 결과관계를 설명하는 실험 연구를 위한 가설을 세울 때 근거가 될 수 있다.

(3) 유사실험 연구

유사실험 연구(quasi−experimental research)는 한 변수의 다른 변수에 대한 영향을 조사하는 연구로 중재의 적용과 측정도구를 사용한 중재 효과를 포함한다. 유사실험 연구는 연구자에 의해 수행된 통제의 정도에 따라 실험 연구와 구분된다. 임상에서 수행되는 인간행동연구의 경우 대부분 대상자를 무작위로 선정하거나 특정 중재의 조정이 어려울 수 있어 간호연구에서는 실험 연구보다는 유사실험 연구를 실행하는 경우가 많다.

(4) 실험 연구

실험 연구(experimental research)는 객관적이고 체계적이며 매우 엄격하게 통제된 연구로 간호실무에서 현상을 예측하거나 통제할 목적으로 수행된다. 매우 엄격한 통제하에 수행되므로 연구의 형태 중 가장 강력한 양적 연구이다. 실험 연구의 특성은 다음과 같다. ① 최소 하나의 중재변수(독립변수)에 조작이 이루어지며, ② 대상자의 일부(실험군)는 중재를 받고, 다른 일부(대조군)는 중재를 받지 않으며, ③ 실험군 또는 대조군은 무작위로 배정된다. 실험 연구에서 통제의 정도는 연구대상, 변수 및 연구 환경에 따라 다양할 수 있다.

2. 근거기반실무(Evidence Based Practice, EBP)

1) 근거기반실무의 개념

근거기반실무(Evidence Based Practice, EBP)란 임상실무에 대한 문제해결 접근법으로, 임상질문에 답하기 위한 외적 근거를 얻기 위해 최상의 연구들을 체계적 검색, 비평 및 합성하고, 이를 실무에 적용하고 평가하는 것을 의미한다. 실무문제의 의사결정을 함에 있어 최근 연구에서 밝혀진 최고의 근거를 신중하고 분별력 있게 통합하여 사용하는 것이다. 그리고 근거기반실무를 실현하기 위해서는 임상연구의 근거를 바탕으로 환자의 구체적인 건강 요구를 반영하여 질적이고 비용 효과적인 간호를 제공하는 임상전문가의 판단을 바탕으로 의사결정을 하는 것이다.

2) 근거기반실무의 구성요소

근거기반실무를 실행하기 위해서는 간호사가 최상의 연구 근거(best evidence)에 대한 지식, 임상적 전문성(clinical expertise), 환자의 선호도(client's values)에 대한 이해, 적절한 자원(available resource)을 필요로 하며, 이는 근거기반실무를 구성하는 4가지 구성요소가 된다(그림 2-2). 각각의 구성 요소가 갖는 의미는 다음과 같다.

(1) **최상의 근거** : 과학적 연구방법론을 통해 얻어진 결과 중 가장 타당하고 신뢰할 만한 연구결과
(2) **간호사의 임상전문성** : 간호사가 각 환자의 건강상태를 평가하여 진단하고 환자에게 적용하려는 중재의 위험과 편익을 예측하며 환자 개인의 상황과 기대를 파악하려는 것을 신속하게 하기 위해 자신의 임상능력과 과거 경험을 활용할 수 있는 능력
(3) **대상자의 가치** : 간호 대상자가 갖게 되는 개별적인 선호도, 관심 또는 기대치
(4) **활용 가능한 자원** : 주어진 임상환경에서 간호사가 환자 간호를 위해 활용할 수 있는 모든 자원(인력, 시설, 기구, 시간, 재정 등)

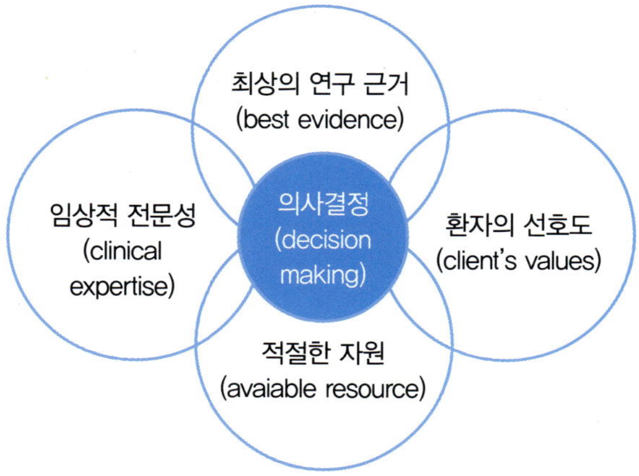

그림 2-2 근거기반실무의 구성요소

3) 근거 수준(level of evidence)

간호사가 활용할 수 있는 근거의 유형에는 체계적 고찰(systematic review), 메타분석, 임상실무가이드라인(clinical practice guideline), 양적 연구(실험연구 또는 조사연구), 질적 연구, 전문가 의견, 전문가위원회의 보고서 등과 같은 다양한 유형이 존재한

다. 그러나 모든 근거가 최선의 근거(best evidence)인 것은 아니다. 근거는 최선의 근거인지 아닌지에 따라 등급이 결정된다.

근거 등급이란 근거의 강도(strength of evidence)에 대한 등급을 의미하는 것으로, 근거의 수준(level of evidence)과 근거의 질(quality)에 의해 결정되며, 연구결과가 옳다고 확신할 수 있는 정도를 의미한다(그림 2-3). 따라서 실무자들은 근거의 강도가 높을수록 실무를 변화시키는데 자신감을 가질 수 있다. 최상의 연구근거는 양적 연구 중에서도 무작위 대조군 임상시험은 강력한 연구의 근거를 제공하며, 체계적 문헌고찰과 실험연구의 메타분석은 가장 강한 최상의 근거를 제공한다.

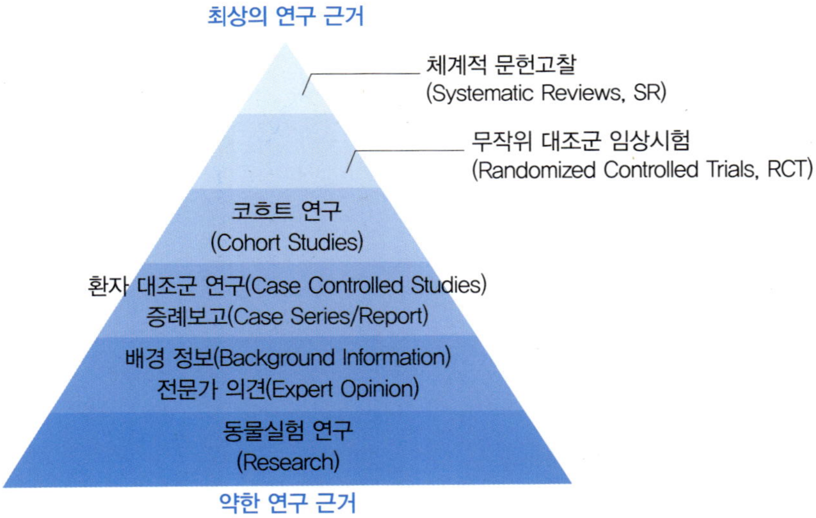

그림 2-3 근거의 위계(Hierarchy of Evidence)

4) 권고 등급(strength of recommendation)

권고 등급은 해당 권고를 실제로 적용했을 때 기대하는 결과를 얻을 수 있다는 확신의 정도를 의미하며 임상 현장에서 적용할 것을 권하는 정도라고 해석할 수 있다. 권고등급은 연구설계와 연구의 질에 초점을 둔 객관적 평가와 전체 근거의 일관성, 임상에 미치는 영향, 적용 가능성 등과 같은 주관적 평가를 바탕으로 결정된다.

근거강도에 따른 권고등급의 기준은 현재 가이드라인 개발기관에 따라 다양하게 개발되어 있으며, 대표적으로 [표 2-2]와 같이 분류한다.

표 2-2 권고 등급

A	강한 권고(strong recommendation)	치료의 유익성이 입증된 경우
B	중등도 권고(moderate recommendation)	중등도의 치료의 유익성이 입증된 경우
C	약한 권고(weak recommendation)	최소한의 치료의 유익성이 입증된 경우
D	반대(recommendation against)	유익성이 없거나, 유해성이 더 크게 입증된 경우
E	전문가 의견(expert opinion)	증거가 불충분하거나, 논쟁중인 사항이지만 전문가의 권고가 있는 경우
N	권고 불가(no recommendation for or against)	증거가 불충분하거나, 논쟁중인 사항인 경우

5) 근거기반실무의 단계

근거기반실무는 일반적으로 다음과 같은 5단계의 과정을 거친다.

① 1단계 : 임상질문

특정 환자 문제나 상황을 해결하도록 구체적인 질문의 형태로 전환한다.

② 2단계 : 근거검색

구체적인 질문들과 관련된 근거를 확인하기 위해 연구 문헌을 체계적으로 검색한다.

③ 3단계 : 근거평가

근거의 적절성, 타당성 및 적용 가능성을 비평적으로 평가한다.

④ 4단계 : 실무적용

최상의 근거를 임상적 경험과 대상자의 가치와 통합하여 실제 환자간호나 정책결정에 사용한다.

⑤ 5단계 : 결과평가

근거의 실무 적용 결과를 평가한다.

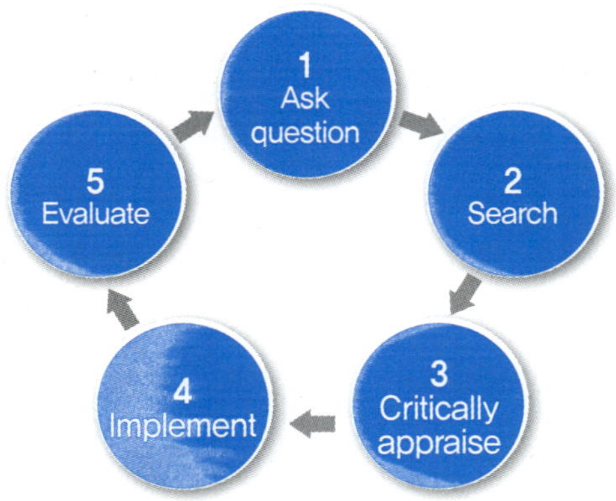

그림 2-4 근거기반실무의 5단계

한편, 근거기반실무를 시작하기 전 간호사가 기존의 간호실무에 대해 의문을 갖거나 현재의 환자관리에 대한 질문을 던지는 탐구정신을 함양해야 한다. 간호사의 탐구정신을 자극하는 질문들은 다음과 같다.

- 나의 실무 중 어떤 것(which)이 최신의 근거를 기반으로 하고 있는가?
- 근거를 가지고 있지 못한 실무가 있지는 않은가?
- 임상실무에 대해 질문할 수 있는 최적의 시기는 언제(when)일까?
- 나는 임상질문에 대한 최상의 근거를 어디에서(where) 찾을 수 있을까?
- 나는 환자에게 왜(why) 이러한 간호를 수행하고 있을까?
- 어떻게(how)하면 내가 근거기반실무에 능숙해질 수 있을까?
- 누가(who) 나의 멘토로서 근거기반실무 지식과 기술 향상을 도와줄 수 있을까?

6) 근거기반실무의 적용 사례

현재까지의 국내 근거기반실무 연구는 대형병원을 중심으로 임상실무 가이드라인을 개발하기 위한 연구들이 주를 이루고 있다. 근거기반 임상실무 가이드라인(evidence based clinical practice guideline)이란 특정 임상환경에서의 의료인의 임상의사결정을 돕기 위해 적절한 근거를 검색하고 평가하는 체계적인 과정을 통해 개발된 지침을 의미한다. 근거기반 임상실무 가이드라인의 보급과 실행은 연구 근거에서 권장되어지는 실무가 실제로 행해지도록 하고, 임상실무를 개선하여 환자 결과를 향상시키는데 도움이 된다고 밝혀져 있다.

(1) 급성 뇌졸중 간호 가이드라인 수용개작 사례

가이드라인의 수용개작이란 특정 문화적, 제도적 상황에 맞게 개발된 실무지침을 다른 의료상황에서 그대로 사용하거나 변경하여 사용하는 체계적인 접근법을 의미한다. 김지현 등(2011)의 연구에서는 국가별 임상실무지침 개발조직인 Registered Nurses Association of Ontario (RNAO)의 Lindsy 등(2008)이 개발한 canadian best pracitce recommendations for stroke care에서 급성 뇌졸중 간호와 관련된 권고안을 수용개작하여 국내 환경에 적합한 가이드라인으로 개발하고자 하였다.

이 연구에서는 병원 간호부 EBP 위원회를 구성하여 급성 뇌졸중 간호를 주제로 선정한 것을 시작으로 병동 EBP 실무팀 구성, PICO 형식의 핵심질문 작성, 핵심질문에 따른 가이드라인 및 관련문헌 검색, 가이드라인 비교 및 선정, 채택된 가이드라인 평가, 가이드라인 번역, 전문가 집단 내용타당도 평가, 예비 가이드라인 작성, 시범 적용 및 결과 평가, 수용개작 가이드라인 확정의 순서로 연구를 진행하였다(그림 2-5).

1부 기획

1. 준비
   - 간호부 EPB 위원회 구성
   - 가이드라인 주제 선정
   - 문헌검색을 통해 수용개작 가능성 점검
   - 병동 EPB 실무위원회 구성
   - 내용 타당도 검증을 위한 구성원 확정
   - 수용개작 계획의 문서화

2부 수용개작

2. 핵심질문 PICO 작성
3. 가이드라인 선별
   - 가이드라인 관련 문헌 검색
   - 주요 가이드라인 선별
4. 가이드라인 평가
   - 전문사 집단에 의한 가이드라인의 질, 최신성, 내용, 근거, 수용
5. 가이드라인 결정
   - 전문사 집단 평가의 검토
   - 권고의 선택과 수정
6. 수용개작 가이드라인 초안 작성
   - 가이드라인 확정

3부 확정

7. 외부검토 및 승인
   - 간호부 EBP 위원회에 공식적 승인
   - 가이드라인 정리
8. 갱신 계획
   - 4년마다 개정 계획
9. 최종 가이드라인 확정

그림 2-5 가이드라인 수용개작 과정(김지현 등, 2011)

연구자들은 뇌졸중 간호 가이드라인의 3개 영역(뇌졸중센터 시스템, 뇌졸중 입원환자 간호, 뇌졸중 간호사정) 56개 권고안 중 2개 항목을 삭제하고 3개 항목을 수정한 총 54

개의 항목을 예비 가이드라인으로 확정하여 원내 뇌졸중 집중치료실에 입원한 환자들을 대상으로 이를 시범 적용하였다. 그 결과, 간호사의 뇌졸중 간호 수행률이 향상되었고, 뇌졸중 이차 합병증(흡인성 폐렴, 요로감염, 낙상, 욕창, 심부정맥혈전염)은 적용 전후의 환자 집단 모두에서 발생하지 않았다. 이러한 결과를 토대로 급성 뇌졸중 간호 가이드라인을 총 54개로 최종 확정하였다.

7) 근거기반실무의 실행

(1) 1단계 : 임상질문(PICO) 만들기

간호사가 가진 배경지식과 경험정도에 따라 질문의 수준정도는 다양하다. 임상현장에서 환자를 간호하는 매 순간 병의 원인, 진단, 예후, 치료에 대한 수많은 임상질문을 하게 되지만 임상현장의 바쁜 업무로 인해 답을 찾기는 쉽지가 않다. 또한 문헌데이터베이스를 통해 발표되는 수많은 연구결과들 중에서 원하는 해답을 찾기 위해서는 무엇보다도 임상질문을 PICO 형식으로 구조화시키는 것이 중요하다.

PICO에서 P는 'patient or problem', I는 'intervention', C는 'comparison', O는 'outcome'의 약자이며 구체적인 내용을 살펴보면 다음과 같다.

① 환자/건강문제(patient/problem)

환자의 특성에서 중요한 것과 질환에 대한 일차적인 문제가 포함되어야 한다. 질문 생성과정에서 patient/problem이 명확하지 않으면 검색 시 의도하지 않은 방향으로 진행이 될 수 있다. 그러나 환자집단을 임의로 지정하게 되면 최상의 근거를 찾는데 도움이 되지 않게 되므로 환자집단을 제한할 때는 분명한 근거를 가지고 있어야 한다.

② 중재(intercention)

우리가 관심이 있는 중재는 어떤 것인가? 환자에게 약을 처방하는 것? 검사를 의뢰하는 것? 수술을 권유하는 것? 예후에 영향을 줄 수 있는 요인은 무엇인가? 등의 관심 주제를 구체적으로 정의하게 되면 그 주제에 더 초점을 맞추어 검색할 수 있다.

③ 비교(comparison)

중재와 비교할 수 있는 대안은 무엇인가? 다시 말하면 비교는 중재를 하지 않거나 이전부터 계속 시행되어 왔던 중재를 의미한다. 임상질문의 종류에 따라 비교는 PICO에 포함되지 않을 수 있다. 대안치료, 위약, 중재/치료를 시행하지 않는 것이 포함될 수 있다.

④ 결과(outcome)

우리가 성취하고 측정하고 향상시키거나 영향을 주고자 하는 것은 무엇인가?

우리가 환자를 위해 노력하는 것은 무엇인가? 수명연장? 증상의 제거나 완화? 부작용 감소? 정리하면 결과라는 것은 기대 또는 관심을 갖는 결과를 의미하며 치료로 인해 기대되는 결과, 질병의 위험, 진단의 정확성과 부작용의 발생률이 포함된다. 결과를 구체화하면 자료검색 시 같은 결과변수를 검증한 근거들을 찾을 수 있게 된다.

질문 구성은 다음과 같다.

___________(P)에서 ___________(I)는 ___________(C)와 비교하여 ___________(O)를 정확하게 진단할 수 있을까?

'임신부(P)에서 혈청화학검사와 목두께 측정 초음파검사(I)가 전통적인 양수검사(C)와 비교하여 다운증후군을 더 정확하게 진단(O)할 수 있을까?

___________(P)에서 ___________(I)는 ___________(C)와 비교하여 ___________(O)에 어떻게 영향을 주는가?

'종기가 재발하는 환자(P)에게 예방적 항생제 사용(I)이 사용하지 않는 것(C)와 비교하여 종기재발률(O)에 어떤 영향을 주는가?'

___________(P)는 ___________(I)를 하는 것이 ___________(C)를 안하는 것에 비해 ___________(O)의 위험이 있는가?

'성인남성(P)이 정관수술을 받는 것이(I) 수술을 하지 않는 것(C)에 비해 고환암발생률이(O) 증가하는가?

실습 Clinical question을 PICO 형식으로 바꾸기

Clinical question 1. 금연방법 중 침요법이 니코틴 대체요법에 비해 더 효과가 있을까?

Patient : ______________________________

Intervention : ______________________________

Comparison : ______________________________

Outcome : ______________________________

Clinical question 2. 헬리코박터 제균치료를 하는 경우 안한 것보다 위암 예방에 효과적일까?

Patient : ______________________________

Intervention : ______________________________

Comparison : ______________________________

Outcome : ______________________________

실습 **다음에 제시된 케이스에서 임상질문을 만들고 PICO 형식으로 바꾸기**

Clinical case 1.
척추수술에 소요되는 시간은 3~4시간 정도이다. 환자는 수술 전날 자정부터 금식을 하게 되고 수술 시 마취로 인해 입안이 더욱 건조해지게 된다. 수술 후 병실로 돌아온 환자는 대부분 입안이 말라 있으며 다음날 아침까지 계속 금식을 해야 한다. 수술 후 간호로 구강이 건조해진 환자에게 얼음거즈를 대어 주면 수술 후 만족도가 훨씬 높아져 수술로 인한 통증이나 피로감이 덜어질 수 있으리라 생각하였다. 현재 병동에서는 보호자에게 거즈를 주고 물을 적셔서 환자 입에 물리도록 하거나 입안을 물로 가글링 하도록 권유하기도 하지만 수술 후 갈증 완화를 위한 확실한 간호중재를 적용하지 못하고 있다.

Step 1. 임상질문 만들기

____

____

____

____

____

Step 2. PICO 질문으로 만들기

Patient : ______________________

Intervention : ______________________

Comparison : ______________________

Outcome : ______________________

Clinical case 2.
김OO 간호사가 근무하고 있는 중환자실에서는 장기 부동인 환자에게 심부혈전증 예방을 위해 항색전 스타킹과 IPC를 적용하고 있다. 그러나 현재 중환자실에서는 항색전 스타킹과 IPC 적용기준이 모호하여 간호사들 또한 일관성 없이 적용하고 있다. 비용 또한 IPC가 항색전 스타킹에 비해 훨씬 비싸 가급적이면 환자에게 경제적으로 도움이 될 수 있는 중재가 필요한 상황이다.

Step 1. 임상질문 만들기

Step 2. PICO 질문으로 만들기

Patient :

Intervention :

Comparison :

Outcome :

(2) 2단계 : 임상질문에 적절한 근거 찾기

체계적 문헌검색 과정은 임상질문을 PICO 형식으로 구조화시켜 임상문제를 확인하고 최신의 타당한 연구결과를 빠르고 효과적으로 검색하기 위해 검색전략을 수립한 후 적절한 문헌검색 데이터베이스를 선택하여 검색을 시행하고 적절한 연구결과를 선택하여 평가하는 과정을 의미한다.

체계적 문헌검색의 단계는 연구자마다 조금씩 차이가 있다. 그러나 체계적 문헌검색은 구조화된 임상질문에 대한 답을 찾기에 적절한 문헌검색 데이터베이스를 이용하여 찾고자 하는 정보에 따라 전략을 수립하여 적절한 검색어를 이용한다는 공통점을 가지고 있다. 본 장에서는 임상질문의 구조화, 문헌검색 데이터베이스 선정, 검색어 선정, 검색전략 수립, 문헌검색 시행, 문헌검색 결과 평가 순으로 체계적 문헌검색을 따라해 보고자 한다(표 2-3).

표 2-3 체계적 문헌검색 과정

A. 임상질문의 구조화: 검색의 목적을 명확히 하고 PICO 형식의 질문형태로 전환
B. 문헌검색 데이터베이스 선정: 최소 PubMed와 EMBASE 선정
C. 검색어 선정: PICOTS-SD 구성요소를 토대로 추출, 검색에서의 민감도와 정확도를 높이기 위해 약어, 유의어, 복수형 및 MeSH 용어 사용
D. 검색전략 수립: 검색어 조합을 위해 Boolean operation과 Truncation 사용
E. 문헌검색 시행
F. 문헌검색 결과 평가

① 문헌검색 데이터베이스

문헌을 검색할 때에는 어떠한 정보원을 얼마만큼 포함해야 이상적인 것인지를 고려해야 한다. 문헌검색 시 우선적으로 활용해보도록 권장되는 주요 검색원으로서 국회 DB로는 Pubmed, EMBASE, Cochrane CENTRAL 등이 있고, 국내 DB 중에는 KoreaMed, Kmbase, KISS, NDSL, KISTI 등이 해당한다.

② 검색어와 검색전략

문헌을 찾기 위한 검색어는 기본적으로 PICO 형식을 이용하는 것이 일반적이다. 검색어를 확장하기 위해서는 MeSH, 통제어, 유사어, 불리언 연산자(AND, OR, NOT), 절단검색(truncation)을 이용한다. 정맥주입요법 간호실무지침에서 사용된 검색어는 [표 2-4]와 같다.

표 2-4 정맥주입요법 간호실무지침 관련 개별 검색어

정맥주입 요법관련	catheter care, vascular; catheter related complications; catheterization, central venous; catheterization, peripheral central venous; catheterization, peripheral catheter-related infections; catheters; central venous catheter; central venous catheterization; infusion therapy; intravenous therapy; IV therapy; peripheral catheter; peripheral catheterization; peripheral intravascular devices; peripherally inserted central catheters; vascular access devices; vascular/or vascular access devices; venous access; vascular infusion; 카테터; 정맥관; 정맥카테터; 중심정맥관; 중심정맥카테터; 말초정맥관; 말초정맥카테터; 정맥요법; 정맥 주입; 정맥주입요법; 혈관접근
실무지침 관련	best practice guidelines; clinical practice guideline(s); consensus; consensus statement(s); guideline; evidence-based guidelines; practice guideline(s); standards; Protocol 지침; 실무지침; 임상실무지침; 근거기반실무지침; 근거중심실무지침; 근거기반간호실무지침; 근거기반간호중재; 근거기반간호중재프로토콜; 프로토콜

㉠ MeSH(Medical Subjects Headings)

MeSH 용어는 의학주제어를 일컫는 말로, 미국국립의학도서관(NLM)에서 색인을 위해 구축한 계층적 용어구조이다. 보건의료 분야의 문헌 DB에서 MeSH 용어를 활용해 검색할 경우 유사한 개념에 대해 다른 표현을 사용하고 있는 문헌들까지도 일관되게 검색되는 장점이 있다. 뿐만 아니라 MeSH 용어를 확인하는 과정에서 유사어(entry terms), 상하개념의 용어들을 계층구조로 살펴볼 수 있으므로 검색어 선정 시 MeSH 용어를 확인하는 과정이 필수적이다.

[그림 2-6]은 Pubmed에서 breast cancer에 대한 MeSH 용어를 확인한 결과와 검색 활용 방법을 보여주고 있다.

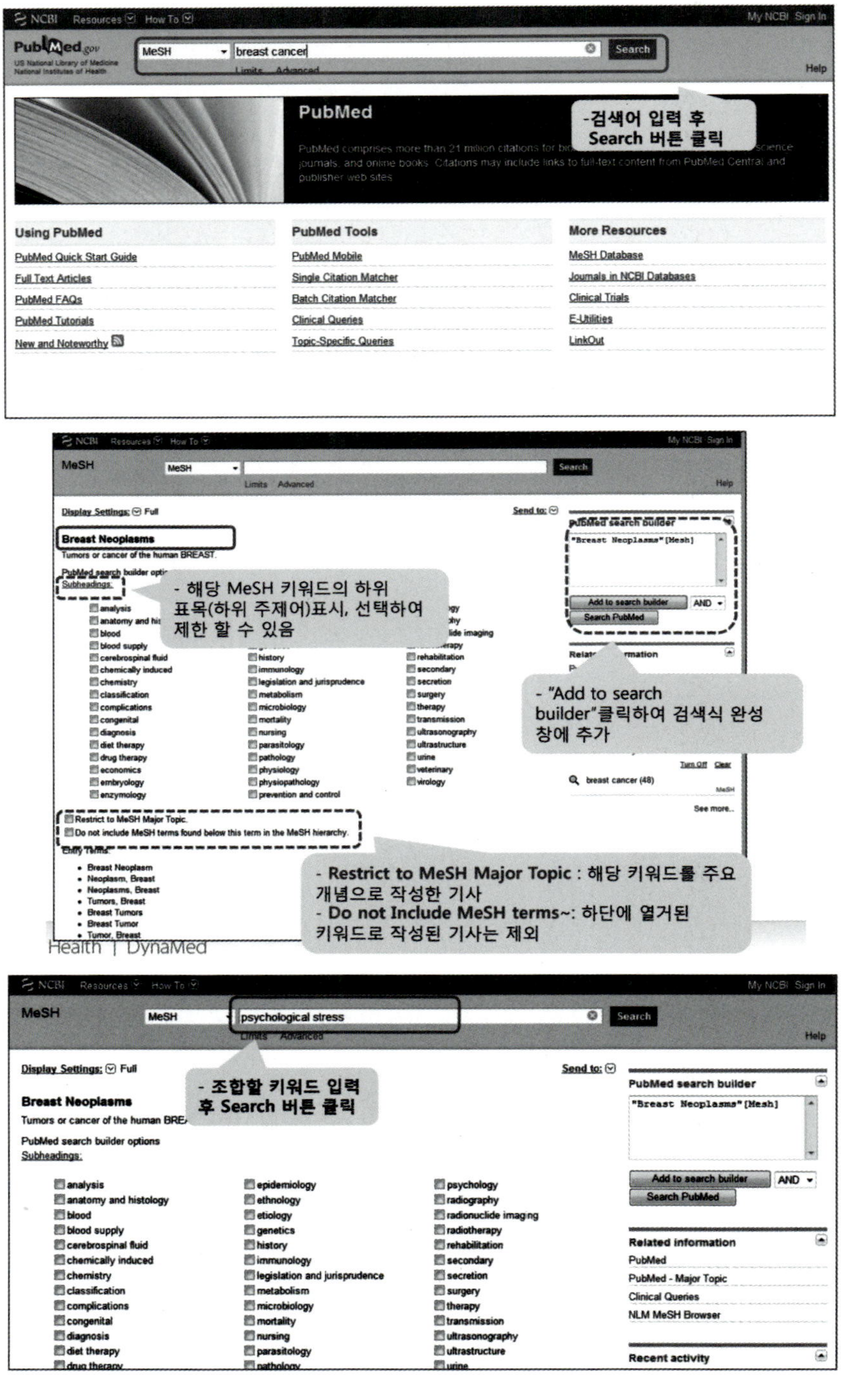

그림 2-6 Pubmed에서의 MeSH term 검색 및 활용(계속)

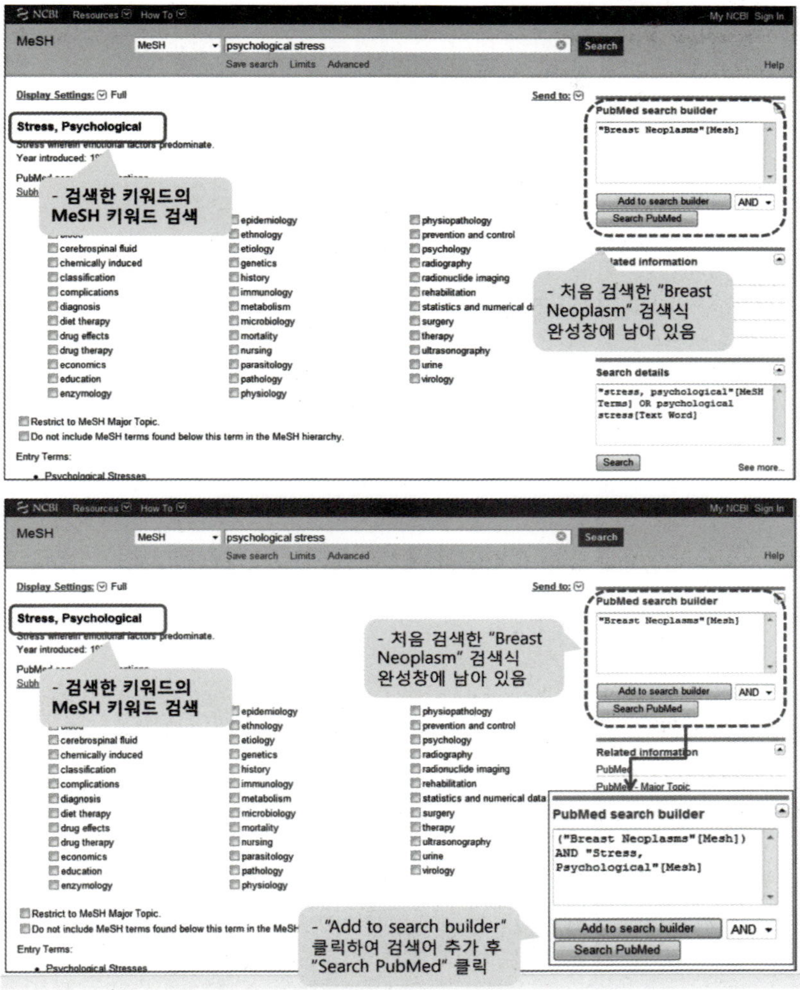

그림 2-6 Pubmed에서의 MeSH term 검색 및 활용

ⓛ 유의어 또는 대안어 확인

검색하고자 하는 단어에 대한 약어, 유의어, 미국식, 영국식 용어에 차이가 있는지 고려하여 검색전략을 수립힌다. 예를 들어 암의 경우 cancer, carcinoma, tumor, neoplasm 등과 같이 한 개념을 표현하는 유사어가 많기 때문에 검색어 선정에서 이에 대한 분석이 필요하다. 관련 문헌들을 검토하면서 각 문헌에서 표현하는 용어들을 통해 검색어를 선정하거나 추가하여야 한다.

ⓒ Boolean 연산자

여러 개의 검색어를 조합하고자 할 때에는 AND(교집합), OR(합집합), NOT(차집합, 여집합)과 같은 불리언 연산자를 활용한다. 불리언 연산자가 갖는 의미와 활용법은 [그림 2-7]과 같다. 한편, 불리언 연산자 중 NOT(차집합)를 사용할 경우 관련된 문헌이 배제되는 경우가 있으므로, 검색과정에서 사용하는 것은 신중할 필요가 있다. 불리언 연산자는 사용 시 대문자로 입력한다.

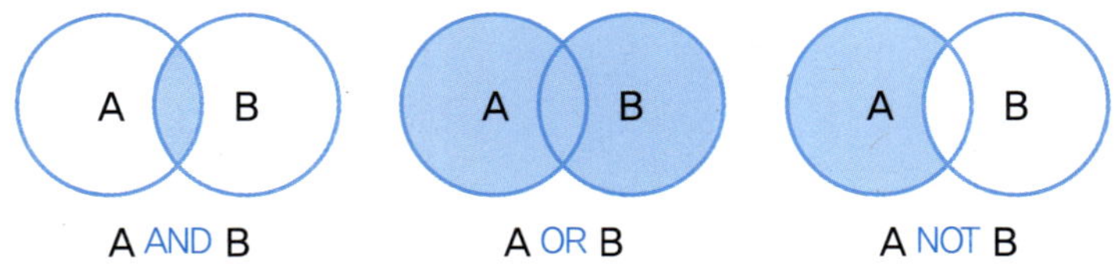

그림 2-7 불리언 연산자

ⓓ 절단검색(truncation)

어미가 변하는 단어들을 검색하고자 할 때 '*', '$', '#'과 같은 만능문자를 사용한다. 각 DB마다 만능문자의 종류와 의미에 차이가 있으므로 만능문자의 정보를 참고해야 한다.

$ 또는 *	어미에 붙이는 검색어. 어미가 변하는 단어가 제한없이 검색됨	drain$: drain, drainage, drains, drained (Pubmed에서는 *)
$n	어미에 붙이는 검색어. n개 이하의 단어까지 포함하여 검색	patient$1:patient, patients
#	단어 내 혹은 어미에 붙이는 검색어. 정확히 한 문자만 치환하여 검색됨	wom#n: woman, women
?	단어 내 혹은 어미에 붙이는 검색어. 한 문자 이하(0–1)로 치환하여 검색됨	tumo?r: tumor, tumour

ⓔ 제한기능(limits) 사용

연구논문 유무, 출판시기, 언어, 원문유무 등을 제한하여 검색할 때, 특정 분야에 대한 것만 검색하고자 할 때 사용되는 기능이다. 검토해야 할 문헌의 수를 줄이면서 필요한 연구를 쉽게 확인할 수 있다.

ⓗ 구(phrases) 검색

두 단어 이상의 단어로 조합된 구(phrases)를 검색어로 하여 문헌을 찾고자 할 때에는 " "(따옴표)를 사용하여 검색한다. 예) "urinary catheter"

③ 검색된 문헌에 대한 선별 작업

검색 조건으로 검색된 최종 문헌 중에서 제외기준을 적용하여 선별한다. 정맥주입요법 간호실무지침에서 검색된 실무지침의 선별과정은 [그림 2-8]과 같다.

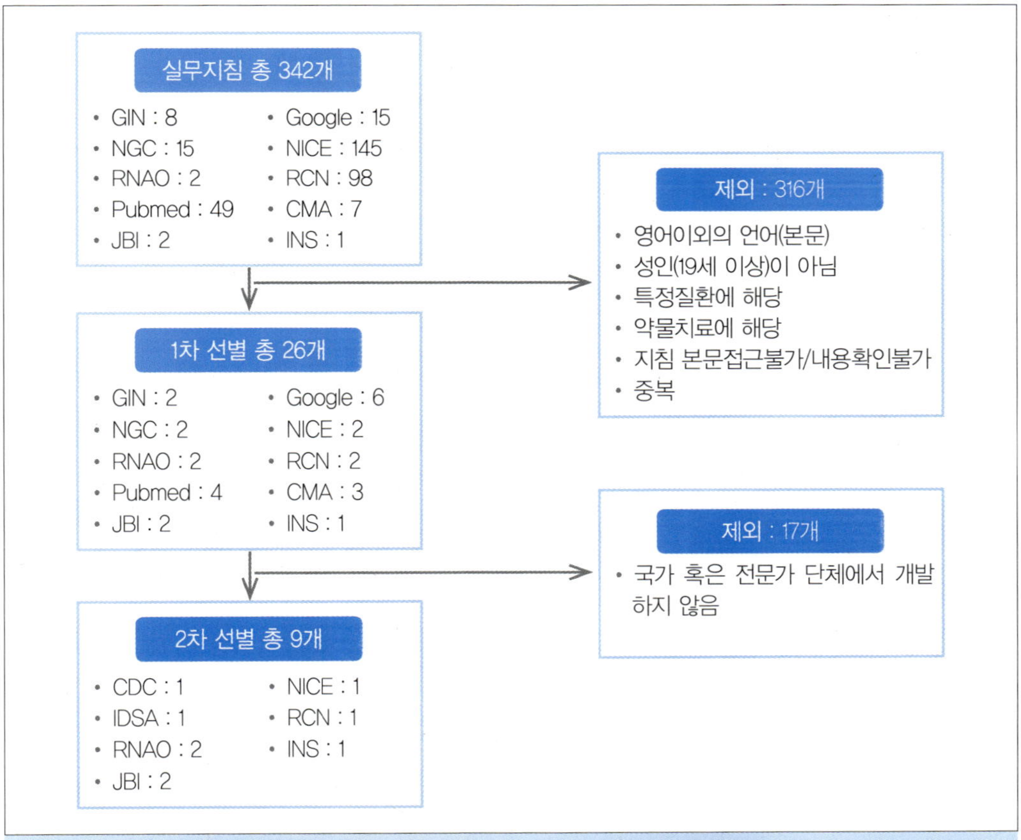

그림 2-8 정맥주입요법 간호실무지침 검색과정과 선별과정

④ 문헌검색 결과 정리 및 요약

문헌검색의 종류와 검색결과는 전자 DB, 검색 근거의 시기(연구시기), 검색어(검색식), 찾은 문헌 수, 실제 사용한 문헌의 수 등의 방식으로 자료를 요약하도록 한다.

번호	데이터베이스	연구시기	주요어	검색식	찾은 문헌수	사용한 문헌수

(3) 3단계: 임상실무지침의 질 평가

모든 임상실무지침의 개발과정이 원칙적 과정을 따르는 것은 아니기 때문에 유용한 임상실무지침을 찾을 수 있는지는 임상실무지침의 타당성과 신뢰성을 비평적으로 평가할 수 있는지에 달려 있다.

임상실무지침의 질을 평가하기 위해 유럽 13개국(유럽연합)이 지원하고, 여러 나라의 임상실무지침 개발자들과 연구자들로 구성된 팀에 의해 2003년 Appraisal of Guidlines for Research and evaluation(AGREE) 도구가 개발되었다. 이후 여러 언어로 번역되어 AGREE Ⅲ로 개정되어 널리 사용되고 있다.

이 도구는 주로 임상실무지침의 개발과정을 평가하며, 범위와 목적, 이해 당사자의 참여 등 6개 영역에 23개 문항과 전반적 평가 2개 항목으로 구성되어 있다(표 2-5).

표 2-5 AGREE Ⅲ 영역별 내용

영역	내용
범위와 목적	전반적인 목적, 특정 임상질문, 대상 인구집단에 대한 내용
이해당사자의 참여	실무지침 사용자의 견해를 어느 정도 대표하고 있는가에 대한 내용
개발의 엄격성	근거를 모으고 종합화하는데 사용된 방법, 권고안 도출 방법과 갱신하는 방법
표현의 명확성	실무지침의 언어와 형식
적용성	실무지침을 적용할 때 발생할 수 있는 조직적, 행동적, 비용적 영향에 대한 검토를 포함
편집의 독립성	권고의 독립성, 진료지침 개발그룹에서 생길 수 있는 이해상충

AGREE Ⅲ 도구는 최소한 2명이 평가하며, 높은 신뢰성을 위해 4명이 평가하는 것을 권장한다. 도구의 개별문항은 7점 척도로 평가하며, 1점은 '강한 부정', 7점은 '강한 긍정'을 나타낸다. 각 영역의 개별문항 점수를 합산하여 해당 영역의 최대 점수에 대한 백분율로 표준화한다. 모든 영역을 평가한 후에 개별 진료지침의 전반적인 평가를 7점 척도로 평가하며, 임상실무지침의 권고 여부에 대해서 '권고함', '변경을 전제로 권고함', '권고하지 않음' 중 하나를 선택한다.

실습 **정답 예시**

Clinical question 1. 금연방법 중 침요법이 니코틴 대체요법에 비해 더 효과가 있을까?

Patient : 금연 또는 담배

Intervention : 침 또는 침술

Comparison : 니코틴 대체요법 또는 니코틴 껌 또는 니코틴 패치

Outcome : 금연

Clinical question 2. 헬리코박터 제균치료를 하는 경우 안한 것보다 위암 예방에 효과적일까?

Patient : 헬리코박터 균 또는 헬리코박터 감염

Intervention : 제균 치료 또는 제균 요법

Comparison : 치료하지 않는 것

Outcome : 위암 발생

Clinical case 1.
척추수술에 소요되는 시간은 3~4시간 정도이다. 환자는 수술 전날 자정부터 금식을 하게 되고 수술 시 마취로 인해 입안이 더욱 건조해지게 된다. 수술 후 병실로 돌아온 환자는 대부분 입안이 말라 있으며 다음날 아침까지 계속 금식을 해야 한다. 수술 후 간호로 구강이 건조해진 환자에게 얼음거즈를 대어 주면 수술 후 만족도가 훨씬 높아져 수술로 인한 통증이나 피로감이 덜어질 수 있으리라 생각하였다. 현재 병동에서는 보호자에게 거즈를 주고 물을 적셔서 환자 입에 물리도록 하거나 입안을 물로 가글링 하도록 권유하기도 하지만 수술 후 갈증 완화를 위한 확실한 간호중재를 적용하지 못하고 있다.

Step 1. 임상질문 만들기

척추 수술 후 갈증을 호소하는 환자에게 얼린 거즈를 적용하는 것이 환자 갈증을 완화시킬 수 있을까?
척추 수술 후 갈증을 호소하는 환자에게 얼린 거즈를 적용하는 것이 가글링 하는 것보다 환자 갈증을 완화시키는 데 효과적일까?

Step 2. PICO 질문으로 만들기

Patient : 척추 수술환자
Intervention : 얼린 거즈
Comparison : 가글링
Outcome : 갈증 해소

Clinical case 2.
김OO 간호사가 근무하고 있는 중환자실에서는 장기 부동인 환자에게 심부혈전증 예방을 위해 항색전 스타킹과 IPC를 적용하고 있다. 그러나 현재 중환자실에서는 항색전 스타킹과 IPC 적용기준이 모호하여 간호사들 또한 일관성 없이 적용하고 있다. 비용 또한 IPC가 항색전 스타킹에 비해 훨씬 비싸 가급적이면 환자에게 경제적으로 도움이 될 수 있는 중재가 필요한 상황이다.

Step 1. 임상질문 만들기

장기 부동환자에게 항색전 스타킹 착용이 심부혈전증 예방에 효과적인가?

장기 부동환자에게 IPC 적용이 심부혈전증 예방에 효과적인가?

장기 부동환자에게 항색전 스타킹 착용이 IPC를 적용하는 것보다 심부혈전증 예방에 효과적일까?

Step 2. PICO 질문으로 만들기

Patient : 장기 부동환자

Intervention : IPC 적용

Comparison : 항색전 스타킹 착용

Outcome : 심부혈전증 예방

자율학습 문제

1. 다음 설명이 가리키는 답을 쓰시오.

1) 간호연구는 크게 (　　　　　)와 (　　　　　)로 구분된다.

2) 양적 연구의 종류에는 서술 연구, (　　　　　), (　　　　　)가 있다.

3) (　　　　　)는 체계적이고 질 높은 임상연구의 결과를 통해 얻어진 과학적 근거를 바탕으로 임상결정을 하는 것이다.

2. 다음 중 연구의 근거가 가장 높은 것은?

① 조사연구 ② 실험연구 ③ 전문가 의견 ④ 체계적 문헌고찰

3. PICO를 통한 임상질문 만들기에서 PICO가 의미하는 바를 연결하세요.

P	• 결과
I	• 환자/문제
C	• 중재
O	• 비교

4. PTSD(외상 후 스트레스 장애)를 겪고 있는 유방암 환자에 대한 논문을 검색하려고 한다. 검색식으로 옳은 것은?

① 유방암 OR PTSD
② 유방암 AND PTSD
③ 유방암 NOT PTSD

정답

1. 1) 양적 연구, 질적 연구 2) 상관 연구, 실험 연구 3) 근거기반실무
2. ④ 3. P–환자/문제, I–중재, C–비교, O–결과 4. ②

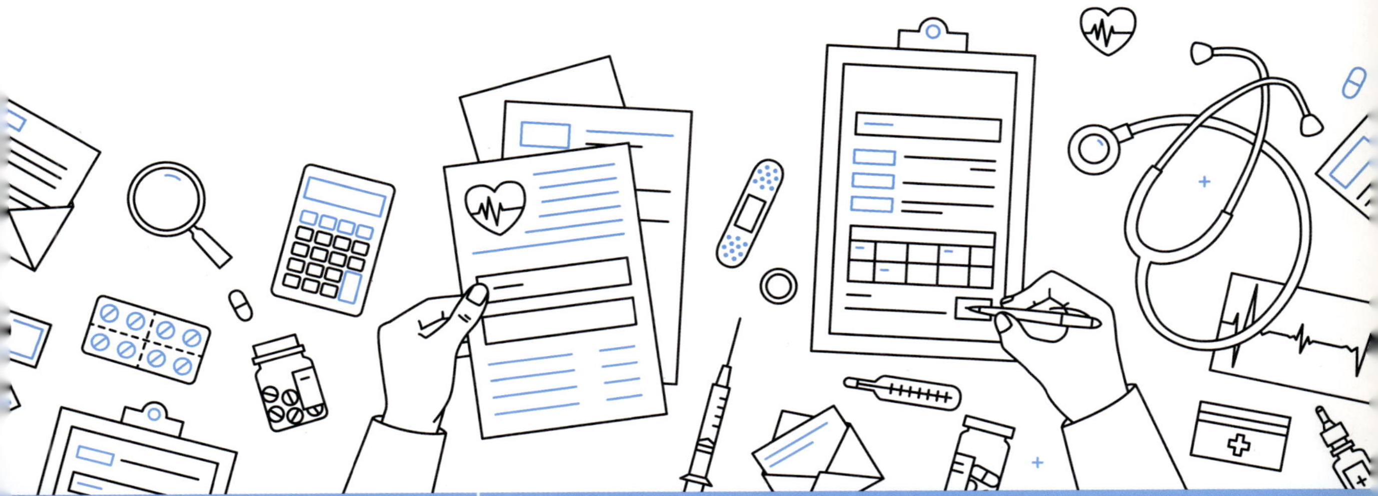

03 간호연구 윤리

1. 연구윤리의 역사적 배경
2. 인간대상자 보호를 위한 윤리원칙
3. 인간대상자를 위한 윤리적 보호 방법
4. 연구의 부정행위
5. 기관연구윤리심의위원회(IRB)의 승인 받기

제3장

간호연구 윤리

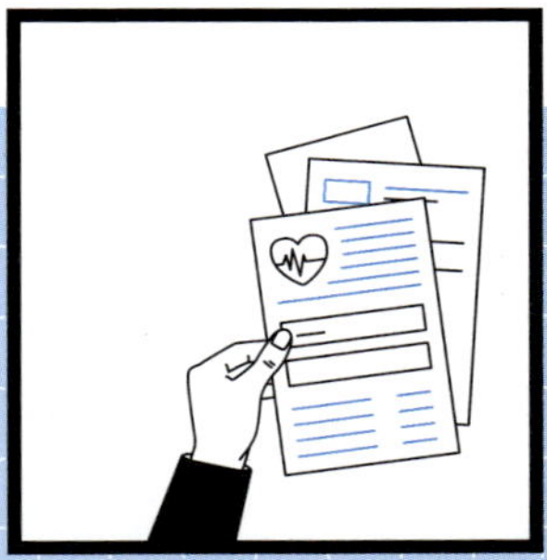

학습목표

1. 연구윤리의 배경을 이해한다.
2. 연구대상자의 보호를 위한 대책을 설명한다.
3. 연구의 부정행위에 대하여 설명한다.
4. 연구자의 윤리교육을 이수한다.
5. 기관연구윤리심의위원회의 승인을 위한 준비를 할 수 있다.

주요용어

- 뉘른베르크 강령(Nuremberg Code)
- 헬싱키 선언(Declaration of Helsinki)
- 벨몬트 보고서(Belmont Report)
- 자율성 존중(Respect of Autonomy)
- 취약한 대상자(Vulnerable subjects)
- 사전 동의(Informed consent)
- 기관연구윤리심의위원회(Institutional Review Board, IRB)
- 저자됨(Authorship)
- 위조(Fabrication)
- 변조(Falsification)
- 표절(Plagiarism)

연구자는 연구문제를 선정할 때 윤리적으로 문제가 없는지를 먼저 생각해야 한다(최현철, 2013). 특히 인간을 대상으로 한 연구문제를 선정해야 할 때 연구자는 윤리적 문제로부터 자유로울 수 없다. 연구의 의도가 아무리 창의적이고 좋다고 해도 윤리적인 문제를 발생시킬 수 있다면 신중하게 접근하는 것이 바람직하다. 20세기는 인간에 대한 연구가 폭발적으로 증가한 시기로, 연구의 증가와 함께 윤리적 감시와 통제에 대한 필요성도 끊임없이 제기되어 왔다.

이번 장에서는 간호연구 과정에서 대상자의 권리를 보호하기 위해 연구자가 알아야 할 연구의 윤리원칙과 윤리적 보호 방법들에 대해 살펴보고자 한다. 먼저 과학적 진보를 위한 연구라는 이유로 인류의 역사에 인권 침해는 수 없이 반복되어 왔으며 이를 통제하기 위한 연구윤리의 역사적 배경부터 이해할 필요가 있다.

1. 연구윤리의 역사적 배경

1) 역사적 사건

(1) 터스키기(Tuskegee) 매독 실험

1932년 미국 공중보건국에서는 터스키기의 흑인 노예들을 대상으로 치료받지 않은 매독의 자연경과를 관찰하기 위한 연구를 진행하였다. 당시 연구자들은 이 연구에 참여한 600명 중 431명이 이미 매독에 걸려 있다는 사실을 알면서도 연구대상자들에게 알리지 않았고 1943년 페니실린이 대량 생산된 이후에도 치료받을 기회를 제공하지 않았다. 이 실험은 1972년 공중보건국에서 성병 조사원으로 일했던 피터 벅스턴(Peter Buxtun)의 내부 고발로 인하여 세상에 알려졌다. 터스키기 매독 연구는 임상연구에서 의사와 환자 사이의 신뢰에 대한 가장 큰 윤리적 위반의 사례 중의 하나로 자주 인용되고 있으며 1979년 벨몬트(Belmont)보고서로 정리되었다.

또한, 국가조사위원회(National Human Investigation Board)의 설립과 의료기관내 기관연구윤리심의위원회(Institutional Review Board, IRB) 설치 의무의 계기가 되었다.

(2) 과테말라 생체실험

미국 국립보건원은 1946년부터 1948년까지 성병에 대한 페니실린의 효과를 연구하기 위하여 피험자의 동의 없이 과테말라 재소자와 정신병원 환자들에게 매독과 임질균을 고의로 감염시켰다. 감염의 경로는 성병에 걸린 매춘부를 교도소에 보내 성관계를 하게 하거나 매독균을 몸에 직접 주사하는 방식으로 자행되었으며 당시 병원과 감옥의 직원들은 이 사실을 알고 있었다.

(3) 나치와 일본의 생체실험

세계 2차 세계대전 당시 나치의 의학실험이나 일본의 '관동군 731부대'의 생체실험은 연구윤리에 있어 가장 비극적인 사례 중 하나이다. 연구자들은 전쟁 포로를 이용하여 검증되지 않은 약물의 효과성을 연구하였으며 인간의 한계를 연구하기 위해 마취하지 않은 상태에서 수술을 집행했다. 또, 전염병의 확산속도를 알기 위해 병원균을 연구대상자에게 주입하는 등 영구적인 손상과 죽음을 발생시킬 수 있는 비윤리적 연구를 자행하였다. 대상자들은 주로 전쟁 포로들이었고 살아남기 위해 생체실험 참여를 거절할 수 없는 상태였다. 이는 종전 후에 뉘른베르크 군사재판을 통해 인간 대상 연구를 위한 공식적인 윤리 표준을 이끌어 내는 계기가 되었고, 헬싱키 선언의 근거가 되었다.

2) 연구윤리강령

(1) 뉘른베르크 강령(Nuremberg Code)

뉘른베르크 군사재판은 1946년부터 1949년까지 독일의 뉘른베르크에서 나치 독일 전범들의 전쟁범죄를 처벌하기 위해 거행된 재판이다. 처음으로 인간을 대상으로 한 연구윤리 표준을 설정하기 위한 국제적인 노력이 받아들여졌고 연구대상자의 자발적 동의, 대상자의 참여 중단, 신체적, 정신적 고통으로부터 보호받을 권리, 연구 참여로 인한 이득과 위험에 대한 지침이 연구윤리에 포함되었다(표 3-1).

표 3-1 뉘른베르크 강령(Nuremberg code)

뉘른베르크 강령
1. 실험 대상이 되는 사람의 자발적인 동의(voluntary consent)는 절대 필수적이다.
2. 실험은 다른 연구방법 · 수단에 의해서는 얻을 수 없는 사회적 이익을 위해 유익한 결과를 낳을 수 있는 것이어야 하며, 성질상 무작위로 행해지거나 불필요한 것이어서는 아니된다.

3. 실험은 그로 인하여 기대되는 결과가 당해 실험의 실행을 정당화할 수 있도록 동물 실험의 결과와 연구대상이 되는 질병의 자연발생사 및 기타 문제에 관한 지식에 근거하여 계획해야 한다.
4. 실험을 할 때는 모든 불필요한 신체적 · 정신적 고통과 침해를 피해야 한다.
5. 사망 또는 불구의 장해가 발생할 수 있으리라고 추측할 만한 이유가 있는 경우에는 실험을 행할 수 없다. 단, 실험을 하는 의료진도 그 대상이 되는 실험의 경우는 예외로 한다.
6. 실험으로 인하여 감수해야 하는 위험의 정도나 그로 인하여 해결되는 문제의 인도주의적 중요성 정도를 초과하여서는 아니 된다.
7. 상해, 불구, 사망의 어떠한 일말의 가능성으로부터도 실험대상자를 보호하기 위하여 적절한 준비와 적당한 시설을 갖추어야 한다.
8. 실험은 과학적으로 자격을 갖춘 자에 의해서만 행해져야 한다. 실험을 시행하고 이에 참여하는 사람에게는 실험의 모든 단계를 통하여 최고도의 기술과 주의가 요구된다.
9. 실험이 진행되는 동안 실험 대상자는 실험의 계속이 불가능하다고 보이는 신체적 · 정신적 상태에 이르게 된 경우 실험을 자유로이 종료시킬 수 있어야 한다.
10. 실험이 진행되는 동안 당해 과학자는 그에게 요구되는 선의, 고도의 기술 및 주의력으로 판단해 볼 때, 실험의 계속이 실험 대상자에게 상해, 장애 또는 죽음을 야기하리라고 믿을만한 상당한 이유가 있는 경우에는 어느 단계에서든 실험을 중지할 준비가 되어 있어야 한다.

(2) 헬싱키 선언(Declaration of Helsinki)

1964년 필란드 헬싱키에서 열린 세계의사회(World Medical Association)에서 뉘른베르크 강령을 수정 · 보완하여 만든 윤리원칙으로 인간을 대상으로 하는 의학연구의 윤리원칙을 제공하기 위하여 제정되었다.

헬싱키 선언의 가장 기본적인 원칙은 개인에 대한 존중으로 연구자는 연구대상자를 연구에 앞서 우선시 하여야 하며, 연구의 필요가 충실하더라도 연구대상자의 안전과 윤리가 과학적 질문과 사회의 이해, 법과 규정을 준수해야 한다는 내용이다.

연구수행 관련 원칙으로는 연구수행은 과학적 지식에 근거하여야 한다는 것으로, 치료적 연구와 비치료적 연구로 구분하였다. 치료적 연구는 환자에게 실험치료에 참여할 기회를 주는 것을 의미하고, 비치료적 연구는 특정학문에 지식을 확장하기 위한 것으로 연구대상자에게 직접적인 이득이 없는 경우에 해당된다. 참여자를 모집할 때부터 정당한 방법을 통해 연구의 목적과 연구에 대한 설명을 명확하게 하여야 하며 기관연구윤리심의위원회(IRB)에서 승인된 연구계획서를 준수하여 자격을 갖춘 연구자에 의해 수행되어야 한다. 연구계획서에는 연구대상자를 보호하기 위한 윤리적인 측면이 자세히 명시되어야 하며, 헬싱키 선언을 준수한다는 내용이 반드시 있어야 한다. 결국 기관연구윤리심의위원회(IRB)에서 윤리적으로 충족되지 않을 경우에는 연구는 중지되어야 한다.

연구에 대한 정보는 연구에 참여한 대상자뿐 아니라 대중에게 공개되어야 하며, 연구결과 및 이해상충을 다루어야 한다. 연구대상자의 이익은 연구 종료 후에도 윤리적인 면에서 전반적으로 평가되어야 하며, 가능한 한 최상의 치료를 받을 수 있도록 하는 것을 포함한다.

헬싱키 선언은 전 세계적으로 인간 대상 연구에 대한 윤리적 문제를 다루는 초석이 되고 있는 문서로 각 나라의 윤리 규정을 강화시키는데 큰 역할을 해오고 있으며 모든 의학 및 과학, 보건 등 연구에 종사하는 연구자들을 위한 윤리원칙들로 확대되어 적용되고 있다.

(3) 벨몬트 보고서(Belmont Report)

벨몬트 보고서는 피험자를 대상으로 하는 연구를 수행하는 사람이라면 모두 읽어야 하는 필수 지침서이다. 터스키기 매독 생체실험 사건이 세상에 알려지고 이에 충격을 받은 미국 의회는 1979년 연구에 참여하는 인간대상자 보호를 위한 윤리원칙과 지침을 '벨몬트 보고서(Belmont Report)'라는 이름으로 출판하였다. 이 보고서는 전 세계 연구 관련법 제정과 전문분야별 연구윤리강령을 구성하는 데 기초가 되었다.

인간대상자 연구윤리로 인간존중, 선행, 정의, 신의, 악행금지, 진실의 기본 윤리 6원칙을 주된 내용으로 제시하였다. 최종 벨몬트 보고서(The Belmont Report)에는 인간대상자 보호를 위한 윤리원칙의 기본적 윤리원칙은 인간 존중의 원칙, 선행의 원칙, 정의의 원칙으로 규정되었다.

첫째, 인간 존중의 원칙은 인간은 자율적인 존재이므로 자율성이 존중되어야 하고 자율능력이 부족한 인간은 보호를 받을 권리가 있다는 것이다. 여기서 자율적인 인간이란 자신의 목적을 위해 판단하고 행동할 능력이 있는 개인으로 다른 사람들에게 피해를 주지 않는 한 개인의 자율권이 방해되지 말아야 한다는 것이다. 그러나 모든 인간이 자율적으로 결정할 수 있는 능력이 있는 것은 아니다. 즉, 질병이 있는 사람, 정신질환자 또는 자유가 심하게 제한되어 있는 상황(학생, 죄수 등)에 있는 사람들은 자율성이 제한된다. 취약 대상자 보호를 위해 처음부터 연구대상자에서 배제시키는 적극적 보호까지도 필요하다. 또한 연구 참여시 연구에 대한 정보를 자세히 제공하여 대상자의 자발적인 참여 결정을 보장하여야 한다.

둘째, 선행의 원칙은 가능한 연구대상자의 이익을 극대화하고 해악은 극소화 하려는 것이다. 연구대상자가 장애인이나 노숙인처럼 취약한 집단일수록 윤리적인 문제는 그대로 남을 수 있기 때문에 신중해야 한다. 예를 들면, 대상자가 연구로 인하여 개인정보나 민감한 의료정보가 노출이 되거나 과거의 위법사실로 처벌의 위험에 처할 수도 있기 때문에 개인의 신변에 대한 비밀유지가 중요하다.

셋째, 정의의 원칙은 연구의 이득을 누가 보고 부담은 누가 감당하느냐를 결정하는 것이다. 연구자들은 나이, 의사결정능력, 공적 그리고 지위에 근거한 분배가 특정 목적을 위한 차별적인 대우를 정당화하는 경우가 존재한다는 점을 인정한다. 연구자는 대상자 선정에 있어 특정 취약계층(생활보호대상자, 소수 민족이나 인종 또는 시설 수용자, 연구원, 학생 등)이 연구의 목적과 상관없이 단지 대상자에게 접근하기 쉽다는 이유로 선정되는 것은 아닌지를 철저히 검토해야만 한다. 또한, 연구에 참여하기 전에 대상자로부터 자발적(voluntariness) 동의를 구하여야 하며, 대상자의 위험과 이득을 평가하여 적절한 비율로 균형을 이루어야 하며, 대상자의 선정이 공정한가를 파악하여야 한다.

2. 인간대상자 보호를 위한 윤리원칙

인간대상 연구의 윤리원칙은 선행, 인간존중, 정의이다.

간호학에서 다루는 대부분의 연구 역시 인간을 대상한 연구가 수행된다. 간호연구 목적인 요인분석, 관계의 규명, 실험의 효과 등을 검증하기 위하여 조작과 통제가 필요하다. 앞에서 언급한 '선행', '인간 존중', '정의' 의 원칙에 대해 간단히 요약하였다. 다음 중 어느 하나에 해당하는 연구를 수행한다면, 인간대상 연구에 해당한다(표 3-2).

표 3-2 인간대상 연구

생명윤리법 시행규칙 제2조 제1항
1) 사람을 대상으로 물리적으로 개입하는 연구: 연구대상자를 침습적 행위 등 물리적 개입을 통해 연구대상자를 직접 조작을 하거나, 연구대상자의 환경을 조작하여 얻은 자료(data)를 이용하는 연구
2) 의사소통, 대인접촉 등의 상호작용을 통하여 수행하는 연구: 연구대상자 대면을 통한 설문조사나, 행동관찰 등 의사소통이나 대인접촉 등의 상호작용을 통해 얻은 자료(data)를 이용하는 연구
3) 개인을 식별할 수 있는 정보를 이용하는 연구: 연구대상자를 직접 또는 간접적으로 식별할 수 있는 정보를 포함하고 있는 정보(information)를 이용하는 연구

미국 간호사협회에서 1968년 「간호사: 윤리적 가치에 대한 미국 간호 협회 지침」이라는 성명서를 처음으로 발표하였다.

대한간호협회는 연구와 관련된 연구의 부정행위, 연구보조원과 연구대상자에 대한 책임, 환자/학생 등 연구자에게 의존적인 대상자를 보호하기 위한 준수사항, 연구비의 투명성과 공정성 그리고 출판과 학술발표에 대한 사항들이 포함된 한국간호사 윤리지침을 개정하였다(표 3-3).

표 3-3 한국간호사 윤리지침

제4장 전문직으로서의 윤리

제28조(간호연구 활동)

① 간호사는 간호지식체계 및 기술 개발을 위해 연구 활동에 참여할 경우, 연구 윤리를 준수해야 하며 연구결과를 실무에 활용하여 간호의 질을 향상시키도록 노력하여야 한다.
② 간호연구자는 연구 참여 대상자에게 연구목적을 충분히 설명한 후 자발적인 동의를 받아야 한다.
③ 간호연구자는 연구과정 및 결과와 관련해 연구대상자의 사생활과 익명성을 보장하여야 한다.
④ 간호연구자는 연구방법에 대한 지식을 갖추어 연구과정에서 연구대상자에게 위해를 가하지 않도록 노력하여야 한다.

(1) 선행

선행(beneficence)은 연구윤리 원칙에서 가장 기본이며 비밀을 보장 받을 권리가 포함된다. 연구자는 대상자에게 '해를 주지 않는다'는 연구윤리를 준수하여야 하며 대상자의 이득은 최대로, 해악은 최소화 할 의무가 있다. 또한, 연구자가 연구를 수행하는 과정에서 위험을 충분히 관리할 수 있는지 여부를 확인해야 한다.

연구자는 연구를 위한 질문이 대상자에게 정서적 손상을 줄 수 있음을 고려하고 있어야 한다. 기관연구윤리심의위원회(Institutional Review Board, IRB)에서는 연구대상자 권리 보호를 위해 연구계획서를 심의하며 이를 통해 연구대상자에게 가해질 위험이 어느 정도인지 면밀하게 조사하고 연구진행 여부를 결정한다.

(2) 인간존중

인간존중(human respect)의 원칙에는 자기결정의 권리, 알 권리가 포함된다. 인간 존중이란 개인이 자율성을 갖춘 존재로 대우받아야 하며, 그들을 어떤 목적을 위한 수단으로 사용해서는 안 되는 것을 의미한다. 자가 결정권은 대상자가 연구 참여를 자발적으로 결정할 수 있고 연구자가 요구하는 개인의 정보제공을 거절할 수 있으며 연구 중간에라도 자유롭게 연구 참여를 중단할 수 있다.

연구에 대해 알 권리는 연구의 목적, 자료수집 방법, 연구에 참여함으로 인해 가능한 위험과 이득에 대해 충분히 알 권리가 있음을 의미한다.

어린이, 학생, 지적장애나 정신장애인, 치매 노인 등 자율성이 제한되거나 현실 검증 능력이 부족한 대상자 군은 취약 대상자(vulnerable population)로 간주한다.

스스로 결정할 능력이 없는 사람은 부모나 보호자의 동의를 받아야 한다.

(3) 정의

정의(justice)의 원칙은 공정하게 대우받고 사생활을 보장받을 권리가 있음을 의미한다. 정의는 대상자의 선정과정에서 고려되는 원칙이다. 기관연구윤리심의위원회(Institutional Review Board, IRB)에서는 대상자 선정과정을 면밀하게 조사하여야 한다. 연구자의 기준에서 쉽게 접근 가능한 대상자를 선정하려는 유혹을 받게 되지만 연구목적에 적합성을 근거로 선정기준이 적용되어야 한다. 또한 특권을 이용하여 이득을 취하지 못하도록 연구대상자를 보호해야 한다.

3. 인간대상자를 위한 윤리적 보호 방법

(1) 사전 동의

대상자가 사전에 연구에 참여할지를 결정하는 데 필요한 연구내용을 충분히 알고 연구 참여 여부를 결정하였는지에 대한 것이다. 연구자는 연구목적, 연구의 절차, 연구의 위험과 이득을 충분히 설명하여야 한다. 연구내용을 알릴 때는 대상자의 지적수준, 건강상태 등을 고려해서 정보를 제공하여야 하며 반드시 서면동의를 받도록 한다.

질적 연구에서 사전 동의 개념은 연구 시작 시점부터 끝날 때 까지 계속 협의를 통해 조정될 수 있으며 대상자가 자발적으로 참여를 결정해야 중도 탈락률을 줄일 수 있다. 사전 동의에 포함되는 내용은 다음과 같다(표 3-4).

표 3-4 사전 동의 내용

- 연구 제목과 연구자 이름
- 연구목적
- 대략적인 참여자 숫자와 선정기준
- 연구진행 과정과 참여 예상기간

- 연구참여 도중 참여를 중단할 자유
- 연구참여로 예상되는 부작용이나 위험요소
- 연구참여로 예상되는 이득
- 연구참여하지 않을 자유와 참여하지 않아도 불이익이 없다는 점
- 연구에서 얻은 개인정보의 비밀보장
- 연구에 대한 문의를 할 연락처
- 연구비를 제공받은 경우 연구비 제공기관

모든 대상자가 동의를 받아야 하는 것은 아니다. 다음의 사항을 검토하여 사전 동의 면제 여부를 판단하도록 한다. 아래 사항 중 모두 포함되어야 사전 동의 면제 심의를 요청할 수 있다(표 3-5).

표 3-5 사전동의면제 심의 대상

- 「아동복지법」 제3조에 따른 아동(18세 미만인 사람)이 포함되지 않은 연구인가?
- 연구대상자의 동의를 받는 것이 연구진행과정에서 현실적으로 불가능한가? 또는 연구대상자의 동의를 받는 것이 연구결과의 타당성에 심각한 영향을 미치는가?
- 연구대상자의 동의 거부를 추정할 만한 사유가 없고, 동의를 면제하여도 연구대상자에게 미치는 위험이 극히 낮은 연구인가?

다음은 서면동의면제가 가능한 경우를 점검합니다.
질문 1. 「아동복지법」 제3조에 따른 아동(18세 미만인 사람)이 포함되지 않은 연구입니까? ☐ 예 (→ 질문2) ☐ 아니오 (서면동의면제불가)
질문 2. 다음 중 어느 항목에 해당하나요? (중복표시 가능) ☐ 연구대상자의 동의를 받는 것이 연구진행과정에서 현실적으로 불가능(→ 질문3) ☐ 연구대상자의 동의를 받는 것이 연구결과의 타당성에 심각한 영향을 미침(→ 질문3) ☐ 해당없음 (서면동의면제불가)
질문 3. 연구대상자의 동의 거부를 추정할 만한 사유가 없고, 동의를 면제하여도 연구대상자에게 미치는 위험이 극히 낮은 연구입니까? ☐ 예 (서면동의면제) ☐ 아니오 (서면동의면제불가)

(2) 익명성과 비밀보장

익명성(anonymity)과 비밀보장(confidentiality)은 대상자 개인의 사생활을 보호하기 위한 방법이다. 대상자를 식별할 수 있는 개인정보를 기호화하여 신분이 노출되지 않도

록 해야 한다,

(3) 기관연구윤리심의위원회 조직

연구윤리를 준수하는 것은 지식을 탐구하고, 진실을 규명하며 연구가 추구하는 방향에 도달하는데 도움이 된다.

기관연구윤리심의위원회(Institutional Review Board, IRB)는 대상자에게 제공되는 모든 정보를 검토하고 지속적으로 모니터링함으로써 연구에 참여하는 대상자의 권리, 안전, 복지를 위하여 연구자가 속해 있는 기관에 독립적으로 설치한 상설위원회이다.

연구자가 연구에 앞서 기관연구윤리심의위원회(Institutional Review Board, IRB)에 연구계획서를 제출하여 사전심의를 받게 되었고, 최근에는 심의 면제를 포함한 모든 투고용 논문에 대해 위원회의 승인서를 제출하도록 하고 있다.

4. 연구의 부정행위 : Committee on Publication Ethics Flowcharts 제시 기준

연구의 부정행위는 연구의 수행, 보고, 학술지 개재 등 연구의 시작에서부터 종료 및 결과 전 과정에서 이루어진다. 연구 부정행위 중 대표적인 경우가 위조(Fabrication), 변조(Falsification), 표절(Plagiarism)이다.

1) **위조(Fabrication)** : 존재하지 않은 데이터나 연구결과를 허위로 만들어 이를 기록하거나 보고하는 것이다.
2) **변조(Falsification)** : 연구자료, 장비 또는 과정을 조작하거나 데이터나 연구결과를 변경하거나 생략하여 연구 기록이 진실에 부합하지 않게 하는 것이다.
3) **표절(Plagiarism)** : 정당한 권한 없이 타인의 아이디어, 과정, 결과 또는 기록을 도용하는 것이다. 예를 들면 출처 표시 없이 타인의 논문 내용을 인용하는 경우다.
4) **부당한 저자 표시** : 저자란 출판되는 연구에 실질적으로 지적 공헌을 한 사람을 말한다. 연구내용 또는 결과에 기여를 한 자에게 정당한 이유 없이 저자 자격을 부여하지 않거나, 과학적 · 기술적 공헌 또는 기여를 하지 않은 자에게 저자 자격을 부

여하는 것이다.

① **명예 저자**(honorary author) : 연구와 투고 과정에 거의 기여하지 않았지만 연구를 수행한 기관의 고위직(예를 들어, 학과장)에 있어 일반적으로 해당 논문 저자로 포함한다. 명예 저자들은 ICMJE(International Committee of Medical Journal Editors)의 "저자"의 첫 번째 정의를 충족하지 못하기 때문에, 저자로 포함되어서는 안된다. 그럼에도 문화적인 이유 혹은 연구에 대한 사람들의 인식을 제고하기 위한 노력 때문에 아직까지 저자로 부여된다.

② **게스트 저자**(guest author) : 논문 게재 확률을 높이기 위해 저자로 포함되는 경우이다. 하지만 이 유형의 저자권은 더블 블라인드(double blind) 피어리뷰(peer review)에서는 아무런 영향을 주지 않는데, 이는 리뷰어(reviewer)들이 저자들의 이름을 확인할 수 없기 때문이다.

③ **기프트 저자**(gift author) : 논문 출판 수를 높일 목적으로 저자가 아닌 자를 '감사의 글' 등에 기재시켜 논문저자처럼 포함하는 것이다.

저자가 되기 위해서는 연구의 개념과 설계에 참여하고 자료수집과 해석을 담당해야 하며 발표 초안 작성에 참여하거나 지적 내용을 포함하는 수정작업에 참여하고 발표 최종본 승인에 참여하여야 한다(표 3-6).

표 3-6 저자됨(Authorship)

ICMJE(International Committee of Medical Journal Editors)의 "저자"

- **교신저자**(corresponding author) : 다른 저자들의 승인을 얻고 저널과의 연락을 담당하는 저자
- **제1저자** : 연구에 가장 큰 기여를 한 저자로 원고의 대부분을 집필하고 편집한 저자
- **공동저자**(co-author) : [1]개념, 설계, 수행, 데이터의 분석과 해석에 의미 있는 기여를 한 사람, [2]원고에서 지식적 부분의 초안 작성 및 수정에 참여한 사람, [3]원고 출판 전 최종적으로 승인한 사람, [4]원고의 전반적인 면을 설명할 수 있는 사람
- 석, 박사 학위논문의 경우 학위논문임 명시, 학위논문의 제1저자는 학위수여자

5) **부당한 중복게재** : 이전 연구결과와 동일 또는 유사한 저작물을 출처표시 없이 게재하는 것이다.

6) **연구부정행위에 대한 조사 방해 행위** : 본인 또는 타인의 부정행위에 대한 조사를

고의로 방해하거나 제보자에게 위해를 가하는 것이다.

7) 그 밖에 각 학문분야에서 허용하는 범위를 심각하게 벗어나는 것을 포함한다.

5. 기관연구윤리심의위원회(IRB)의 승인 받기

기관연구윤리심의위원회(Institutional Review Board, IRB)에서는 기관 내에서 수행하는 각종 연구의 계획서와 보고서를 검토하며 연구진행 여부를 결정하는 권위를 갖는다. 연구윤리 준수는 대중에 대한 사회적 책임이라고 할 수 있다.

1) 역할 및 권한

IRB는 피험자의 권리, 안전, 복지 보호를 목적으로 또는 취약한 환경에 있는 대상자가 연구에 참여하는 경우 그 이유가 타당한지 철저히 검토하여야 한다. 인간을 대상으로 하는 연구는 모든 연구의 진행 전에 IRB의 검토를 받고 승인을 받아 진행하도록 하고 있다.

IRB에서 검토해야 하는 사항은 다음과 같다.

- 연구대상자 동의서
- 연구대상자 보호 방법
- 자료의 수집, 분석, 보관에 관한 연구계획
- 연구설계 및 방법
- 연구책임자와 연구 구성원들의 자격
- 제출된 연구에 대한 전체적인 서술
- 관련규정 및 기관 정책을 올바르게 이행하는지 여부
- 추가 정보

IRB는 모든 연구대상자의 권익보호에 그 초점을 맞추고 있다. 이에 따라 승인 또는 시정승인, 보완, 반려를 하여 대상자를 위한 연구계획서를 수정하도록 할 수 있다.

추가적으로 연구계획서에 대한 심의뿐만 아니라 연구대상자의 동의를 받는 절차와 연구과정에 대한 모니터링을 하며, 연구 진행과정 중 변경에 대한 확인 및 관리를 하여 비윤리적으로 문제가 없는지 지속적으로 감시하는 역할을 한다.

또한 IRB에서 승인된 연구라 할지라도 연구과정에 대한 심각한 위반, 연구대상자의 심각한 피해를 초래하는 경우, IRB는 연구를 중지시킬 수 있으며, 문제가 해결될 때 까지 연구 진행을 보류시킬 수 있다.

IRB는 연구의 전반적인 과정을 감시하고 연구가 종료되면 보고서와 함께 연구와 관련된 문서를 3년간 보관하도록 하고 있다.

2) 연구윤리 필수교육

연구자는 생명윤리의 존엄성에 근거하여 연구를 수행함에 있어 연구대상자에 대한 최소한 위험과 최대의 이익을 지켜가며 연구를 수행할 수 있는 윤리교육 이수가 필수적이다.

연구의 종류에 따라 인간 대상, 인체 유래물, 기록 등에 따라 교육의 종류가 다소 차이는 있으나 가장 기본적으로 '인간 대상 및 인체 유래물연구 관련 연구자 교육'을 이수한다. 연구계획서를 심사하는 기관에 따라 국내임상시험관리규정(KGCP)이 포함된 이수증을 요청하는 경우도 있다.

국내에서는 '기관생명윤리위원회 정보포털(irb.or.kr)'을 통해 온라인 교육이 운영되고 있다. 소속된 기관의 연구자라면 회원 가입 시 기관을 검색하여 로그인한 후 교육진행이 가능하다.

질병보건통합관리시스템(https://is.cdc.go.kr/)에서는 교육시스템이나 소속된 기관이 없는 경우에 회원가입 및 인증서등록 후 교육시스템(https://edu.cdc.go.kr/) 권한을 요청하면 비용 없이 연구윤리교육을 이수할 수 있다(그림 3-1).

3) 제출필수 항목

IRB에 심의를 받기 위해서는 아래의 문서를 제출하여야 한다. 이러한 서식은 각 IRB 기관의 자료를 사용하여야 한다.

① 연구계획서

② 연구대상자 서면동의서 서식

③ 연구대상자에게 제공되는 서면정보(설명서)

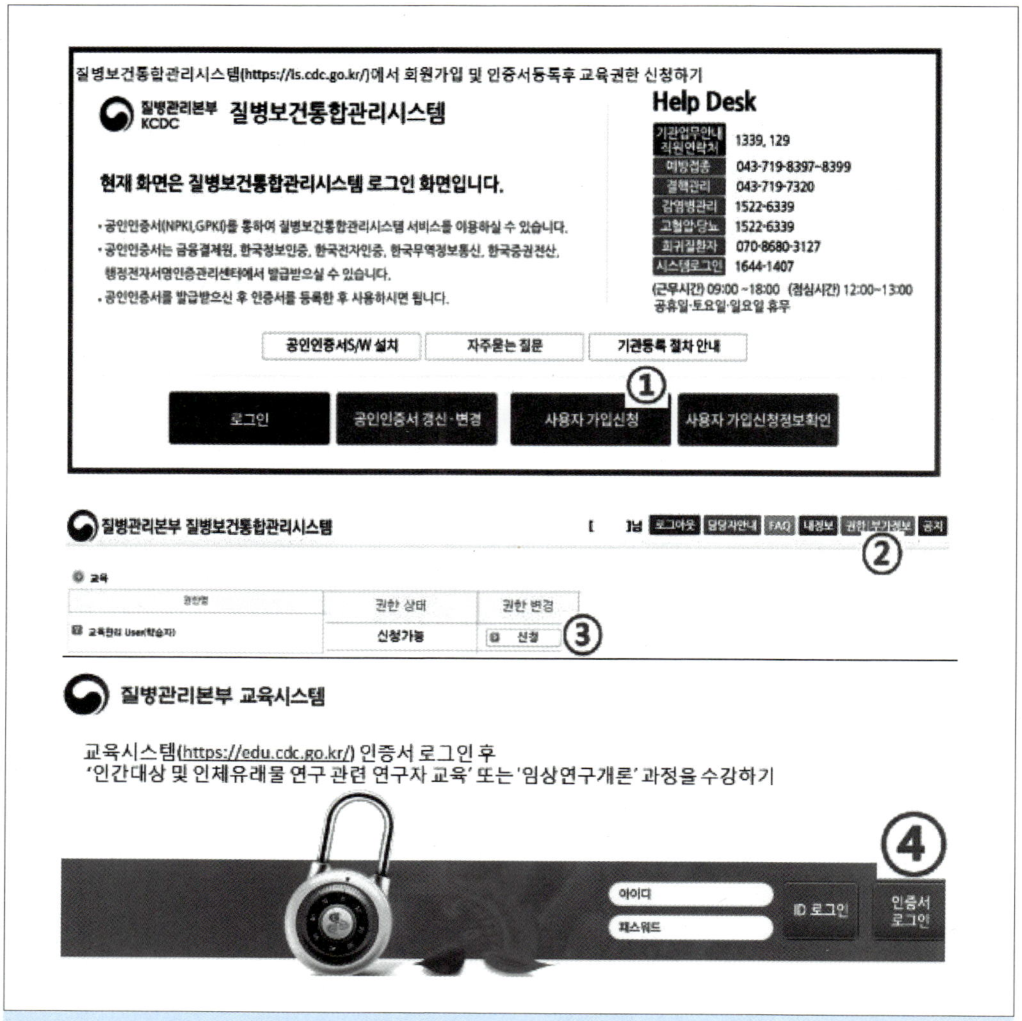

그림 3-1 질병관리본부 질병보건통합관리시스템

④ 연구자(임상시험자)자료집

⑤ 안전성정보

⑥ 연구대상자에게 제공되는 보상에 대한 정보

⑦ 연구책임자의 최근 이력 또는 기타 경력에 관한 문서(연구윤리교육 이수 포함)

⑧ 표준작업지침서 등 심사위원회의 임무 수행에 필요한 서류(연구계획서 요약본, 증례기록지, 동의면제 사유서, 연구대상자 모집공고문, 이해상충서약서 등)

4) 설명문과 동의서 작성하기

모든 연구는 대상자의 사전 동의 이후에 실시되어야 한다. 기본적으로 대상자가 이해할 수 있는 수준이어야 하며, 충분한 정보가 제공되어야 하고, 이러한 정보에 근거하여 자발적으로 참여를 결정할 수 있어야 한다. 대상자가 이해할 수 있을 정도의 수준은 초등학교 6학년에서 중학교 2학년의 수준에서 이해할 수 있는 언어로 서술되어야 하며, 전문용어나 약어 등 의학용어 사용을 자제하고 대상자의 특성을 우선적으로 고려하여야 한다.

연구자는 반드시 다음의 내용을 포함하는 충분한 정보를 연구동의서(또는 연구 설명문)에 제시하여 동의를 받고 연구를 시작해야 한다.

(1) 연구의 목적, 연구 참여 기간, 연구절차 및 방법

연구에 대한 제목과 함께 연구 배경 및 목적에 대하여 간단히 기술한다. 연구 참여 대상자 수, 대상자를 선정하는 기준과 대상자에서 제외되는 기준을 명시한다.

연구진행 기간, 면담 장소와 시간, 프로그램 등에 대한 참여 방법, 설문조사 등에 대한 기입방법과 소요시간 등을 명확하게 알 수 있도록 설명한다.

(2) 예상할 수 있는 위험이나 불편감의 설명

연구에 대한 참여시 최소한의 위험이나 불편감에 대하여 미리 설명하고 동의를 구하여야 한다.

(3) 연구참여로 예상되는 위험 및 이익

대상자가 참여하는데 있어 직접적인 이득이 있는지 설명해야 한다. 직접적인 이득이 없는 경우에는 대상자가 연구 참여로 얻을 수 있는 지식증진과 같은 유익성에 대한 설명을 기입한다.

(4) 대상자의 개인정보에 관한 사항 및 기록에 대한 비밀 보장

연구대상자에게 개인정보 수집시에는 개인정보보호법에 따라 수집된 정보가 몇 년간 보관되며 보관 시에는 잠금장치가 있는 곳에 보관되고 대상자의 이름은 이니셜(initial) 또는 기호로 작성되어 개인의 식별정보는 비밀 보장할 것에 대해 확인할 수 있도록 해야 한다.

또한, 이 연구에서 얻어진 개인정보는 학술적 목적 이외에는 공개되지 않도록 할 것이며 연구가 종료된 후에도 3년간 보관되며 보존 기관이 끝나면 폐기하게 된다는 설명을 해야 한다.

(5) 대상자에게 이로울 수 있는 대안적인 처치과정이나 절차

연구 중 대상자에게 도움이 되는 처치와 반대로 동일한 처치가 아닌 대조군에 대한 배려도 함께 요구되기도 한다.

(6) 연구 도중 발생하는 손상에 대한 가능한 처치 설명

연구 도중 발생하는 여러 문제로 간혹, 연구비 지원기관이 있는 경우에는 연구 참여 대상자를 지원하기 위한 보험에 가입하기도 하며, 그렇지 않을 경우에는 발생할 수 있는 문제에 대한 대처방법에 대해서도 설명이 되어 있어야 한다. 예로 들면 예민한 연구 주제에 대해 심층면담을 해야 하는 연구의 경우, 대상자가 심리적으로 불안정할 수 있기 때문에 심리치료사나 상담사 등을 연계하기도 한다.

(7) 연구 도중 언제라도 자유롭게 참여를 중단할 수 있다는 철회에 대한 설명

연구 참여시 자발적으로 참여함과 동시에 연구 참여를 거부하거나 연구 도중 언제라도 참여를 포기할 수 있다는 사실이 기술되어야 한다. 참여의 중지시라도 이미 수집된 정보에 대한 처리방법도 함께 명시한다.

(8) 그 밖에 위원회가 필요하다고 인정하는 사항

기관생명윤리위원회의 심의를 거쳐 진행하는 연구로 연구대상자가 정보를 요청시 필요한 IRB 및 연구자의 연락처를 기입한다. 그리고 동의서에 연구자의 법정대리인 등의 서명란을 기입하여 동의를 하도록 한다.

5) 심의의 종류

IRB 심의는 방법에 따라 정규심의(Convened IRB meeting)와 신속심의(Expedited review)로 구분한다. 정규심의는 정해진 회의 일정에 따라 정족수를 갖추고 심의하는 것으로 모든 심의는 본래 정규심의를 원칙으로 한다.

신속심의는 연구대상자에게 최소위험 이하의 안건이나 승인된 연구의 사소한 변경 등 특정 범주에 속하는 안건에 대하여 정규심의 일정 이전에라도 위원장이나 전문가 등 심의 경험이 풍부한 위원이 심의하도록 할 수 있다. 신속심의 대상으로는 신규과제, 계획변경, 중간보고, 기타보고 중 일부, 시정승인 답변/이의 신청, 안전성 보고, 종료보고 그리고 연구 취하 등이 있다. 심의방법은 각 기관위원회의 규정에 따라 다를 수 있다.

또한 생명윤리법에 따른 구성 및 운영요건을 갖춘 기관위원회의 정규 심의를 받지 않아도 된다는 의미로 심의면제가 있기는 하나, 기관마다 그 구체적인 연구계획서에 따라 면밀한 검토가 필요하다. 따라서 심의면제를 확인 받으려면, 해당 기관의 기관위원회로부터 확인할 수 있다.

심의면제 대상은 생명윤리법상 인간대상연구라고 할지라도, 각 기관위원회는 법 제15조 제2항 내지 시행규칙 제13조에 따라 연구대상자 및 공공에 미치는 위험이 미미한 경우에 한하여 심의면제를 확인해줄 수 있다. IRB의 심의 흐름도는 다음과 같다(그림 3-2).

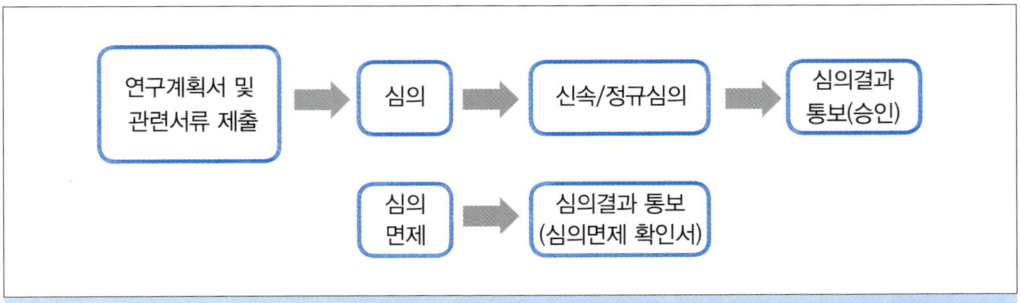

그림 3-2 IRB의 심의 흐름도

자율학습 문제

1. 뉘른베르크 강령에서 강조하고 있는 것은 무엇인가?

2. ______________는 사람을 대상으로 하는 모든 연구에 대해 윤리적 기준이 되는 보고서로 인간 존중(Respect form person), 선행(Beneficent), 정의(Justice) 3원칙을 규정하고 있다.

3. 인간을 대상으로 한 연구에서 연구대상자에게 연구 참여에 대한 선택권을 주는 원리로, 연구자가 연구대상자에게 연구목적, 연구의 절차, 연구의 위험과 이득을 충분히 설명하여야 하는 윤리적 보호 방법은?

4. 연구 부정행위 중 데이터나 연구결과를 연구자가 자료에 근거하지 않고 임의로 변경하거나 생략하여 연구결과가 진실에 부합하지 않게 하는 것은 ________ 이다.

정답

1. 피험자의 자발적 동의 2. 벨몬트 보고서 3. 사전 동의(Informed consent)
4. 변조

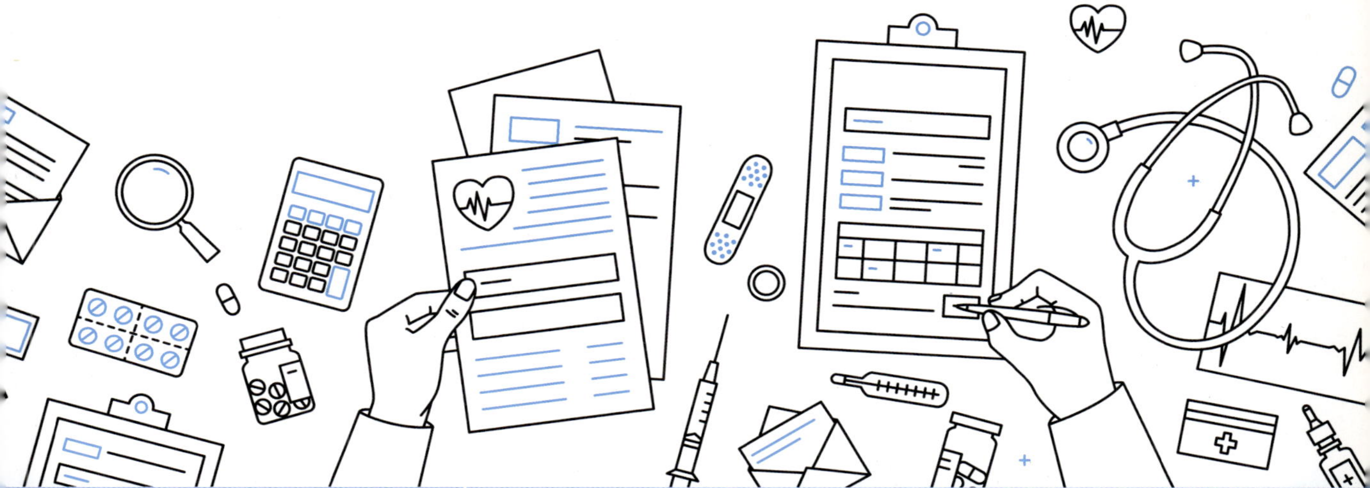

04 연구보고서 서론

1. 서론
2. 이론적 틀

제 4 장

연구보고서 서론

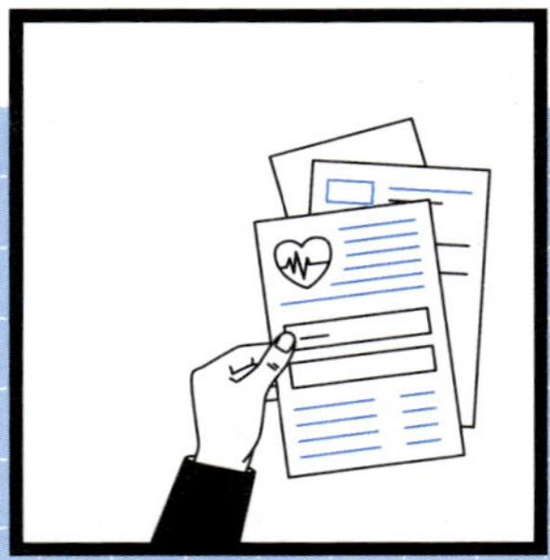

학습목표

1. 연구의 필요성을 설명할 수 있다.
2. 연구의 목적을 설명할 수 있다.
3. 이론적 틀을 설명할 수 있다.

주요용어

- 문헌고찰(literature review)
- 가설(hypotheses)
- 이론적 틀(theoretical framework)
- 귀무가설(null hypotheses)

연구를 시작하기 위해서 제일 먼저 생각해야 할 부분은 '무엇이 궁금한지'를 확인하는 단계이다. 이것은 인간의 알고자 하는 궁금증 또는 호기심과 관련이 있다. '무엇이, 왜 문제가 되는지' 아니면 '그 문제가 정말 맞는지'를 확인해 보는 것이 연구의 시작이다. 궁금증과 호기심이 연구를 위한 중요한 동기 부여가 된다. 그러나 연구를 시행하기 전 연구 수행이 가능한 가를 따져보는 것 또한 중요하다. 아무리 궁금증 또는 호기심과 함께 뜨거운 연구에 대한 열정이 있다고 하더라도 연구를 위한 충분한 시간과 협조가 부족할 수 있다. 또한, 연구분야에 대한 경험이나 지식이 미비하다면 연구 수행에 많은 난관이 예상되므로 연구를 수행함이 적합한 지를 신중하게 확인해야 한다. 그러므로 연구를 수행하기 위해 연구자 스스로가 시간, 돈, 대상자 모집, 윤리적 고려, 시설과 장비, 연구자의 능력, 연구 실행가능성 등을 고려해야 한다.

1. 서론

다음은 연구의 서론부분을 알아본다. 서론은 연구 시작을 나타내는 부분이다. 서론은 아래와 같은 질문에 해당하는 내용을 포함하고 있다(APA, 2009; Portney & Watkins, 2000).

- 연구주제가 무엇인가?
- 연구주제가 어떠한 상황과 배경을 가지고 있는가?
- 연구주제에 대해 특이한 사실들은 없었는가?
- 연구주제와 관련된 현상과 주요 변수들은 무엇인가?
- 이전 관련 연구들의 결과들은 어떠했는가?
- 연구의 필요성은 무엇인가?
- 연구의 목적과 의도는 무엇인가?
- 연구가설 또는 연구문제들은 무엇인가?
- 연구를 위한 이론적 및 개념적 틀은 무엇인가?

그러므로 연구의 서론부분은 연구의 주제가 무엇인지를 설명하는 것이며 연구의 필요성을 포함하고 있다. 연구의 필요성은 연구의 중요성, 연구 배경, 문제 진술을 분명하고 간결하게 표현되어야 한다. 다시 말해서 연구의 필요성은 (1) 특정한 대상자를 위한 관심영역을 규명하고, (2) 문제의 중요성을 나타내고, (3) 문제의 배경을 제시하고, (4) 문제 진술에서 부가적인 연구가 필요함을 나타낸다. 만약 선택한 연구주제에 대한 내용이 거의 알려져 있지 않으면 연구자는 서술연구로 시작하여 그 다음 실험 연구나 유사 실험연구를 진행함이 적합할 것이다. 특히 간호연구에서 연구 필요성을 기술할 때 (1) 간호실무에 미치는 영향, (2) 연구의 구축, (3) 이론 검정 또는 개발 촉진, (4) 간호에서 현재의 관심이나 우선순위를 기술함이 적합할 것이다. 간호실무에서 필요한 지식을 생성하기 위해 연구의 중요성이 분명하게 서술되어야 하며 연구주제 설명과 함께 연구의 필요한 기본적인 지식과 관심 영역을 명확하게 기술해야 한다.

1) 연구의 필요성

연구를 위해 먼저 구체적인 주제가 선정되어야 한다. 그 주제는 연구자의 관심과 경험에서 시작된다. 전혀 알려지지 않은 부분들, 지속적인 논쟁을 가지고 있는 부분들, 또는 알려졌지만 명확하지 않는 부분들을 연구주제로 선정한다(Portney & Watkins, 2000). 연구주제는 연구의 가장 중요한 아이디어를 명확하면서 간결하게 표현해야 한다(Polit & Beck, 2017). 연구주제는 연구문제와 직접적으로 관련이 있다. 때로는 연구주제를 통해 연구문제들을 예상하기도 한다. 주제선정과 함께 연구자는 연구의 유형을 확인해야 한다. 간호학에서 연구주제는 직접적이며 다양한 환경과 다양한 연령의 개인, 가족, 그룹 및 지역사회의 건강 문제들과 간접적이지만 근본적인 인간 건강 문제들로 나누어 질 수 있다. 간호연구의 주제는 일상의 간호현장에서 선택되는 경우가 흔하다.

연구주제 확인 후 주제와 관련된 다른 자료 및 연구결과들을 확인해보는 것이 필요하다. 기존 연구자료의 결과를 토대로 연구주제와 내용을 재확인하면서 연구 필요성을 강조할 수 있기 때문이다. 그것은 다음 단계인 연구문제를 이끌어 내는데 큰 도움이 된다. 그러므로 연구자는 연구의 필요성 확인을 위해 스스로에게 다음과 같은 질문을 던져본다.

- 계획한 연구가 정말로 중요하며 의미가 있는가?
- 계획한 연구의 결과들은 어떻게 실질적으로 활용할 수 있는가?
- 계획한 연구의 결과들은 관련 다른 연구들을 위해 유용한가?
- 계획한 연구의 결과들이 지식 및 임상기술의 발전에 영향을 미치는가?

이와 같은 질문에 연구자는 적합한 답을 찾아야 하며 만약 답이 '아니다' 이거나 '회의적'이라면 연구의 수정이 필요하다. 연구의 필요성은 결국 연구를 해야 하는 이유를 명확하게 제시하면서 연구의 중요성을 강조하고 그로 인해 연구논문을 읽는 독자들은 연구에 대한 흥미를 가지게 되는 것이다.

2) 연구문제

연구의 필요성을 기술하였다면, 다음은 연구문제를 구체화하는 단계이다. 연구문제는 폭넓은 생각에서 시작하여 지속적인 생각 과정을 통해 구체적인 문제로 좁혀져 나가게 되며 그 연구문제의 확인 단계 속에서 연구설계와 방법이 발견된다(Portney & Watkins, 2000). 그러므로 연구문제가 발견된다면 주저하지 말고 기록하여 남겨두는 것이 좋다. 연구문제들의 영역을 정하여 가능한 수준으로 연구문제의 영역을 좁혀 나가야 한다. 이 때 필요한 작업이 문헌고찰(Literature Review) 및 동료들과의 토론이다. 문헌고찰과 토론을 통하여 선행 연구자들의 연구과정을 확인하며 선행 연구에서 발견된 결과들을 정리하여 구체적인 연구문제로 좁혀나갈 수 있다. 모호한 연구문제는 연구진행과 결과의 해석을 어렵게 만든다. 즉, 발달된 연구문제가 좋은 연구를 만들어 낸다(Polit & Beck, 2017).

연구문제는 때때로 연구목적과 직접적으로 관련되어 있어서 연구목적의 서술을 인용하기도 한다. 예를 들어 한 연구에서 '산후 우울 상승 요소들과 저소득 산모들 간의 상관관계를 확인하고자 한다' 함이 연구목적이라고 가정하자. 그렇다면, '산후 우울 상승 요소들과 저소득 산모들간의 상관관계는 무엇인가?' 라는 것이 연구문제가 될 수 있다. 연구문제는 주로 질문 형태로 간단하면서 명확하게 서술한다. 각각의 연구문제 문장이 단지 하나의 연구문제를 포함하여 그것에 대한 답을 찾고자 한다면 더욱 효과적일 것이다. 대부분 연구는 한 개 이상의 연구문제를 포함한다. 긴 연구문제 문장보다는 간략하게 분리하여 여러 문장으로 서술함이 적합하다. 간혹 연구목적의 서술을 생략하고 연구문제만 포함하는 경우도 있다.

다음은 연구문제 문장을 어떻게 만들어 내는지를 알아보자. 특히 양적 연구에서 연구문제 서술은 연구집단의 연구 변수들 간의 관계를 서술하여 어떤 상황이 나올지에 대한 의문을 이용하여 나타낸다. 양적 연구문제 문장을 만들기를 위해 다음의 예시를 활용해 본다(Polit & Beck, 2017).

① **중재(Treatment) 또는 치료법이 포함된 양적 연구의 연구문제** : 연구집단 속에서 어떤 중재나 치료법(간접 변수)이 어떻게 질병상태(직접 변수)에 영향을 미치는가?; In sample, what is the effect of Independent Variable(IV; intervention or treatment) on Direct Variable(DV)?

② **질병 진행과정 및 예후(Prognosis)를 포함한 양적 연구의 연구문제** : 연구집단에서 어떤 질병/상태(간접 변수)가 질병상태(직접 변수)의 위험요소를 증가하는가?; In sample, does Independent Variable(IV; disease or condition) affect or increase risk for Direct Variable(DV)?

③ **인과관계(Causation)를 포함한 양적 연구의 연구문제** : 연구집단에서 어떤 상황이 간접변수의 문제를 상승시키는 요소가 되는가? ; In sample, does Independent Variable(IV; exposure or characteristics) cause or increase risk for Direct Variable(DV)?

그러므로 연구자는 연구문제 속에서 연구 변수와 변수들 간의 관계를 확인할 수 있다.

다음은 질적 연구에서 연구문제를 알아보겠다. 양적 연구와 달리 질적 연구는 연구대상의 특정 현상이나 연구대상의 관심에 대한 연구결과들을 포함하고 있다. 연구질문은 질적 연구의 방법에 따라 연구질문이 달라 다양하다. 즉 거대이론(Grand Theory)에서는 과정을 물어보는 질문이 연구문제로 선택되는 반면, 현상학 연구(Phenomenological Research)는 현상에 대한 인간의 인식이 질문으로 포함된다. 또한 다양한 환경 속에서 인간의 생활과 행동을 관찰하는 민족지학적 연구(Ethnographic Research)에서는 '다국적 기업의 매니저의 작업환경은 어떠한가?' 가 연구문제가 된다. 연구대상자들의 경험을 그대로 순수하게 언어적 개념으로 받아들이는 내러티브 연구(Narrative Research)에서는 '학교 간호사들은 리더쉽 개발의 프로그램을 어떠한 의미로 받아들이고 있는가?' 를 연구문제로 생각해 볼 수 있다.

양적 연구에서 연구문제는 연구과정 속에서 어디에 초점을 두고 있느냐에 따라 연구방법과 연구문제들이 결정된다. 그러나 양적 연구 특성상 연구문제는 연구 방법 틀 안에 제한되어 있지 않고 자유롭게 표현하기도 한다.

그러므로 연구문제란 연구하는 과정에서 단순하게 문제가 무엇인지를 표현함과 동시에 무엇이 진정으로 연구를 통해 바뀌져야 하는지를 나타내고 있다. 또한, 연구문제를 통해 무엇이 아직까지도 이해가 되지 않고 있는지를 알 수 있다. 즉, 연구문제의 서술은 다음과 같은 내용을 포함한다;

- 연구주제에 관련하여 지금 현 상황에서 진정 무엇이 문제가 되고 있는지를 서술한다.
- 발견된 문제가 얼마나 심각하며 얼마나 사람들에게 영향을 미치고 있는지를 서술한다.

- 연구문제의 본질을 확인한다.
- 문제해결을 위한 미비한 정보가 무엇인지 확인한다.
- 문제해결을 위해 어떠한 노력이 요구되며 효과적인 해결방안은 무엇인지를 제시한다.

연구문제 작성 시 처음은 위와 같은 내용을 생각하며 장문의 서술식 표현을 사용한다. 그리고 문헌검토에서 발견된 자료를 이용하여 문제 해결방안을 인식하며 연구문제 수정과정을 수행한다. 여러 번의 수정 과정을 통해 명확한 문장으로 연구문제 서술을 다듬어 간다. 연구문제 서술 부분에서는 연구주제의 중요한 부분을 명시하며 어떤 상황과 기간을 거쳐 어떤 결과가 예상될 것인지는 생각하여 서술함이 필요하다. 또한 이런 연구문제 서술 부분이 다듬어져가는 과정에서 연구자는 또 다른 차기 관련연구를 구상할 수 있는 아이디어를 가지게 된다. 연구문제 서술을 위해 문헌검토가 반드시 필요하며 문헌검토의 자료들은 연구문제를 설득력 있게 주장할 수 있는 중요한 근거가 된다.

그러므로 연구목적은 연구과정의 방향을 제시하며 연구에서의 변수, 개념, 모집단을 뚜렷하게 나타낸다. 모호한 질문에 답하기 어렵듯이 구체적이고 분명한 연구목적 서술이 절대적으로 필요하다. 더 나아가 연구목적은 연구방법, 연구설계, 자료수집 방법, 자료분석 방법, 논의 및 결론에 까지 영향을 미친다.

3) 연구목적

연구목적이란 연구의 목표나 초점에 대한 분명하고 간결한 진술을 말한다. 그래서 연구문제를 바탕으로 연구를 통해 알고자 하는 구체적인 목적을 명확하고 간결하게 기술하는 것이다. 연구주제는 제목만 보아도 어떤 연구인지 대략적인 그림이 그려질 수 있도록 대상자, 독립변수, 종속변수를 포함하여 서술해야 한다. 좋은 연구문제는 이론적 및 임상적 의의가 있는 주제여야 하며 연구주제 선정과 연구문제의 기술, 연구문제의 출처, 연구문제의 선정과정 및 연구문제의 평가방법을 포함하도록 한다. 연구목적은 논문에서 쉽게 발견할 수 있다. 연구문제 서술에서 연구의 주제와 연구문제의 심각성, 연구 필요성을 설명 후 연구의 궁극적 목적을 구체적으로 나열한다. 대체적으로 연구자들은 연구논문에서 '연구목적은 다음과 같다'라는 문장을 인용하여 연구목적을 나타낸다.

지금까지 기술한 내용의 예시를 아래의 논문에서 확인하기 바란다.

임상실습에서 간호대학생이 인식하는 무례함이 비판적 사고에 미치는 영향

서론

간호학은 이론교육을 기반으로 임상현장에서 실제적으로 적용할 수 있는 임상실습을 통해 실무능력을 함양시키고 있다. 간호대학생에게 임상실습은 전문가적인 지식과 기술로 자신이 병원에서 간호사로서 일을 할 수 있을 것인가에 대한 가능성을 경험하는 매우 중요한 과정이다(Brammer, 2006). 그러나 임상실습과 관련하여 많은 간호학생은 이론과 실습의 차이로 인한 혼돈, 단순한 술기 반복, 지식 및 경험부족, 자신감 결여 등의 스트레스를 경험하고 있다(Wallace, Bourke, Tormoehlen. & Poe-Greskamp, 2015). 또한 권위적이고 무례한 의료인의 모습은 간호학생에게 신체적 문제뿐만 아니라 불안, 긴장, 좌절감, 우울 등 정신건강에도 영향을 미친다(Babenko-Mould & Lashinger, 2014).

임상은 스트레스와 긴장도가 높은 환경으로 힘겨운 업무, 의료 환경 내의 다양한 구성원들과 상호작용 속에서 무례함에 노출되기 쉬운 환경이다(Bronner, Peretz, & Ehrenfeld, 2003). 이러한 임상현장에서 근무하는 직원은 물론 임상실습을 하는 학생들이 무례함을 경험하고 있는 것으로 보고되고 있다(Curtis, Bowen & Reid, 2007; Thomas & Burk, 2009). 무례함이란 타인에게 해를 입히려는 의도는 분명하지 않으나, 상호 존중해야 하는 조직 내의 규범을 위반하는 낮은 강도의 일탈된 행동으로 타인에 대한 존중이 부족한 무례한 말, 경솔한 행동, 부정적인 몸짓이 드러내는 행동이라고 정의하고 있다(Anthony & Yastik, 2011; Babenko-Mould & Laschinger, 2014). 간호대학생이 임상실습에서 경험한 무례함은 간호사의 무시나 무관심, 불쾌한 표정, 비꼬는 행동, 귀찮아하는 표정 등과 같은 행동이었다(Curtis, Bowen & Reid, 2007; Thomas & Burk, 2009; Hong, Kim & Son, 2016). 이러한 간호학생이 경험한 무례함은 조직몰입, 직무만족에 영향을 미치며[8], 간호전문직관 형성에 부정적인 영향으로 작용하여 앞으로 간호사로서의 삶에 많은 영향을 주게 된다고 하였다(Prato, 2013).

간호대학생이 임상실습 중 경험한 무례함은 스트레스를 높이고(Anthony, Yastik, & MacDonald, 2014) 무력감을 느끼며(Anthony, 2011; Lasiter, Marchiondo, & Marchiondo, 2017), 정서적 소진을 초래(Hong, Kim & Son, 2016) 하고 있다. 따라서 무례함은 대학생의 학업 및 자기 효능감(Jeon & Oh, 2017)을 비롯하여 향후 간호사로서의 직무소진과 이직의도 등 역량에도 부정적인 영향(Ruman & Gustavsson, 2012)을 줄 수 있으므로 임상실습교육과정에서 고려되어야 할 문제이다.

한편, 임상실습 수행의 개선을 위한 방법으로 비판적 사고가 선행연구에서 논의되었다(Distler, 2007). 비판적 사고는 실무환경 안에서 사상, 가정, 원리, 신념, 행위를 검증하는데 사용하는 합리적이고 반성적인 추론과정으로, 간호실무에서 전문직 책임과 질적 간호 수행에 필수적인 요소로 여기지고 있다(Brunt, 2005). 미국간호연맹 평가위원회(National League for Nursing Accrediting Commission, NLNAC) 및 한국간호교육평가원에서도 비판적 사고 능력을 간호교육의 중요한 목표로 제시하여 간호대학생이 교육과정을 통해 습득해야 할 중요한 필수요소로 보고 있다.

복합적이고 다양한 상황이 발생하는 보건의료 환경에 대처하기 위해서는 간호사의 비판적 사고는 중요한 요소가 되므로, 간호대학생들의 비판적 사고력을 촉진할 수 있는 학습과 전략 개발이 필요할 것으로 본다. 비판적 사고와 임상실습 수행능력은 상관관계가 있었고, 특히 대인관계 능력이나 의사소통, 갈등이 임상실습 수행능력에 영향을 미치는 스트레스 요인이었다(Kim, Jang, Park & Song, 2011). 대인관계, 의사소통, 갈등과 같은 인간관계와 관련된 요소들이 비판적 사고와 관련이 있는 임상실습 수행능력에 영향을 미치는 것을 볼 때, 무례함도 인간관계에서 발생하는 요소로 간호대학생들이 임상실습에서 인식하는 무례함은 무엇이며, 그 정도는 어떠한지 확인해 볼 필요가 있다.

간호대학생이 임상실습에서 경험하는 무례함은 학생의 입장에서는 학점과 연결되어 있고, 임상실습을 마치기 위해 참아야 하는 문제로(Curtis & Bowen, 2007). 무례함과 관련된 연구는 스트레스, 소진(Anthony, 2011; Hong, Kim & Son, 2016; Jeon & Oh, 2017) 등 이었다. 그러나 무례함을 인지한 경우 합리적이고 반성적인 비판적 사고에 어떠한 영향을 주는지 파악할 필요가 있다고 판단된다. 이에 임상실습에서 간호대학생들이 인식하는 무례함과 무례함이 비판적 사고에 미치는 영향 요인을 확인하여 합리적인 교수학습 전략 및 교육과정 개발에 근거자료를 마련하고자 한다.

연구목적

본 연구의 목적은 간호대학생이 인식하는 무례함이 비판적 사고에 미치는 영향을 파악하기 위함이며, 구체적인 목적은 다음과 같다.

1. 간호대학생이 인식하는 무례함의 정도를 파악한다.
2. 간호대학생이 인식하는 무례함과 비판적 사고와의 관계를 파악한다.
3. 간호대학생이 인식하는 무례함이 비판적 사고에 미치는 영향을 파악한다.

4) 가설(Hypotheses)

다음은 연구가설을 생각해 본다. 연구가설이란 연구변수들 간의 관계들을 기술한 것이다. 연구문제는 변수들 간의 관계에 대한 질문을 포함하고 있다면 연구가설은 변수들 간의 예상되는 관계를 자세히 서술한 것을 말한다. 예를 들어 연구문제가 '임신 중독증은 임신 중 스트레스 요인과 관련이 있는가?'라고 한다면 연구가설은 임심 중 스트레스 발생률이 높은 여성은 스트레스 발생률이 낮은 여성보다 임신 중독증을 경험할 가능성이 더 높을 것이다(Pilot & Beck, 2017). 연구가설은 단순한 상황을 기술하는 서술적 연구에서는 필요하지 않으며 연구집단 사이 통계학적 결과를 비교 분석할 때 주로 사용된다. 그러므로 비교분석 실험 연구설계에서 연구문제는 대부분 하나 이상의 구체적인 연구가설이 요구된다(Hulley, et al., 2001). 연구가설 종류에 대해 Banerjee 외 저자들은(2009) 아래와 같이 정리하였다.

(1) 귀무가설과 대립가설(Null and Alternative Hypothesis)

귀무가설(Null Hypothesis)이란 예측 변수들과 결과 변수들 간에 아무런 관계가 없음을 나타내는 것이다. 귀무가설은 연구에서 중요한 통계학적 유의성을 검증하는 통계적이며 기본적인 가설이다. 반면 대립가설(Alternative Hypothesis)은 귀무가설 이외의 가설이자 귀무가설과 반대되는 가설을 의미한다. 만약 연구에서 특히 양적 연구(Quantitative Research)에서 귀무가설이 받아들여지지 않는다면 대립가설이 사용될 수 있다. 그러나 결정적으로 대립가설은 직접적이며 독단적인 통계학적 분석은 쉽지 않다. 즉 양적 연구는 귀무가설을 기각, 무효화 또는 반증하는 일련의 과정을 수행하는 것을 포함하고 있다. 귀무가설의 예는 다음과 같다: "예술대학 학생들이 일반인들보다 왼손잡이가 많을 가능성은 없다." 반면 대립가설의 예는 다음과 같다: " 예술대학 학생들이 일반인들보다 왼손잡이가 많을 가능성이 높다."

(2) 단측가설과 양측가설(One and Two Tailed Alternative Hypothesis)

이 가설들은 예측 변수들과 결과 변수들 간의 관계의 방향성을 구체적으로 나타낸다. 예를 들어 단측가설(One Tailed Hypothesis)은 "자살을 시도한 환자들은 다른 대조군 환자들보다 신경안정제 사용률이 높을 것이다." 반면 양측가설(Two Tailed Hypothesis)은 "자살을 시도한 환자들은 신경안정제 사용률이 다른 대조군 환자들보다 높거나 낮을 것이다". 그러므로 이렇게 다른 두 가지의 다른 방향을 나타내고 있는 가설을 양측가설(Two Tailed Hypothesis)이라고 한다.

2. 이론적 틀(Theoretical Framework)

20세기 초 간호는 학문에서나 의료 전문직업에 있어서 제대로 된 인식과 대접을 받지 못했다; 그러나 21세기 들어오면서 간호의 학문적 또는 전문 의료 행위적 성취를 통해 간호의 인식은 크게 향상되었다(Alligood, 2018). 간호 역사 속에서 전문 간호의 이해는 어떤 것이며 어떻게 성취되었을까? 전문 간호란 무엇인가? 간호를 간단하게 정의 개념화 하기란 쉽지 않다. 여러 정의 및 개념 중 간호란 인간을 돌보는 예술이며 과학임을 빼놓을 수 없다. 또한 간호는 인간 존엄성에 대한 근본적인 존중과 환자의 필요에 대한 직관을 가지고 엄격한 교육을 통해 직업의 광범위한 전문성과 복잡한 기술을 수행하여 환자의 최적의 건강상태를 유지 증진함을 추구하는 행위 학문이다(ANA, n.d).

근대 간호행위 시작은 나이팅게일로부터 개척되었다. 나이팅게일은 추상적인 감각이 아닌 자료수집과 자료분석의 결과들을 토대로 이루어진 간호행위들의 중요성을 강조하였으며 간호교육 및 의료현장의 간호의 개념을 구축하기 시작했다. 그것은 간호가 학문적으로 그리고 전문 의료인의 파트너로서 어떤 위치에 서야 하며 어떤 역할을 해야 하는지에 대한 고민을 시작하는 계기를 마련한 것이다. 즉, 간호의 독창적이면서 창조적인 사람들의 건강을 위한 전문적 의료 지식과 행위들의 학문적 영역에 대한 타당한 근거를 제시해야 하는 상황이 도래한 것이다. 그러므로 간호를 이해한다는 것은 간호의 역사와 함께 간호가 어떤 지식 체계로 이루어졌는가를 확인하는 과정이다.

간호 지식은 체계적이며 전문적 간호행위를 수행하기 위한 근본적 기반이 된다. 간호는 환자 중심 간호(Patient-centered Care)를 지향한다. 그러나 환자의 상황은 매우 다양하다. 환자의 처해진 상황에 따라 간호행위들은 모두 다르다. 다시 말해서 같은 질병을 가진 환자라 할지라도 각각의 상황으로 인해 간호행위와 접근 방식이 모두 다를 수 있다는 것이다. 환자의 다양한 상황을 고려한 돌봄 행위의 방대하며 추상적인 지식을 구체적인 틀에 맞추어 체계적으로 이해하는 과정을 통해 이론이 발견되며 발전한다. 그리고 이로 인해 다양한 상황들이 잠정적, 목적적, 체계적 견해로 재해석되면서 간호 지식 발전에 큰 영향을 미친다(Chinn & Kramer, 2015).

이론은 다양한 상황을 이해함을 위한 지식을 제공함과 동시에 연구를 위한 중요한 틀(Framework)이 되며 지침서(Guideline)가 된다. 이론적 틀은 연구의 상황을 체계적으로 접근하며 어떻게 연구를 설계하는 것이 적합한 방법인지를 파악하게 된다. 그러므로 이론은 간호실무의 지식을 제공하며 간호사에게 올바른 간호행위 결정을 내리는 근거를 제공하며 나아가 이론은 간호사가 임상에서 환자 치료를 평가하고 결과 평가에 대한 기본 간호 개입을 수정 및 발전하는데 도움이 된다(Fawcett, 2005).

연구에 있어서 개념적 틀(Conceptual Framework)과 이론적 틀(Theoretical Framework)이 종종 같은 의미로 사용되는 경우가 있다; 이 두 틀은 연구문제를 이해하고 연구의 개발, 수집 및 분석을 안내하는 데 사용되고 있다(Walker & Avant, 2011). 그러나 엄밀히 말하자면 이 둘은 서로 다른 특징들을 가지고 있다. 개념적 틀(Conceptual Framework)은 발견된 개념들간의 공통부분을 연결한 이론 보다 단순한 형식을 이용하여 현상을 설명한다(Polit & Beck, 2000). 또한 개념적 틀(Conceptual Framework)은 주요 관련 개념들을 논리적으로 나열한 것을 말하며 주로 임상이나 교육 현장에서 복잡한 상황의 여러 다른 측면을 설명하기 위해 사용하고 있다(Chinn & Kramer, 2015). 개념적 틀은 관심있는 현상에 대한 광범위한 이해를 제시하고 개념들의 범주를 구분하는데 용이하다(Polit & Beck, 2000). 그러나 개념적 틀은 개념들 간의 단순 연결 구조형식이므로 개념간의 구체적인 관계를 주장하며 설명하거나 제언을 하기란 쉽지 않다. 다음은 이론적 틀에 대해 자세히 알아보자.

1) 이론적 틀(Theoretical Framework)

연구에 있어서 이론적 틀이란 현상과 관련된 이론을 찾아서 그 이론에서 말하는 개념과 이론적 조작적 정의를 확인하므로 연구문제와 연구 변수들을 구분 선택하는 것이다. 이론적 틀은 구조화된 비판적 가정을 이용하여 현상 또는 상황을 설명하고, 예측할 수 있도록 도와주는 지식의 구조체이다(Chinn & Kramer, 2015; Fawcett, 2005). 즉 연구자는 이론을 직관적으로 바라봄으로써 연구설계를 할 수 있게 되는 것이다. 이론이란 어떤 현상이나 상황을 설명하고 이해하기 위해 기존에 존재하는 또는 새로 발견된 개념들(Concepts) 간의 관계설명을 통해 선택한 현상이나 상황을 설명하는 체계적 생각이나 견해를 말한다(Hardin, 2018; Walker & Avant, 2011). 그래서 이론은 일련의 개념과 정의들의 연결이라고 말할 수 있다(Fawcett, 2005; Walker & Avant, 2011). 이론은 현상과 상황을 설명함과 동시에 잠재적 본능과 가능성들을 설명한다. 이론은 기존 자료나 관찰 연구를 통해 발견되며 수정된다. 따라서 기존에 발견된 이론들 또한 다시 관찰 연구들을 통해 수정 보완한다. 모든 연구자들이 발견된 지식과 관찰 연구를 수행하면서 이론의 변화에 영향을 미칠 수 있다. 이론은 계속적으로 성장 변화하여 간호 지식과 연구를 발전 진화하는데 도움을 주고 있다; 즉 이론의 결과물들을 통해 간호 지식은 더욱 풍요로워 지며 임상에 있어서도 의료 전문인으로서 올바른 의사결정을 할 수 있게 된다(Fawcett, 2005).

다음은 [표 4-1]을 보면서 이론이 연구의 틀이 되어 연구설계에 어떻게 사용되는지 확인해 보겠다. Hardin(2018)는 Hage(1972)의 6개의 이론 구성요소 중 3개의 기본 요소를 정리하여 이론 구축 과정과 이론요소들이 어떻게 연구에 활용될 수 있는지를 구체적으로 설명하였다.

표 4-1 이론 구성요소와 이론의 적용

이론 구성요소	이론 적용	예시
개념 (Concepts)/정의 (Definition)		
• 개념 (Concepts)	현상설명	나이 운동
• 개념의 이론적 정의 (Theoretical Definitions of Concepts)	나이의 이론적 정의 운동의 이론적 정의	나이는 대상자의 지금까지 살아온 기간 인간의 활동적인 상태
• 개념의 조작적 정의 (Operational Definition of Concepts)	나이 자료 수집 방법 운동 자료 수집 방법	살아온 년도 인간의 운동 시간
관계 진술 (Relational Statements)		
• 이론적 진술 (Theoretical Statements)	개념들 간의 관계 설명	나이가 증가함에 따른 운동감소
• 조작적 진술 (Operational Statements)	설명된 개념들의 수집 방법	살아가는 년도가 증가함에 따른 활동시간 감소
연결과 순서 (Linkages and Ordering)		
• 이론적 진술 연결 (Linkages of Theoretical Statements)	이론적 진술이 어떻게 서로 연결되어 있는가에 대한 이유를 제시한다.	2013년 연구에 따르면 65세 이상 성인의 30% 이상이 여가 시간 신체 활동이 없는 것으로 나타났다(CDC, 2013).
• 조작적 진술 연결 (Linkages of Operational Statements)	조작적 진술이 어떻게 서로 연결되어 있느가에 대한 이유를 제시한다.	나이가 들어감에 따라 근육량과 근력이 30–60% 줄어들고 있다; 운동시간 증가는 노인의 건강한 심장, 튼튼한 뼈 및 유연성 향상에 도움이 된다 (CDC); 노인의 규칙적인 활동 시간은 신체건강에 중요하다; 노인의 일일 활동량 및 활동 패턴 자료 수집
• 개념과 정의의 기본 및 파생 용어로 구성(Organization of Concepts and Definitions into Primitive and Derived Terms)	중복된 부분은 삭제한다	노인들이 운동을 한다면 더 건강해질 것이다.
• 전제와 파생된 가설 및 형식에 대한 진술과 연결 구성(Organizational of Statement and Linkages into Premises and Derived Hypotheses and Equations)	일관치 않은 내용은 삭제한다.	노인들은 매주 적은 시간을 신체 활동에 소모하고 있다. 노인의 건강문제는 증가하고 있다. 운동량의 감소는 노인건강 문제를 증가시킨다.

Hardin(2018)의 Hega(1972) 이론 구성요소를 정리한 부분에 의하면 이론 구성요소의

기본은 개념(Concepts)과 정의(Definition), 관계진술(Relational Statements), 그리고 연결과 순서(Linkages and Ordering)이다. 즉, 이론은 선택된 연구주제나 연구문제에 대한 현상을 설명하기 위해 명확한 개념과 정의가 요구된다. 개념(Concept)은 모호하면서 추상적일 수 있다. 그래서 이론적, 즉, 학문적 개념은 추상적이므로 연구를 수행하기 위해서는 구체적이며 수행 가능한 조작적 정의가 요구된다. [표 4-1]에서 연구자가 나이 변화에 따른 운동량에 대한 연구를 하고자 한다고 가정하자. 이론에 의한 연구설계에서 나이와 운동에 대한 개념 및 정의가 요구된다. 나이와 운동이란 개념은 일반적으로 쉽게 인식하고 있지만 이론적/학문적 틀을 이용한 과학적 연구설계에서는 그것들을 어떻게 정의 하느냐에 따라 연구변수의 변화가 발생한다. [표 4-1]에서 이론적/학문적 정의에서 나이는 대상자가 살아온 기간을 의미하며, 운동은 인간의 활동적인 상태로 나타낸다. 개념의 조작적 정의에서는 이론적 정의의 개념들을 어떻게 자료수집을 할 수 있는가를 확인하는 단계를 말한다.

또한 Hardin(2018)은 다음의 [표 4-2]를 이용하여 이론적 정의(Theoretical Definition)와 조작적 정의(Operational Definition)의 추가 예시를 제시하였다.

표 4-2 이론적 및 조작적 정의

개념(Concepts)	이론적 정의(Theoretical Definition)	조작적 정의(Operational Definition)
체온 (Body Temperature)	인체의 몸안에서 적당한 온도를 유지하는 능력 측정	체온계를 사용한 체온 숫자 측정
삶의 질(Quality of Life)	삶의 만족과 정서적 균형의 주관적 상태	삶의 질의 측정을 위한 도구 이용

[표 4-2]에 의하면 먼저 체온이란 개념을 이론적/학문적으로 정의하였다. 체온의 이론적 정의를 바탕으로 연구 수행이 가능한 실질적 체온 자료수집을 위한 조작적 정의가 필요하다. 조작적 정의는 연구에서 실질적으로 체온이라는 자료를 어떻게 수집할 수 있느냐를 나타내주는 것이다. 그러므로 조작적 정의단계를 통해 구체적 연구수집 방법을 확인하게 된다. 이와 마찬가지로 삶의 질(Qualify of Life) 이란 개념은 매우 추상적이다.

이론적/학문적 정의에서 삶의 질이란 '삶의 만족과 정서적 균형이라는 속성을 특징으로 하는 주관적 상태'를 의미하므로 조작적 정의에서는 그 주관적 상태의 삶의 질에 대한 자료수집을 위해 기존 개발된 연구도구를 확인하는 단계가 된다. 이렇듯 이론을 통해 연구자는 선택된 현상에 관련된 개념들의 이론적 정의와 조작적 정의를 파악함으로써 구체적으로 연구설계를 할 수 있게 된다.

[표 4-1]은 정의된 개념들과 그 개념들 간의 관계를 과학적 근거와 함께 그 연결고리가(Relational Statements) 어떤 방식으로 서로 연결되어 있는지를 나타내고 있다. 이론적 진술(Theoretical Statements)에서는 나이가 증가함에 따른 운동량 감소의 관계를 확인한다. 그리고 조작적 개념들 간의 연결 속에서는 '어떻게 구체적으로 연구를 위해 개념들 간의 관계를 테스트해야 하는 지'를 구상해야 한다. 개념들 간의 관계 진술을 통해 개념들 간의 관계에 대한 이해가 용이하며, 측정변수들의 연결 방식과 그 관계들이 부정적인지 혹은 긍정적인지 확인할 수 있다(Hardin, 2018). 관계진술은 관계의 타당성을 과학적 자료를 기반으로 설명한다. 조작적 진술 연결(Linkages of Operational Statements)에서는 연구수행을 위해 측정변수들의 관계를 근거 자료에 입각해서 구체적으로 서술함을 말한다. 즉, 과학적 자료에 의해 어떻게 측정변수들이 서로 연결되었는 지를 설명하는 것을 의미한다. 개념 정의와 개념들 간의 논리적 관계진술을 수행하여 논쟁의 기반이 되거나 결론이 도출되는 명제(Premise)를 이끌어낸다. 또한, 중복되거나 관련되지 않은 부분은 과감히 삭제한 후, 논리적인 주장이나 이미 있는 가설에 도달하게 된다. 즉, 연구에서는 개념들 간의 관계들을 확인 정리하여 연구를 위한 가설(Hypothesis)을 세울 수 있게 된다.

이렇게 이론은 연구의 중요한 역할을 담당하며 연구를 위한 구체적인 지침서이며 청사진이 된다(Chin & Kramer, 2011; Fawcett, 2005; Grant & Osanloo, 2014). 그러나 모든 연구가 이론적 틀을 사용하고 있지는 않다. 지금까지 발견된 이론적 틀이 모든 현상과 상황을 올바르고 충분하게 설명하기란 쉽지 않다. 그래서 적합한 이론적 틀을 찾지 못하거나 때로는 한 개 이상의 이론적 틀을 사용하여 연구의 선택된 현상 및 상황을 설명하게 된다. 그러므로 이론적 틀은 계속 발전해야 하며 지속적인 연구를 통해 계속 변화한다.

2) 연구를 위한 이론적 틀 선택

연구를 위한 가장 적합한 이론적 틀을 선택하는 것이 중요하다. 그래서 Grant and Osanloo(2014)는 연구를 위한 적합한 이론 선택을 위한 다음과 같은 단계를 제시하였다.

연구를 위한 이론적 틀을 선택하기 위해 먼저 연구에 대한 자신의 생각을 확인해 볼 것을 권했다. 둘째, 연구주제와 관련된 여러 논문들을 읽으며 그 논문들 중에서 자신의 인식론적 가치와 가장 밀접한 몇몇 이론들을 선택하며 연구관련 개념에 대한 자신의 생각 폭을 넓혀본다. 셋째, 선택한 이론들의 내용을 확인해 보며 왜 선택한 이론들이 중요한지 알아본다. 넷째, 이론들의 이해를 위해 간단한 문헌고찰을 시행하여 그 이론들이 연구에 적합한가를 따져 본다. 다섯째, 논문 데이터 베이스를 통해 다른 저자들의 관련 논문들을 찾아 그 선택된 이론들이 어떻게 연구에 적용되었는지를 확인한다. 이와 함께 선택된 이론들에 대한 자신의 생각과 반대될 수도 있는 주장 또한 무엇이 있는지를 알아본다. 이런 여러 과정을 통해 얻게 된 자료들 속에서 선택한 이론들이 어떻게 연구문제, 연구목적, 연구중요성 및 연구설계에 적용될 수 있는지를 검토한다. 여섯째, 선택한 이론들 중 논문을 읽을 독자들에게 가장 확실하고 설명적인 청사진을 제공할 수 있는 하나의 이론적 틀을 연구를 위해 선택한다.

연구를 위해 이론적 틀을 하나 이상을 선택할 수 있으며 그런 경우 충분한 이론에 대한 이해와 정교한 연구 설계 및 연구 수행이 요구된다. 연구자는 많은 고민과 관련 논문 자료 수집을 통해 올바른 이론 선택과 응용 과정을 습득하게 된다. 주로 질적 연구를 통해 새로운 이론적 틀을 발견 또는 재해석하게 된다면 양적 연구를 통해 양적 연구를 통해 이론적 틀을 평가하게 된다.

3) 이론의 내용 확인

이론 선택 후 이론의 내용을 자세히 확인한다. 즉 이론적 출처(Theoretical Sources), 주요 구성요소 및 정의(Major Concepts & Definitions), 주요 가정(Major Assumptions), 이론적 주장(Theoretical Assertions) 등을 자세히 확인해본다. 특히 주요 구성요소 및 정의(Major Concepts & Definitions)를 확인함으로 연구에서 변수들의 정의를 확인할 수 있다. 선택한 이론에서 연구에 이용하고자 하는 변수들을 찾아낸다. 이론에서 변수들은 이론적 수준(Theoretical Level)에 있는 상태이다. 이 수준에 있는 변수들을 직접 연구에 적용하기는 어렵다. 그러므로 다시 조작적 수준(Operational Level) 변수로 전환해야 한다. 이런 과정을 통해 연구에 사용할 직접 및 간접 변수와 구체적인 연구 도구들이 확인된다.

4) 이론적 틀을 적용한 논문의 예

https://tinyurl.com/ruja9c3

다음은 이론을 적용한 논문의 예를 들어보겠다(그림 4-1). 지금 소개하는 논문은 양적 논문이며 산후 우울증 증상을 가지고 있는 산모들의 자가 관리 능력에 영향을 미치는 요소를 파악하고자 시행한 연구이다. 이 연구는 자가 건강 관리가 주요 변수이다. 그래서 이 연구저자는 오램의 Self-care Deficit Theory을 사용했다. 연구 저자는 오램의 이론을 바탕으로 주요 구성요소들의 정의를 확인하면서 Basic Conditioning Factors (BCFs)에 집중했다. 오램의 이론(Orem, 2001)에 의하면 BCFs 요소들이 자가 관리 능력에 영향력을 미친다고 발표했다. 즉, 오램의 이론은 BCFs 요소들이 자가 관리 능력과의 긍정적 또는 부정적 관계를 가지고 있음을 명시하였다. 오램의 이론에서(Orem 2001) BCFs란 (a) age; (b) gender; (c) developmental status; (d) health status; (e) sociocultural orientation; (f) healthcare system factors, for example, medical diagnosis and treatment modalities; (g) family system factors; (h) pattern of living, including activities regularly engaged in; (i) evironmental factors; and (j) resources availability and adequacy(p. 245). 그리고 이 10가지 요소들 중에서 연구저자는 나이(Age), 사회적 지원(Social Support), 생활 패턴(Pattern of Living)들이 산모들의 자가 관리 능력에 영향을 미칠 것으로 가설하였다. 연구저자는 여러 관련 논문의 관련 자료를 확인하면서 10개의 BCFs 중에서 이 연구를 위해 3개의 BCFs를 선택한 것이다. 그러므로 다른 관련 논문들의 결과물은 이 저자의 가설을 지지해주는 과학적 근거 자료가 된다. 이 연구에서 나이(Age), 사회적 지원(Social Support)과 생활 패턴(Pattern of Living)이 Independent Variables(IV) 이며 자가 간호 능력이 Dependent Variable(DI)가 된다. 그리고 연구저자는 3개의 BCFs의 이론적 정의와 조작적 정의를 확인 후 자료수집을 위한 연구도구들을 선택한다. 나이(Age), 사회적 지원(Social Support), 생활 패턴(Pattern of Living) 연구의 이론적 수준의 변수들이 된다. 이 이론적 수준의 변수들을 연구를 위해 작동 수준(Operational Level)의 변수들로 전환하자면 나이(Age)는 산모의 나이로 사회적 지원(Social Support)은 가족들 지원, 친구들 지원, 특별한 사람들의 지원으로 그리고 마지막으로 생활 패턴(Pattern of Living)은 종교(Spirituality)로 구분할 수 있다. 이론 수준에서 변수들은 모호하고 광범위했지만 오램의 이론의 개념 정의를 통해 이론 수준에서 3개 BCFs 변수들이 구체적 자료수집을 위한 조작 변수들로 좁혀지면서 어떻게 자료수집을 해야 하는지가 명확해졌다. 그러므로 오램의 이론을 이용하여 연구자는 산후 우울 증상 산모들의 자가 간호 역량 관계 연구를 위한 직접 및 간접 변수들 개념과 정의를 확인하며 이에 적합한 연구도구들을 올바르게 선택하게 된다.

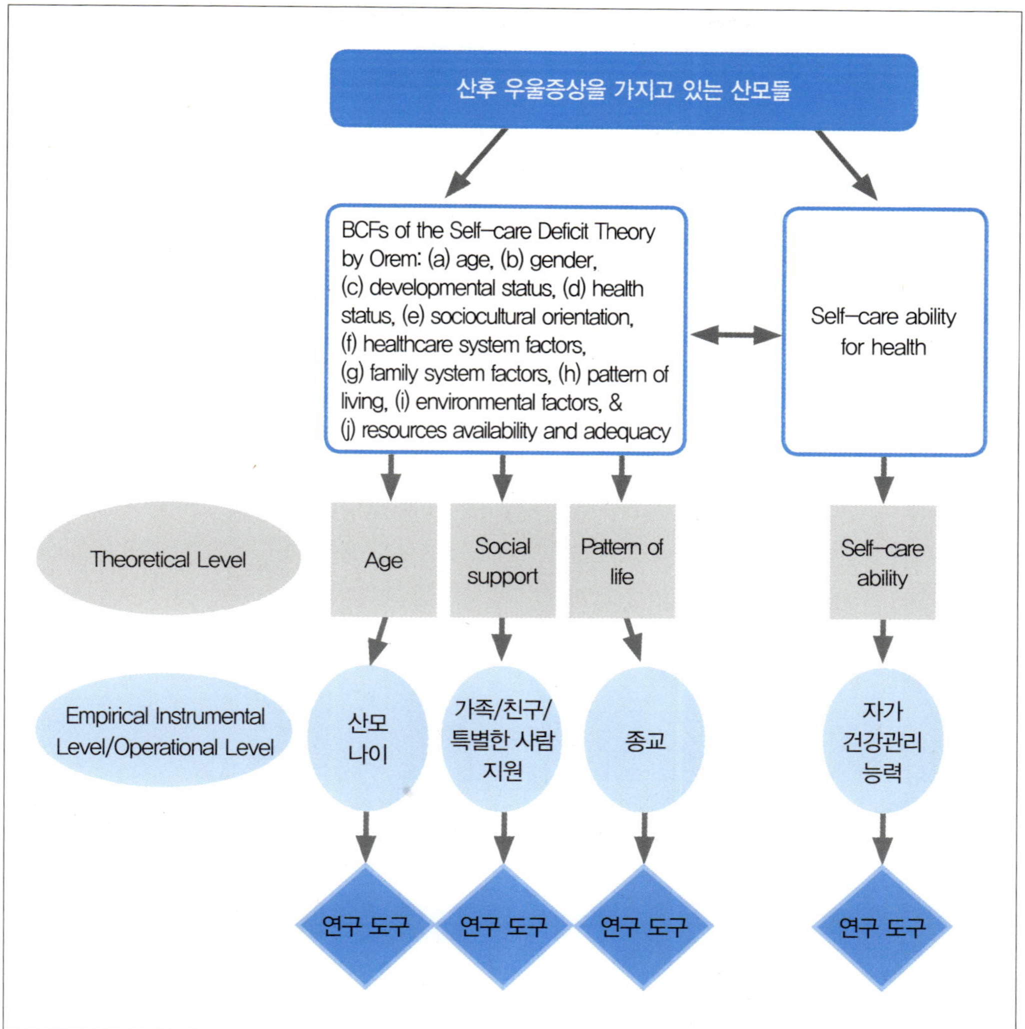

그림 4-1 산후 우울 증상을 경험하는 여성의 건강에 대한 자기 관리 능력 연구를 위한 이론적 틀 적용

자율학습 문제

1. 연구의 서론 부분은 (   )가 무엇인지를 설명하는 것이며 (   )을 포함하고 있다.

2. (   )과 토론을 통하여 선행 연구자들의 연구과정을 확인하며 선행 연구에서 발견된 결과들을 정리하여 구체적인 주제로 좁혀나갈 수 있다.

3. (   )이란 연구 변수들 간의 관계들을 기술한 내용이다.

정답 1. 연구의 주제, 연구의 필요성 2. 문헌고찰 3. 연구가설

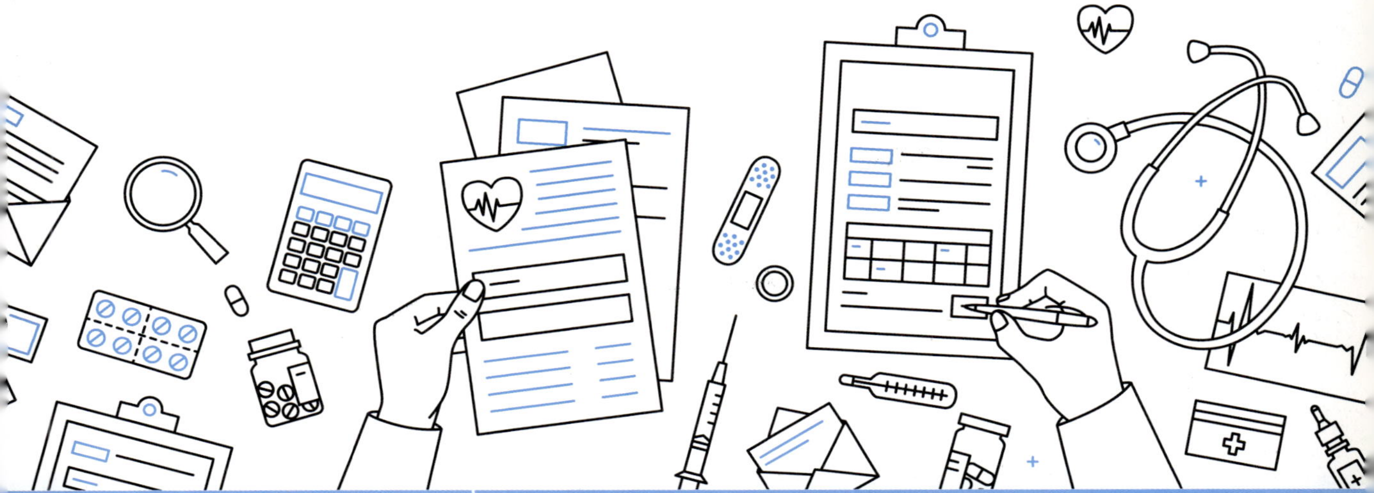

05 문헌고찰

1. 문헌고찰
2. 용어 정의
3. 변수

제 5 장

문헌고찰

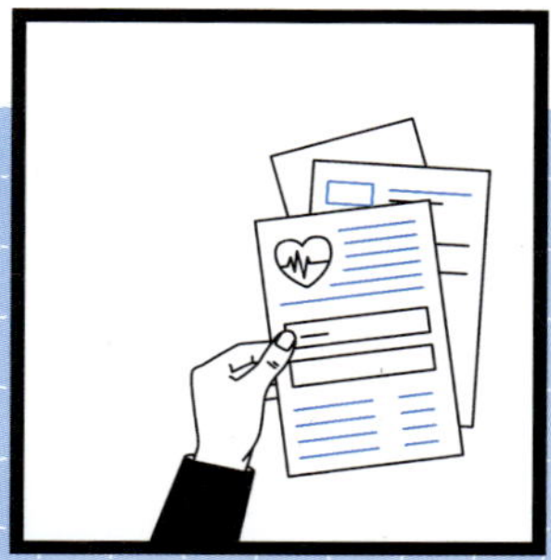

학습목표

1. 문헌고찰의 필요성을 설명한다.
2. 문헌검색을 수행한다.
3. 문헌고찰을 작성한다.
4. 개념의 이론적 정의와 조작적 정의를 설명한다.
5. 독립변수, 종속변수, 매개변수, 외생변수를 설명한다.

주요용어

- 문헌고찰(literature review)
- 일차적 출처(primary source)
- 이차적 출처(secondary source)
- 이론적 정의(theoretical definition)
- 조작적 정의(manipulated definition)
- 독립변수(idependent variable)
- 종속변수(dpendent variable)
- 매개변수(interventing dendent variable)
- 외생변수(extraneous variable)

1. 문헌고찰

1) 문헌고찰의 목적

연구과정에서 문헌고찰(literature review)의 주요 목적은 첫째, 연구하려는 현상 또는 주제에 대해 이미 알려진 것이 무엇인가를 파악하고 둘째, 연구에 대한 이론적 기틀을 마련하고 셋째, 연구방법에 대한 정보를 얻기 위함이다. 따라서 문헌고찰은 연구의 필요성 및 문제, 가설, 연구방법을 정하는데 중요한 역할을 한다. 또한, 연구의 논의 부분에서도 다른 연구결과와 비교하는데 사용되므로, 문헌고찰은 단순히 '문헌고찰'이라는 제한된 부분에만 사용되는 것이 아니라 연구과정의 절반에 걸친 과정이라고 할 수 있다. 문헌고찰이 충분히 되지 않으면 개인의 주관적이며 단편적인 연구가 될 수 있으므로 체계적이고 논리적인 문헌고찰이 되도록 연구자의 노력과 비판적 사고가 요구된다.

2) 문헌의 출처

(1) 문헌고찰의 우선순위

문헌고찰을 할 때 우선적으로 고찰해야 할 문헌은 연속간행 저널의 연구논문이다. 연구하려는 주제에 대해 가장 최근의 연구논문으로부터 시작해서 시간을 거슬러 올라가면서 고찰할 것을 권장한다. 연구문제와 직접적인 관련이 있고 최신의 것이어야 한다. 최신의 출처는 최근 5년 이내에 출판된 것이다. 다음으로 고찰해야 할 것은 주제와 관련된 책이다. 마지막으로 관련된 학위논문을 고찰한다.

(2) 문헌고찰의 출처

참고문헌에 이용되는 문헌은 1차 문헌(primary source)과 2차 문헌(secondary source)으로 구분된다. 일차 문헌은 연구를 수행한 연구자가 자신의 연구에 대해 직접 서술한 연구를 의미하며, 연구에 해당된 모든 내용이 기재되어 있으므로 연구자의 견해와 결론을 파악할 수 있다. 예를 들면 간호학회지에 개재된 대부분의 논문은 일차 문헌이다.

이차 문헌은 여러 사람의 연구결과를 제3자가 어떤 특정 주제와 관련된 문헌들을 종합한 고찰(review article)이 있다. 고찰의 종류에는 체계적 고찰(systematic review)과 서술적 고찰(narrative review, 종설)이 있다. 체계적 고찰은 특정 주제와 관련된 일차 문헌들을 체계적이고 표준화된 방법으로 검색하고 평가하여 연구결과들을 종합하는 방법으로, 여러 편의 연구결과를 종합하는데 있어 타당성을 높이는 방법이다. 서술적 고찰은 문헌의 검색과 평가에서 체계적인 접근 전략이 이용되지 않아 문헌의 선정과 종합에서 편중 가능성이 있다. 그리고 논문에서 연구자가 다른 연구자의 논문을 인용한 것과 문헌고찰 부분도 이차 문헌이다.

연구자가 일차 문헌 대신 이차 문헌을 사용하는 경우에 오류와 잘못된 해석이 확산되므로, 논문을 인용할 때는 간접적으로 소개된 이차 문헌은 최소화하고 일차 문헌을 이용해야 한다. 반면에 이차 문헌은 일차 문헌을 찾는 좋은 길잡이가 되며 초보 연구자들에게는 내용을 이해하는데 도움이 될 수 있다.

(3) 문헌고찰의 유형

문헌에는 통계자료, 학술지에 게재된 간호학 연구보고서, 이론에 관한 책 및 종설이 있다. 통계자료는 통계청이나 보건복지부, 국민건강보험 등에서 제공하는 통계 보고서 등을 이용할 수 있다. 이들 자료는 매년 새로운 자료가 수록되기 때문에 매우 유용한 정보를 얻을 수 있다. 자료는 항상 최신 자료를 확인하여 사용한다. 연구보고서는 여러 간호학회지에서 발간하는 연구논문으로 최근의 연구 동향이나 지식을 확인하고, 연구문제를 발견, 연구의 이론적 개념화 및 연구방법의 설정에 도움을 주는 가장 유용한 문헌이다. 이론은 연구주제의 광범위한 개념을 다루는 것으로, 이론에 관한 문헌고찰을 통해 연구에 적합한 이론적 기틀을 선정하는데 유용한 근거를 제시한다. 종설은 연구의 풍부한 경험이 있는 연구자가 자신의 학문 분야의 지식과 경험을 서술한 것으로 연구문제를 이해하는데 도움이 된다. 다만 종설은 통계적인 수치가 아닌 연구자의 주장을 다루고 있으므로 종설에 의존하는 것은 위험하며 아이디어를 얻는데 참고하는 것이 좋다.

(4) 문헌고찰의 범위

문헌고찰의 범위는 정해진 원칙이 있는 것이 아니고, 대개 연구논문의 유형에 따라 결정된다. 박사학위논문의 경우 철저하고 광범위한 고찰이 필요한 반면에 소규모의 연구에서는 연구와 직접 관련된 부분만 포함한다. 또한, 문헌고찰의 범위는 그 문제가 얼마나 많이 연구되었으냐에 따라 달라진다. 많이 연구된 주제는 연구주제와 관련성, 연구의 질을 고려하여 선택해야 하며, 거의 연구된 적이 없는 새로운 주제는 아직 이론적 기틀이 마련되어 있지 않으므로 개념에 대해 광범위하게 고찰해야 한다. 이때에는 타 분야의 이론이나 연구보고서의 고찰을 포함할 수 있다.

3) 문헌고찰 전략

연구주제와 관련된 문헌을 효과적으로 찾는 것은 중요한 기술이다. 질 높은 문헌고찰을 위해 연구자는 포괄적이고 철저하게 최신의 문헌을 대상으로 하고, 분명한 규칙에 따라 결정을 내려야 하며, 문헌을 포함시키거나 배제하는 기준도 명확해야 한다. 검색을 위한 핵심어를 선택하고, 데이터베이스를 선택하고, 관련된 문헌을 찾고, 문헌을 저장하는 순서로 시행하며, 필요로 하는 논문을 얻기 위해 수차례의 검색이 요구된다.

(1) 주요어 선택

https://tinyurl.com/cdfmgjm

원하는 문헌을 찾기 위하여 먼저 주요어(keywords)와 표제어(subheading)를 파악하고 검색해야 한다. 문헌을 검색하는 키워드는 표준이 되는 용어를 사용하면 더 용이하게 검색할 수 있다. 미국국립의학도서관협회(US National library medicine)에서 개발한 MeSH(Medical Subject Headings database; https://www.ncbi.nlm.nih.gov/mesh)를 사용한다(그림 5-1). 예를 들어, 노인에 대한 문헌을 검색하고자 한다면 elderly, old adult, MeSH term인 aged를 모두 검색해야 한다. 또한, MeSH는 연구분야의 규모를 확인하는데 도움이 된다. 예를 들어, 관심있는 분야가 고혈압(hypertension)이라면 MeSH는 본태성 고혈압(primary hypertension), 폐 고혈압(pulmonary hypertension), 신장성 고혈압(renal hypertension), 임신성 고혈압(pregnancy-induced hypertension)과 같이 고혈압과 관련된 소주제를 제시해 주므로 연구 분야를 구체화하는데 사용될 수 있다.

(2) 데이터베이스 선택

간호연구자들이 가장 많이 이용하는 데이터베이스(표 5-1)와 국내 간호학 관련 주요 학회지(표 5-2)는 다음과 같다.

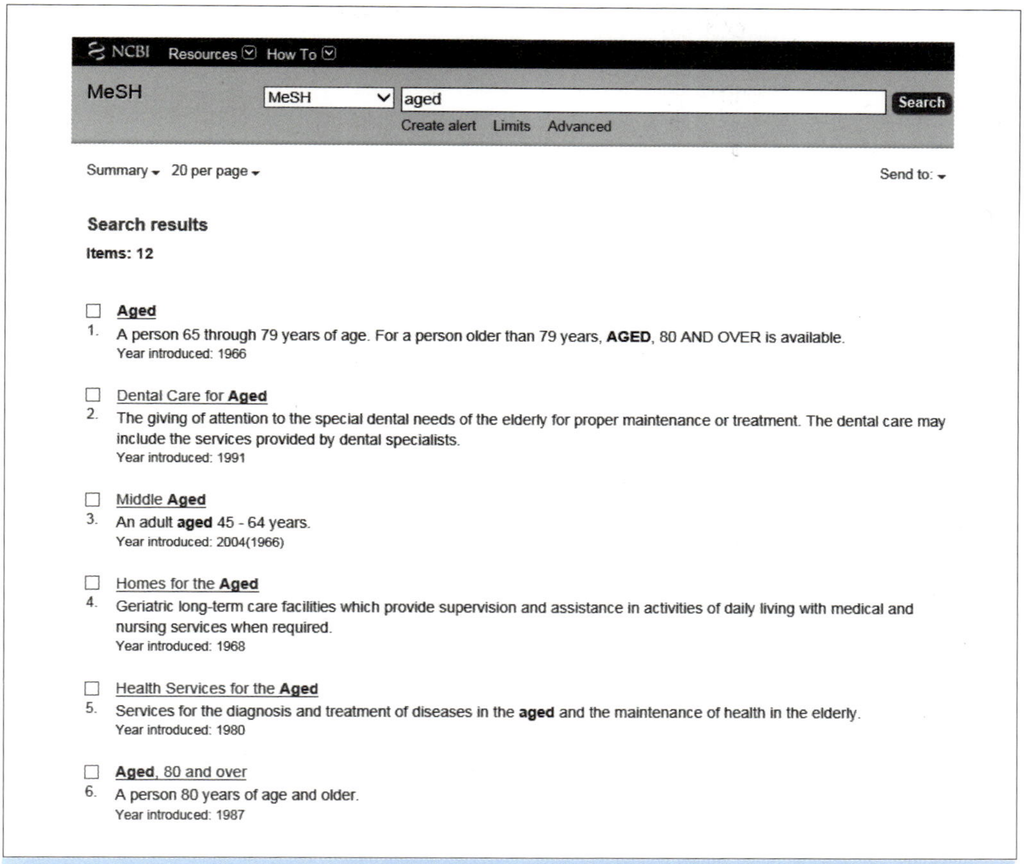

그림 5-1 MeSH(Medical Subject Headings database)

표 5-1 국내 · 외 데이터베이스

데이터베이스	웹주소	비고
RISS	RISS(Research Information Sharing Service) http://www.riss.kr/index.do	한국교육학술정보원에서 제공하는 데이터베이스로 국내 학술지에 수록된 논문 검색이 가능하며, 전국의 대학과 연계하여 석 · 박사 학위 논문의 원문을 제공함
DBpia	DBpia http://www.dbpia.co.kr/	누리미디어에서 제공하는 국내 학술정보포털로 가장 많은 수의 논문을 제공하고 있음
한국간호과학회 KOREAN SOCIETY OF NURSING SCIENCE	한국간호과학회 http://www.kan.or.kr/	한국간호과학회 및 간호과학회 산하의 분야별 간호학회 홈페이지를 방문하면 원문을 접할 수 있음

Google 학술검색	구글 학술검색(google scholar) https://scholar.google.co.kr/	각각의 데이터베이스에 접속하도록 개발된 검색엔진임
PubMed.gov US National Library of Medicine National Institutes of Health	Pubmed https://www.ncbi.nlm.nih.gov/pubmed/	미국국립의학도서관에서 개발하였으며 세계에서 가장 규모가 큰 생물의학의 데이터베이스인 MEDLINE을 무료로 검색할 수 있는 인터페이스로 의학, 간호학, 약학 등의 영어권 논문이 많음
CINAHL	CINAHL (Cumulative Index to Nursing and Allied Health Literature) https://health.ebsco.com/products/the-cinahl-database	간호학 분야의 최고의 데이터베이스로 American Nurses Association의 출판물 및 영문저널이 수록되어 있음
Cochrane Library	Cochrane Library https://www.cochranelibrary.com/	치료나 중재방법의 효과에 대한 체계적 고찰 논문을 수록하고 있음

표 5-2 국내 간호학 관련 학회지

https://tinyurl.com/u8yumpq

학회지명	발행기관	비고
대한간호학회지 Journal of Korean Academy of Nursing	한국간호과학회	KCI 등재 SCIE SSCI SCOPUS
간호행정학회지 Journal of Korean Academy of Nursing Administration	간호행정학회	KCI우수등재
기본간호학회지 The Journal of Fundamentals of Nursing	기본간호학회	KCI우수등재
기초간호학회지 Journal of Korean Biological Nursing Science	기초간호학회	KCI 등재
성인간호학회지 The Korean Academic Society of Adult Nursing	성인간호학회	KCI 등재 SCOPUS
아동간호학회지 Child Health Nursing Research	아동간호학회	KCI 등재 SCOPUS
여성건강간호학회지 Korean J Women Health Nurs	여성건강간호학회	KCI 등재
정신간호학회지 The Journal of Korean Psychiatric and Mental Health Nursing Academic Society	정신간호학회	KCI 등재

지역사회간호학회지 Journal of Korean Academy of Community Health Nursing	지역사회간호학회	KCI 등재 SCOPUS
간호교육학회지 The Journal of Korean Academic Society of Nursing Education	간호교육학회	KCI우수등재
임상간호연구 Journal of Korean Clinical Nursing Research	임상간호사회	KCI 등재
보건간호학회지 Journal of Korean Public Health Nursing	보건간호학회	KCI 등재
직업건강간호학회지 Korean Journal of Occupational Health Nursing	직업건강간호학회	KCI 등재
산업간호학회지 Korean Journal of Occupational Health Nursing	산업간호학회	KCI 등재
재활간호학회지 The Korean Journal of Rehabilitation Nursing	재활간호학회	KCI 등재
노인간호학회지 Journal of Korean Gerontological Nursing	노인간호학회	KCI 등재
종양간호학회지 Journal of Korean Oncology Nursing	종양간호학회	KCI 등재
한국간호연구학회지 The Journal of Korean Nursing Research	간호연구학회	KCI 후보
한국모자보건학회지 Journal of the Korean Society of Material and Child Health	모자보건학회	KCI 등재

(3) 검색 방법

한 번에 하나의 연구문제의 변수나 키워드만 입력할 수도 있지만, 보다 정확한 검색을 위하여 두 개의 개념사이에 교집합인 'AND' 혹은 합집합의 개념인 'OR'을 넣어 동시에 입력하여 복합적인 검색을 할 수 있다. 데이터베이스는 약간의 차이가 있을 뿐 국내외 기본 검색 시스템은 유사하다. 따라서 이 책에서는 국내 데이터베이스인 DBpia의 검색을 따라볼 것이다.

문헌검색 첫 시작에 [상세검색] 페이지로 들어가서 '비만'을 검색했을 때 총 5,154개의 결과를 얻었다. 그러나 비만과 중년을 'AND'로 묶어 다시 검색을 하면 총 491개의 결과로 줄어든 것을 볼 수 있다(그림 5-2). 즉 연구자가 중년의 비만에 관심이 있다면 비만은 전체 계층을 모두 다루고 있으므로 중년으로 제한하여 연구문제에 적합한 문헌을 선정할 수 있다.

그러나 아직도 491개의 방대한 결과를 보여주고 있다. 이 때 결과창의 왼쪽을 보면 검색의 범위를 제한할 수 있도록 되어 있다. 발행연도, 주제분류, 저널명, 자료유형 등 내 연구에 적합한 범위로 조절이 가능하다. 예를 들어 검색 결과에서 '최근 5년 내 출간한 논문', '간호학 관련 연구'로 범위를 조절하면 총 27개의 결과를 찾을 수 있다.

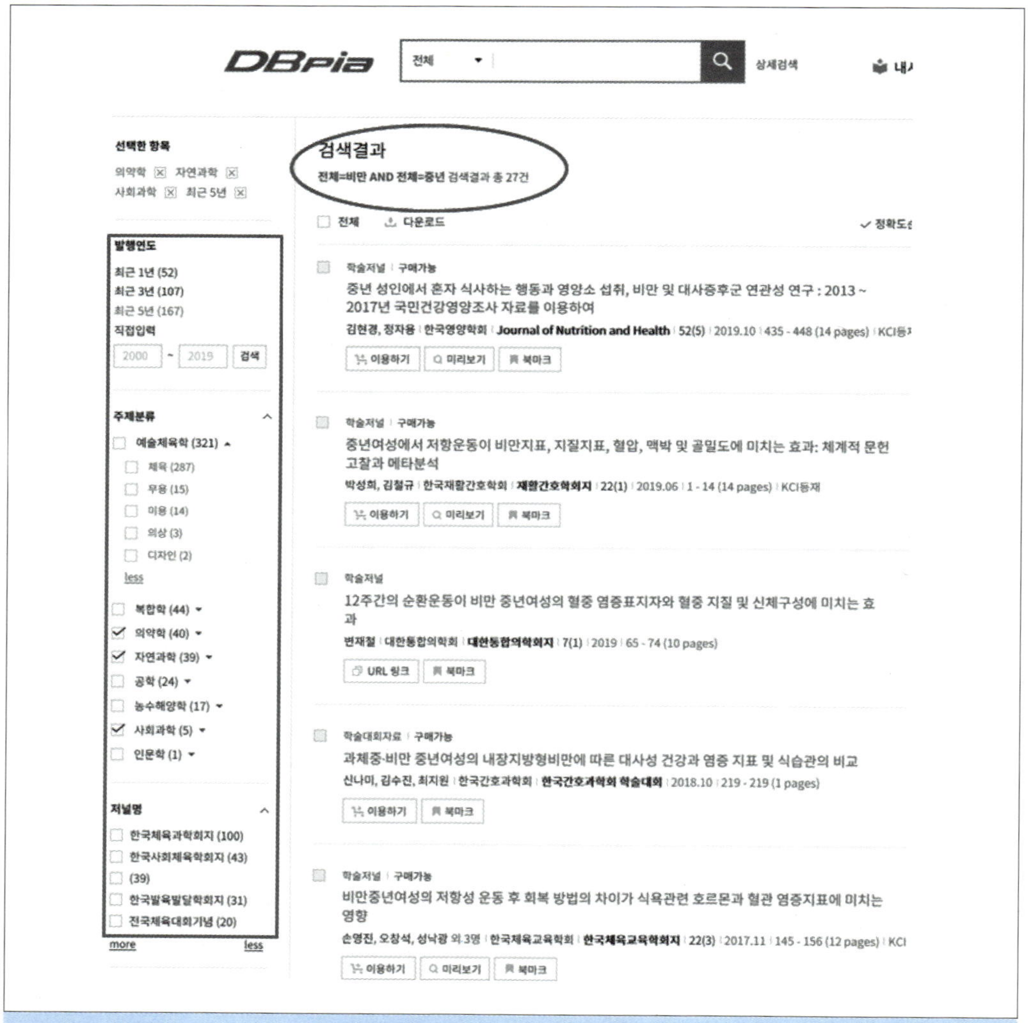

그림 5-2 DBpia 검색 결과

4) 문헌 정리

한 가지 연구를 수행하기 위하여 연구자는 상당히 많은 관련 문헌들을 고찰하게 된다. 이러한 과정에서 중요한 문헌을 선별해야 하는데, 많은 문헌을 잘 정리하여 통합하는 과정은 매우 중요한 작업이다.

(1) 문헌 읽기와 비평

고찰한 문헌의 내용에 대한 비판적 평가는 연구자의 중요 업무이다. 가끔 문헌고찰 과정에서 표본의 크기, 자료수집방법, 측정도구의 신뢰도 등은 검토하지 않은 채 선행연구의 결과나 결론만을 인용한 사례를 발견할 수 있다. 대상자 수가 적고 신뢰도가 낮은 도구를 사용한 연구결과는 엄격한 방법과 신뢰할 수 있는 도구를 사용한 대규모의 연구보다 타당성이 적기 때문에 문헌을 읽는 사람들이 연구의 가치를 평가할 수 있도록 이러한 점을 문헌고찰 내용에서 자세하고 명백하게 제시해야 한다.

(2) 문헌정보 관리

연구들을 읽고 문헌을 비판적으로 평가하면서 양질의 연구들을 선택하고 그 연구들을 비교한다. 고찰한 문헌을 효과적으로 정리하는 방법은 연구의 주요개념, 저자, 또는 주제별로 정리하여 컴퓨터에 입력하거나 'EndNote', 'RefWorks'와 같이 참고문헌 정리를 위한 컴퓨터 프로그램을 이용하면 편리하게 활용할 수 있다.

연구자들은 선행논문에서 중요한 내용을 엑셀 등의 표로 요약해 놓는다. 문헌을 정리할 때는 일반적으로 문헌목록에 포함할 완전한 서지정보, 연구목적, 방법, 결과 및 결론을 포함하여야 하며, 자료의 내용과 연구의 장단점도 기록하는 것이 유용하다. 비교를 위해 각 연구의 필수정보를 포함하는 표를 개발한다(표 5-3).

위의 내용들을 논문 하나씩 기록하며 내가 하고자 하는 연구와 비교하고 내 연구를 발전시킬 수 있다. 정리하는 방법이나 양식이 다르더라도 문헌고찰 결과를 의미 있게 통합하여 그 주제에 대해 무엇이 알려져 있고 무엇이 알려져 있지 않은 지 결론을 유도해야 하며, 연구에 아무런 기여를 하지 않는 문헌은 과감히 버려야 한다.

표 5-3 문헌고찰 정리 형식

저자, 년도	연구 목적	대상자	이론적 틀	개념	설계	도구	결과	결론	참조
Lee (2019)	당뇨 환아 어머니의 치료 경험	인슐린 치료중인 아동의 어머니 10명	근거 이론	돌봄	면담	–	가족의 지지가 중요	교육프로그램이 필요하고, 지지집단이 유용함	소수의 대상자
Hong (2020)	당뇨 환아 가족을 위한 지지 프로그램 개발 및 평가	당뇨 환아 가족 18명	없음	대처 자존감 스트레스	사전사후 유사실험 설계	Coping Scale Self-Esteem Scale Stress Scale	실험 결과 통계적으로 유의한 효과 없음	지역사회 기반의 중재가 가족의 대응을 높이는데 기여하지 못함	단기간의 실험
Kim (2018)	당뇨 환아 어머니의 삶의 질 영향요인 조사	당뇨 환아 어머니 128명	Lazarus & Folkman	양육 스트레스 고통 부모-자녀 상호작용 삶의 질	서술적 조사연구	Parenting Stress index/ Short Form) Parental Distress Parent-Child Dysfunctional Interaction	여가시간과 양육스트레스가 삶의 질에 영향을 미치는 요인임	가족의 즉응 기술에 대한 평가와 지지	특정 지역의 자료

5) 문헌고찰 작성법

문헌고찰은 인용문이나 초록의 열거가 아니라 문헌을 연구자의 말로 바꾸어 재진술하거나 요약하는 것이다. 초보 연구자들은 문헌고찰에서 흔히 'A는 ~라고 하였고, B는 ~라고 하였으며, C는 ~라고 하였다'라는 식으로 선행연구를 나열하는 경우가 있는데, 자신의 연구문제에 논리적으로 주장하기 위해서는 문헌을 종합적으로 정리하여 현재의 지식 수준을 보여주고 새로운 기반의 자료를 제시해야 한다.

(1) 제목 부여

문헌고찰 내용을 독자가 쉽게 이해할 수 있도록 고찰할 자료를 조직하여 소제목을 붙인다. 하나의 제목에서도 소개할 문헌의 내용과 양을 결정해야 한다. 다음과 같은 방법으로 진술하면 초보연구자에게 도움이 될 수 있다.

독립변수(A)와 종속변수(B)의 관계에 대한 연구에서는 ① A에 대한 고찰, ② B에 대한 고찰, ③ A와 B의 관계에 대한 고찰을 기술하면 논리적인 문헌고찰이 될 것이다. 예를 들어 '간호대학생이 임상실습에서 경험하는 스트레스와 무례함에 대한 인식 연구'라면 ① 간호대학생의 실습 스트레스, ② 간호대학생의 실습 중 무례함에 대한 인식, ③ 간호대학생의 실습 중 무례함에 대한 인식과 실습 스트레스와의 관계로 구성할 수 있을 것이다. 초보자는 이와 같은 조직적인 구성에 미숙하므로 잘 정리된 학위논문을 참고하는 것이 효과적이다. 내용이 잘 부합되지 않는 문헌은 버려야 하며, 참고문헌의 양보다는 내용의 적합성, 전체적인 조직성, 요약의 질이 더 중요하다.

(2) 문헌 소개 방법

하나의 소제목 아래 여러 논문을 소개할 때에는 일관성 있는 결과가 나타난 몇 개의 논문들을 먼저 수록한다. 그리고 그들 논문의 특성을 자신의 언어로 요약한다. 그 다음에 반대의 결과를 보고한 논문도 수록하면서 그러한 비일관성의 요인이 무엇인지를 파악하여 제시하는 것이 필요하다.

(3) 문헌고찰의 문체

고찰할 문헌을 자신의 연구에 소개할 때는 과거형으로 쓴다. 그러나 인용논문의 해석이나 요약은 현재형으로 쓴다. 문헌고찰에 인용된 문체의 예는 다음과 같다(표 5-4).

표 5-4 문헌고찰에 인용된 문체의 예

부적절한 문체	수정된 문체	비고
1. 정보제공과 지지집단이 암환자의 우울과 불안을 감소시키는데 효과가 있다.	암환자의 불안과 우울을 중재하기 위한 선행연구에서 정보제공(Kim, 2018)과 지지집단(Park, 2019)이 암환자의 불안과 우울을 유의하게 감소시키는 효과가 있는 것으로 보고되었다.	수정된 문체와 같이 소개해도 괜찮으나 학위논문인 경우에는 연구결과를 훨씬 더 자세하게 소개해야 함
2. 남성은 우울과 통증과의 상관성이 없고, 여성에서는 상관성이 있는 것으로 나타났다.	Kim과 Lee(2020)는 108명의 암환자를 대상으로 통증과 우울과의 관계를 조사하였다. 우울은 MMPI로, 통증은 NRS 척도를 사용하여 측정하였으며, 전체 집단에서 통증과 우울이 유의미하나 관계가 있었다. 특히 여성은 우울이 있는 경우가 없는 경우보다 통증이 심했으나, 남성은 우울과 통증의 관계가 유의하지 않았다.	학위논문에서는 이와 같이 연구목적, 대상, 자료수집방법, 연구결과를 비교적 상세히 제시해야 함

3. 만성 염증 질환에 사용되는 스테로이드가 근경련을 유발한다고 알려진 바 있다.	여러 학자들은 만성 염증 질환에 광범위하게 사용되어온 스테로이드가 고용량 사용 시 근경련을 유발한다고 주장하고 있다(Choi, 2019; Yoo et al, 2017).	여러 연구에서 밝혀진 내용을 이차 문헌에서 인용한 것임
4. 통증에 대한 반응은 상황적 대처와 정서적 대처의 두 가지 유형이 있다.	Kang(2019)의 연구결과에 따르면, 통증에 대한 반응은 상황적 대처와 정서적 대처의 두가지 유형이 있다.	연구분야의 권위자인 경우 시작부분에 강조해서 작성함
5. 수면습관은 쉽게 변화되지 않는다.	수면습관은 쉽게 변화될 수 없는 속성을 갖는 것으로 보인다.	여러 문헌의 고찰결과를 나열한 후 자신의 결론을 간략하게 삽입한 내용임

(4) 인용자료 제시

타 연구결과나 다른 연구자의 의견이나 주장을 기술할 때는 반드시 인용자료를 본문에 제시하여야 한다. 논문 내에 인용된 자료는 반드시 참고문헌 목록에 제시한다. 즉, 모든 참고문헌들은 본문에서 인용한 자료로 구성되어야 한다. 인용자료의 언급과 참고문헌 제시는 연구자가 주장한 논제의 근거를 제공해 주며, 논문을 읽는 독자들이 저자가 인용한 참고문헌을 확인하고 참고하는 데도 도움이 된다. 또한 연구자의 부주의로 인해 참고문헌이 누락된 경우에는 심사위원을 혼란스럽게 하거나 불필요한 오해를 가져올 수 있다. 그러므로 연구진행과정에서 참고문헌의 누락을 막기 위해 정확하게 기록되었는지 반드시 확인해야 한다.

문헌고찰 본문의 예

돌봄제공자의 건강지각은 심리적 요인에 중요한 영향을 미치는데[1] 돌봄제공자의 건강은 자신의 삶에 중요한 영향력을 발휘할 수 있다고 믿는 조절감을 유지하는 데 중요한 역할을 한다[2]. Krause 등[3]은 신체적 건강이 좋다고 인지할수록 타인을 돕거나 지지하는 정도가 높고 지지하는 노인의 경우 우울증상이 적었다고 보고하였다.

문헌고찰에 따른 참고문헌 목록의 예

1. Adelman, RD, Tmanova, LL, Delgado, D, Dion, S. Caregiver burden: a clinical review. Jama, 2014;10(4):1052-1060.
2. Choeng SH, Lee IS. Predicting caregiver burden and depression in Alzheimer's disease. Korean Journal of Occupational Health Nursing. 2016;25(3):238-248.
3. Olson-Sitki K, Wendler MC, Forbes, G. Caregiver burden and health promotion. Journal for Nurses in Professional Development. 2019;28(4):156-162.

(5) 참고문헌 정리

저널에 따라 통일된 편집양식을 요구하는데, 이는 원고의 통일성을 통해 시간 및 비용 효과적인 면과 의사소통에 기여하기 때문이다. 또한 동일한 양식으로 논문을 작성하게 되면 다른 연구자들보다 용이하게 의사소통을 할 수 있게 된다.

저널에 따라 참고문헌 수를 제한하기도 하는데, 참고문헌 작성에서 기본적인 것은 본문에 인용된 문헌은 반드시 포함되어야 한다는 것이다. 독자들이 연구논문을 읽고 참고문헌을 다시 찾아보기도 하며, 인용지수(impact factor) 측정과도 관련이 있으므로 참고문헌은 정확히 기록해야 한다. 참고문헌 정리는 NLM(National Library of Medicine) 스타일, APA(American Psychological Association) 스타일 등 다양하므로, 투고할 저널이 원하는 양식대로 작성해야 한다. 투고할 저널의 홈페이지에 접속하여 투고요령이나 저자지침(author guideline)을 연결해 보면 해당 저널이 요구하는 스타일을 확인할 수 있다. 간호학 관련 저널에서는 주로 NLM, APA 스타일의 편집양식을 적용한다. 본 장에서는 NLM 스타일에 대해서 알아보고자 한다(APA는 8장 참조).

일반적인 NLM 원칙은 다음과 같다.

- 본문에 문헌을 인용한 경우 문헌인용 순서에 따라 숫자를 괄호로 표시한다.
- 일반적으로 국내외 문헌 모두 영어로 표기한다.
- "저자성_저자이름이니셜" 형태로 작성한다. 예. Peumans M, Kim SJ
- 저자명과 저자명 사이 쉼표(,), 마지막 저자명 뒤에 마침표(.)를 사용한다.
- 한 참고문헌이 본문에서 계속 인용될 경우 같은 번호를 사용한다.
- 정기간행물, 저서의 제목은 첫 자만 대문자로 표기한다.

NLM 스타일에 따른 각각의 참고문헌 작성의 예는 다음과 같다.

① 정기간행물

저자명(last name initial). 논문명. 학술지명. 연도;권(호):시작 페이지-마지막 페이지. DOI 순서로 기재한다. 온라인 저널인 경우 페이지 번호 이후에 DOI 번호 또는 인출된 사이트 주소를 입력하되 마지막에 마침표를 인위로 기입하지 않는다. DOI는 논문에만 부여하는 고유번호이며 주로 논문의 첫 페이지 상단이나 하단에 기록되어 있으며 온라인 논문 정보 열람 시에도 게시되어 있다.

Kim YL, Park EO. Comparison of organizational culture and organizational commitment based on experience of workplace bullying in clinical Nurses. Korean Journal of Occupational Health Nursing. 2017;26(3):197-206. doi: 10.5807/kjohn.2017.26.3.197

정기간행물의 경우 저자가 6명 이하인 경우는 저자 6인의 이름을 모두 쓰며, 7명 이상인 경우 저자 중 처음 6인을 기록하고 et al.을 기록한다.

■ 6명 이하인 경우

Ceravolo DJ, Schwartz DG. Strengthening communication to overcome lateral violence. Journal of Nursing Management. 2012;20(5):599-606. doi: 10.1111/j.1365-2834.2012.01402.x

■ 7명 이하인 경우

Ceravolo DJ, Schwartz DG, Folts-Ramos KM, Castner J, Petitti DB, Buckwalter JG, et al. Strengthening communication to overcome lateral violence. Journal of Nursing Management. 2012;20(5):599-606. doi: 10.1111/j.1365-2834.2012.01402.x

② 저서

저자. 도서명. 출판사; 연도. p. 전체쪽수. 순으로 기재한다.

Jenkins PF. Making sense of the chest x-ray: a hands-on guide. Oxford University Press; 2005. p 212.

③ 학위논문

학위논문은 가급적 인용하지 않도록 한다. 단, 필요한 경우 전체 인용문헌의 10%를 넘지 않는다. 저자. 논문명 [학위 유형]. 발행처 주소지: 수여대학: 연도. p. 전체쪽수. 순으로 기재한다.

논문에 인용한 모든 참고문헌이 목록에 빠짐없이 정확한 형식으로 나열되어 있는지 꼼꼼하게 점검한다. 문헌고찰에 포함할 서지정보는 저자(출판년도), 제목, 잡지이름,

권, 호, 페이지 수를 포함해야 하며, 저서인 경우에는 저자(출판년도), 책이름, 출판 장소, 출판사를 포함한다. 참고문헌의 서술방법은 대학이나 주요 학술지에서 요구하는 논문작성법을 따른다(제8장 연구보고서의 참고문헌 작성법: APA스타일 참조).

박사학위 논문

Kim MH. An Exploration of the Workplace Bullying among Newly Graduated Nurses who Left Nursing [dissertation]. Seoul: Ewha University; 2019. p. 1-67.

석사학위 논문

Lee TJ. An Exploration of the Workplace Bullying among Newly Graduated Nurses who Left Nursing [master's thesis]. Guangju: Chonnam National University; 2017. p. 1-50.

④ Web 자원

저자. 제목 [Internet]. 출판사; 연도 [cited 인용년도 월 일]. Available from: URL. 순으로 기재한다.

Statistics Korea. Health Medical Personnel Survey [Internet]. Statistics Korea; 2018 [cited 2020 July 22]. Available from: http://www.mohw.go.kr/react/351956.

2. 용어 정의

연구에서 개념을 사용할 때는 그 개념에 대해 분명하게 정의(definition)를 내려야 한다. 개념은 현상의 속성을 추상적으로 표현하는 상징적 언어이므로 실제 세계에서 측정할 수 없다. 그러므로 관심있는 현상을 연구하기 위해서는 이론화된 추상적 개념을 실제 경험세계에서 관찰하거나 측정할 수 있도록 전환하는 과정이 필요하다. 연구자는 연구의 개념을 타당화하여 측정할 수 있도록 이론적 정의와 조작적 정의를 내려야 한다.

1) 이론적 정의

개념의 이론적 정의(theoretical definition)는 다른 단어나 다른 개념을 사용하여 그 개념이 갖고 있는 본래의 의미를 명확히 하는 것이다. 이 때 대부분이 추상적 용어를 빌려서 정의된다. 예를 들어 '서비스 품질'이란 '사용자에게 제공되는 서비스의 성질과 바탕'이라고 정의내릴 수 있다.

Parasuraman 등(1988)은 서비스 품질이란 서비스가 제공되는 과정 전체의 탁월성과 우수성에 대한 소비자의 판단으로 소비자의 기대와 만족간의 관계를 의미한다고 하였다. 이렇게 한 개념을 정의내리기 위하여 연구자는 다른 개념을 빌려서 쓰게 된다.

개념이 명확하게 정의 내려지지 않으면 혼란을 초래하여 연구 진행에 어려움을 겪게 된다. 빌려서 쓴 개념도 추상적이며 사람들마다 다르게 해석될 수 있으므로 이들 빌려온 개념을 모든 사람들이 정의 없이도 명확히 이해할 수 있을 때까지 이론적 정의를 내려야 한다.

2) 조작적 정의

이론에서의 추상적 개념을 실제 경험세계에서 관찰하거나 측정할 수 있도록 전환하는 과정이 필요한데, 이러한 과정을 가리켜 '조작적 정의(manipulated definition)'라고 한다.

조작적 정의는 추상적 개념을 경험적 세계의 언어로 표현하는 것으로, 이를 통해 개념의 의미가 확실해지고 경험적으로 측정할 내용들이 분명해진다. 필요한 정보를 얻기 위한 지표가 제시되어야 한다. 예를 들면 척도(scale), 지수(index) 등이 있다.

예를 들면 간호서비스 품질을 파악하기 위해 Parasuraman 등(1991)은 척도(scale)를 개발했다. 간호서비스 품질이란 대상자의 간호서비스에 대한 기대와 지각의 차이를 의미하는 것으로, 대상자의 기대와 지각을 조사한 후, 그 차이 값을 계산하여 양의 값을 가지면 품질이 좋은 것이고 음의 값을 가지면 품질이 나쁜 것을 의미한다. 연구결과 간호서비스 품질에 대한 기대는 4.2점(5점 만점)이었고, 지각은 3.9점(5점 만점)으로 품질(−0.3)은 음의 값으로 나타나 간호서비스 품질 지수는 낮은 것으로 나타났다(Lee, 2015).

이와 같이 조작적 정의에 의해 추상적 개념이 구체적으로 관찰되거나 측정 가능한 지표로 전환되는데, 이렇게 전환된 것은 변수(variable)라고 표현한다. 이론적 정의와 조작적 정의의 예는 다음과 같다(표 5-5).

표 5-5 용어 정의의 예

1) 간호서비스 품질
  (1) 이론적 정의: 서비스 품질이란 서비스가 제공되는 과정 전체의 탁월성과 우수성에 대한 소비자의 판단으로 소비자의 기대와 만족간의 관계를 의미한다(Parasuraman 등, 1988).
  (2) 조작적 정의: 본 연구에서 간호서비스 품질은 Parasuraman 등(1991)이 개발한 간호서비스 품질 측정 도구를 사용하여 측정한 점수를 의미한다.

3. 변수

개념에 대해 조작적 정의가 내려지고 나면 이때부터는 변수(variable)라고 부른다. 변수란 변화하는 성질을 가지고 있어 여러 가지 다양한 값을 가질 수 있기 때문에 붙여진 이름이다. 예를 들어 연구대상자의 일반적 특성인 연령, 성별, 종교, 학력, 경제상태와 같이 서로 다른 값을 갖는 속성이다. 연령은 10세, 20세, 30세 등 대상자마다 각기 다른 값을 가질 수 있고, 종교라는 개념은 기독교, 천주교, 불교 등 대상자마다 다른 값을 가지며, 학력이라는 개념은 초졸, 중졸, 대졸, 대학원졸 등의 각기 다른 학력을 가질 수 있기 때문에 이 모든 것은 변수가 될 수 있다. 이렇듯 개념의 추상적 속성을 가지면서 그 속성을 가진 정도에 따라 각기 다른 값을 가질 수 있는 것을 가리켜 변수라 한다.

변수는 변수 간의 관계를 기준으로 독립변수, 종속변수, 매개변수, 외생변수로 구분된다.

1) 독립변수와 종속변수

독립변수(independent variable)는 다른 변수와의 관계를 설명하는 과정에서 인과관계가 인정될 경우, 다른 변수의 원인이 되거나 선행조건이 되는 변수이다. 즉 결과변수에 변화를 가져오거나 영향을 미친다. 독립변수는 종속변수에 효과를 주기 위해 연구자에 의해 조작되므로 실험처치나 실험변수로도 불린다.

종속변수(dependent variable)는 독립변수로 인하여 결과적으로 변화가 나타나는 변수로 결과변수(consequent)라고 불린다. 예를 들어 아로마테라피가 여대생의 월경 중 스트레스 반응에 미치는 효과 연구에서 실험처치로 아로마테라피가 독립변수가 되고, 스트레스 반응이 종속변수가 된다(그림 5-3).

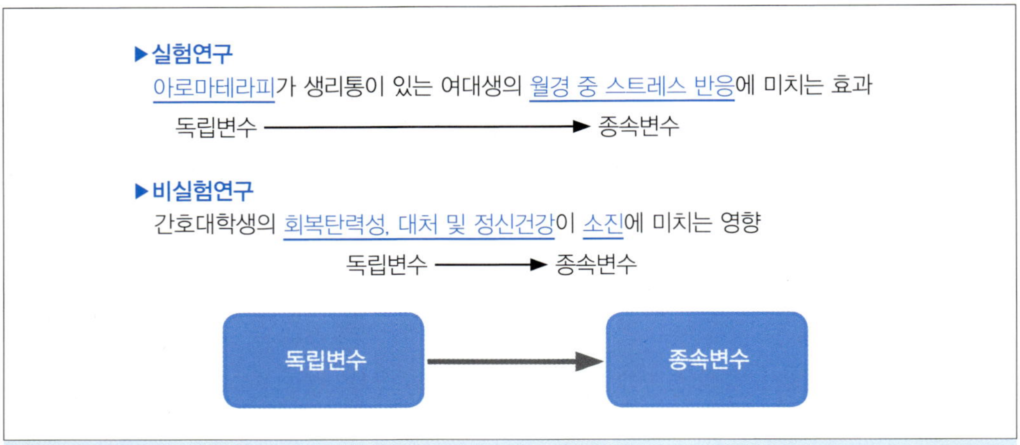

그림 5-3 독립변수와 종속변수와의 관계

2) 매개변수

매개변수(intervening dependent variable)는 독립변수와 종속변수 사이에 존재하면서, 두 변수의 관계를 더 확실하게 이해하도록 돕는 변수로서 중재변수(mediating variable)라고도 한다. 매개변수는 독립변수의 결과이자 종속변수의 결정요인이다. 예를 들어 간호사의 감정노동이 직장-가정 갈등에 영향을 주고 그 결과 이직의도가 증가한다고 할 때 직장-가정 갈등은 매개변수가 된다(그림 5-4).

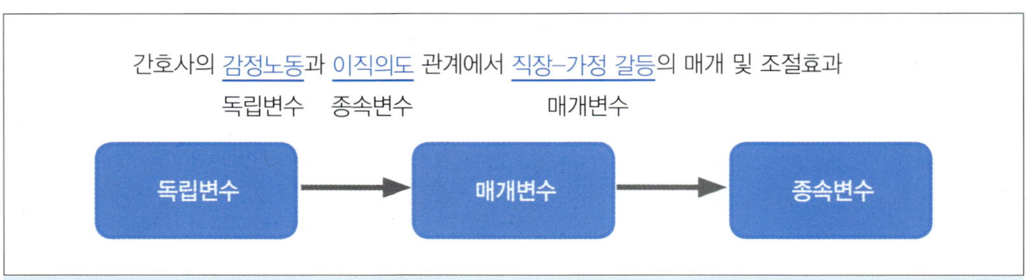

그림 5-4 독립변수, 매개변수, 종속변수와의 관계

3) 외생변수

외생변수(extraneous variable) 또는 혼동변수(confounding variable)는 독립변수와 종속변수 이외의 기타변수로서 이들 관계를 교란하여 독립변수와 종속변수 간의 관계를 해석하는 데 혼란을 초래하는 변수이다. 외생변수는 연구결과에 영향을 주지만 연구에서 관심이 있는 변수는 아니다. 그러므로 외생변수를 통제하지 못하면 독립변수와 종속변수의 관계가 잘못된 결과로 나타날 수 있다.

예를 들어, 앞의 간호사의 감정노동과 이직의도 관계에서 직장-가정 갈등의 매개 및 조절효과의 연구결과에 대한 추가연구를 통해 간호사의 성격 특성이 간호사가 지각하는 감정노동과 이직의도 모두에게 영향을 미친다면 간호사의 성격적 특성이 바로 외생변수이다(그림 5-5).

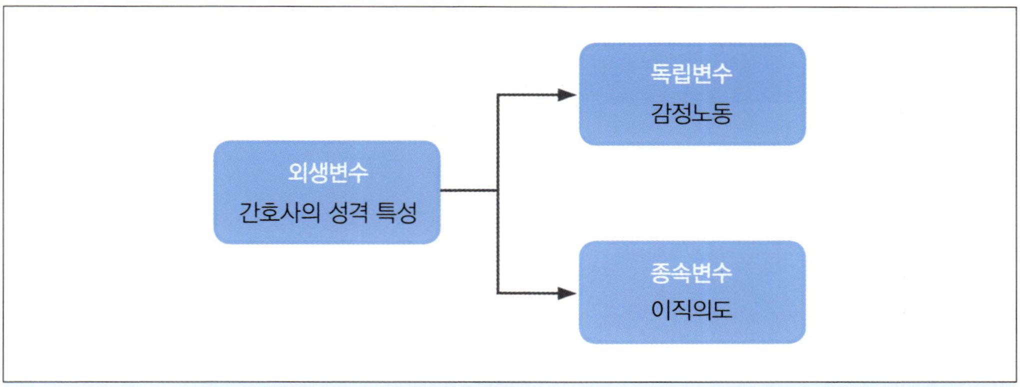

그림 5-5 독립변수, 종속변수, 외생변수와의 관계

자율학습 문제

1. 간호학회지에 실린 관심주제 논문 1편을 찾아 문헌고찰 정리 형식을 엑셀파일로 만들어 정리해 보시오.

2. 다음의 학회지를 보고 NLM 스타일의 참고문헌 작성법에 따라 기술해 보세요.

DBpia

간호대학생이 임상실습에서 경험하는 무례함, 비판적 사고성향, 임상실습스트레스에 의사소통 프로그램이 미치는 효과

The Effects of a Communication Program on Incivility, Critical Thinking, and Clinical Practice Stress Experienced by Nursing Students

저자 (Authors)	김순애, 이소영, 홍은희 Kim, Soon Ae, Lee, So Young, Hong, Eunhee
출처 (Source)	한국간호교육학회지 25(2), 2019.5, 197-205 (9 pages) The Journal of Korean Academic Society of Nursing Education 25(2), 2019.5, 197-205 (9 pages)
발행처 (Publisher)	한국간호교육학회 The Korean Academic Society Of Nursing Education
URL	http://www.dbpia.co.kr/journal/articleDetail?nodeId=NODE08732953
APA Style	김순애, 이소영, 홍은희 (2019). 간호대학생이 임상실습에서 경험하는 무례함, 비판적 사고성향, 임상실습스트레스에 의사소통 프로그램이 미치는 효과. 한국간호교육학회지, 25(2), 197-205.

3. 빈칸에 알맞은 답을 쓰시오.

1) (   )는 다른 단어나 다른 개념을 사용하여 그 개념이 갖고 있는 본래의 의미나 뜻을 명확히 하는 것이다.

2) (   )는 추상적 개념을 경험적 세계의 언어로 표현하는 것으로, 이를 통해 개념의 의미가 확실해지고 경험적으로 관찰하거나 측정할 내용들을 분명히 하는 것이다.

정답

1. 표 5-3 참고
2. Kim SA, Lee SY, Hong EH. The effects of a communication program on incivility, critical thinking, and clinical practice stress experienced by nursing students. The Korean Academic Society Of Nursing Education. 2019;25(2):197-205. doi: 10.5977/jkasne.2019.25.2.197
3. 1) 이론적 정의 2) 조작적 정의

자율학습 문제

4. 다음의 연구문제에서 독립변수와 종속변수를 찾아 쓰시오.

1) 흡입기 사용 교육 프로그램이 천식환자의 증상 조절과 관련이 있는가?

2) 시뮬레이션 실습이 간호대학생의 기본역량을 증가시키는가?

3) 암 생존자의 사회적 지지망 분석을 통한 건강행동 실천 정도를 파악한다.

정답

4. 1) 독립변수: 흡입기 사용 교육 프로그램, 종속변수: 천식 환자의 증상 조절
2) 독립변수: 시뮬레이션 실습, 종속변수: 간호대학생의 기본역량
3) 독립변수: 암 생존자의 사회적 지지망 분석, 종속변수: 건강행동 실천 정도

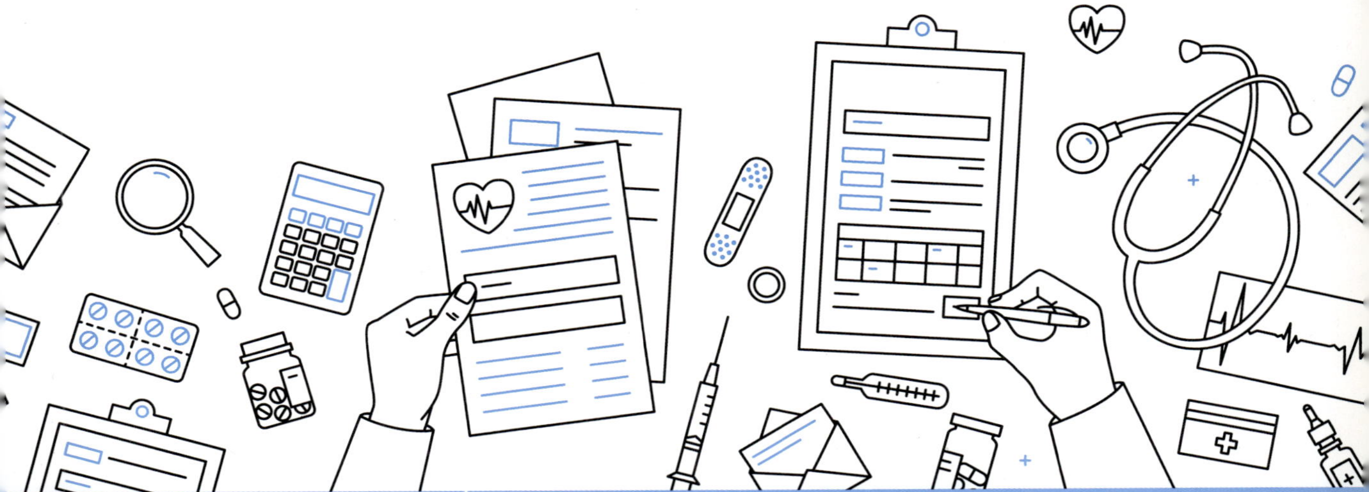

06 연구방법

제6장

연구방법

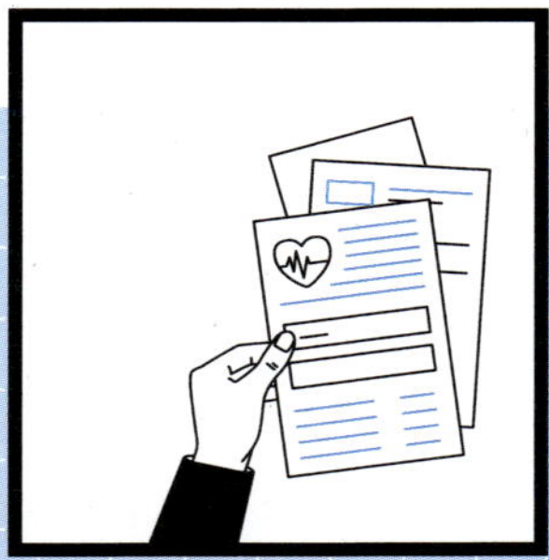

학습목표

1. 연구설계의 개념을 설명할 수 있다.
2. 연구설계의 종류를 설명할 수 있다.
3. 자료수집방법을 설명할 수 있다.
4. 자료분석방법을 설명할 수 있다.

주요용어

- 연구설계(research design)
- 인과성(causality)
- 편의(bias, 편중)
- 통제(control)
- 조작(manipulation)
- 타당도(validity)
- 신뢰도(reliability)

1. 연구설계(Research design)의 개념

설계(design)는 일을 진행할 때의 계획이다. 연구설계는 연구의 기본적인 아이디어에서부터 구체적 연구의 실시, 자료수집, 자료분석, 결과 보고서 작성에 이르기까지 전반적 과정에 대한 계획을 의미한다. 연구목적에 따라 연구설계와 자료수집방법이 결정된다. 연구설계의 주된 목적은 연구결과의 타당성 확보를 위해 타당성을 위협하는 요인들을 최대한 통제하는 데 있다. 여기에서는 간호연구에 가장 많이 사용되는 양적 연구설계(quantitative design)를 살펴보고자 한다.

1) 연구설계의 기본적인 개념

(1) 인과성(causality)

인과성이란 원인과 결과의 규칙적인 관계이다. 인과성은 원인이 결과의 필요충분조건이면서, 원인이 결과를 도출해 낸다는 것을 의미한다. 즉, 변수 사이의 인과관계는 원인이 결과에 선행해야 하고, 원인변수와 결과변수(종속변수)가 서로 관련이 있어야 한다. 또한, 원인변수가 결과변수에 영향을 미칠 때 다른 변수들이 영향을 미치지 않아야 한다. 인과성은 하나의 원인일 수도 있지만, 여러 개의 서로 상호관련 있는 변수들이 작용할 수도 있다. 어떤 연구는 특별한 변인들만 기술하기도 하고, 어떤 연구에서는 변인들간의 관계를 검증하기 때문에 모든 연구가 원인과 결과를 검증하는 것은 아니다.

(2) 편의(bias, 편중)

편의(편중)는 진실이나 기대되는 것으로부터 조금 차이가 나는 것으로 조사결과에 체계적으로 영향을 미치는 방향성을 지닌 변이를 말한다. 편의는 다음과 같은 상황에서 발생하기 쉽다.

- 연구자나 면접원이 어떤 편견을 가지고 있을 때
- 연구과정에 연구자나 면접원의 가치관을 개입시킬 때
- 일을 쉽게 하고자 연구 설계대로 진행하지 않을 때(직접조사 대신 전화조사 실시 등)

특히, 표본추출과정이나 질문지의 묻는 방식에서 발생하기 용이하다. 따라서 연구를 설계할 때 편의(편중)를 야기할 수 있는 요소를 찾아내어 제거하는 것이 중요하다.

(3) 통제(control)

통제는 독립변수와 종속변수간의 혼동을 줄 수 있는 여러 외생변수를 조절하는 것이다. 통제 방법으로는 외적 통제와 내적 통제가 있다.

(4) 조작(manipulation)

조작은 실험적 중재를 의미하는 것으로 연구대상자 일부에게 실험적 처치 혹은 중재를 가하는 것이다. 어떤 집단에게는 처치를 제공하고, 다른 집단에게는 처치를 제공하지 않음으로써 독립변수를 조작하게 된다.

(5) 타당도(validity)

측정도구의 타당도는 연구자가 측정하고자 의도했던 개념을 측정도구가 실제로 정확하게 또는 적합하게 측정하는 지에 대한 정도를 평가하는 것이다. 즉, 측정의 개념적 오류(conceptual error)를 평가하는 것으로, 측정하고자 하는 개념을 얼마나 제대로 측정하고 있는 지를 판단하는 것이다. 도구가 측정하고자 하는 특성의 대표적인 요소를 잘 포함하고 있다면 다양한 상황에 더 잘 맞고, 정확한 추론을 할 수 있을 것이다. 타당도를 확인하기 위해서는 먼저 측정하고자 하는 개념의 속성을 분명하게 파악해야 한다. 대부분의 간호학의 경우 개념의 추상성이 높기 때문에 개념에 대한 정의를 명확히 하는 것은 쉬운 일은 아니다. 예를 들어 환자의 통증을 측정하기 위해서 체중을 측정한다고 가정해 보자. 과연 체중이 환자의 통증의 속성을 측정할 수 있는 가를 검토해 보는 것이 타당할 것이다. 타당도는 계통오차(systematic error)에 관한 것이므로, 계통 오차가 적으면 도구는 타당한 것이다. 계통오차(systematic error)는 무작위 오차가 아닌 측정 오차를 의미한다. 예를 들어, 체중을 측정할 때 5g이 덜 나가는 체중계가 있다면, 이 체중계로 측정할 때 계통 오차가 발생한다. 모든 사람들의 체중이 실제보다 적게 측정되어 결과적으로 평균값이 작아지게 된다.

타당도를 평가하는 방법에는 내용 타당도(content validity), 준거 타당도(criterion related validity), 구성 타당도(construct validity)가 있다.

① 내용 타당도(content validity)

측정도구가 측정하고자 하는 구성이나 개념의 모든 속성을 완벽하게 측정하고 있는 지를 평가하는 타당도이다. 이상적인 측정도구는 연구하고자 하는 개념이 모두 포함된 내용을 일정 시간 내에 측정할 수 있어야 한다. 하지만, 측정도구가 연구자가 측정하고자 하는 내용이 모두 포함되었는 지를 객관적으로 확인하기는 쉽지 않다. 따라서,

내용타당도는 그 분야의 전문가에게 도구의 내용을 평가를 받아야 한다. 몇 명의 전문가가 측정도구의 내용을 살펴보고 그것에 대해서 합의한 경우에는 그 도구는 내용타당도가 높다고 평가할 수 있다.

이를 객관화하는 방법이 내용타당도지수(Content Validity Index, CVI)이다. 이는 4~7점 척도를 2-3명의 평가자에게 문항 내용과 측정목적 간의 연관성에 대해 점수를 매기도록 한다. 그 후 평가된 전체 문항 수에 비해 관련 있다고 평가된 문항 수의 비율을 구하면 CVI지수가 된다(CVI=평가자 모두 관련 있다고 평가한 문항 수/전체문항 수).

		평가자 B		
평가자 A		관련없음	관련있음	계
	관련없음	2개	5개	7개
	관련있음	3개	12개	15개
	계	5개	17개	22개

CVI = 평가자 모두 관련 있다고 평가한 문항 수/전체문항 수 = 12/22=0.55

CVI 계산방법은 다양하여, 다른 계산의 예를 살펴보면 다음과 같다.

예를 들면 4점 척도를 이용할 때 (전혀 관련이 없다 1점 ~매우 관련이 높다 4점) 각 문항별 4명의 전문가의 평가점수 합계를 전문가 수에 다른 최대평가 점수(4명*4점=16)로 나눈 값이 내용타당도 지수라고 생각하여 다음 표와 같이 구할 수도 있다.

	전문가의 문항별 점수				CVI ≥ 0.8 기준적용	
	평가자 A	평가자 B	평가자 C	평가자 D	CVI	결과
1문항	2	4	4	4	14/16=0.875	채택
2문항	4	3	3	4	14/16=0.875	채택
3문항	4	4	4	4	16/16=1	채택
4문항	4	4	4	4	16/16=1	채택
5문항	3	3	3	3	12/16=0.75	수정
6문항	2	2	1	2	7/16=0.43	삭제
7문항	4	4	4	3	15/16=0.93	채택

내용타당도가 0.55인 도구는 추천하기에는 리스크가 있는 타당도이다. 이 경우에는 두 평가자가 모두 관련성이 없다고 평가한 문항을 삭제하거나 관련이 있는 다른 문항으로 대체하는 것이 바람직하다.

내용타당도는 모든 검사 문항들이 검사 영역의 범위를 벗어나지 않았는 지, 검사 문항들이 영역의 특성을 잘 대표하고 있는 지, 검사 문항들이 검사 영역들의 특성을 일반화할 수 있을 정도로 충분한 지, 검사 문항의 난이도가 적절한 지, 검사 문항과 답이 정확한 지 등으로 확인할 수 있다.

② 준거 타당도(criterion related validity)

준거 타당도는 새로운 측정도구를 개발했을 때 외부에 있는 특정한 측정도구를 기준으로 삼고, 개발된 측정도구들을 비교함으로써 타당도를 평가하는 방법이다. 즉, 측정도구와 몇 가지 다른 기준인 외적 준거의 관계를 평가하는 데 중점을 둔 타당도이다. 측정도구로 측정한 개념의 점수가 어떤 외적 준거와 높은 상관관계가 있으면 도구의 타당도가 높다고 평가하는 방법이다.

준거 타당도는 동시 타당도(concurrent validity)와 예측 타당도(predictive validity)로 구분할 수 있다. 동시 타당도는 예측 타당도와 거의 유사하나 준거에 대한 측정을 언제 하느냐에 따라 다르다. 즉, 동시 타당도는 도구에 의한 측정 결과가 대상자의 현재 상태를 바르게 판단할 수 있느냐를 다루는 것이다. 새로운 검사도구를 개발하였을 때 타당성이 인정된 기존 검사도구와의 유사성 또는 연관성 등을 비교 검사하는 검사이다. 새로 개발된 도구로 측정한 점수가 기존 검사 도구와 상관관계가 높다면 타당도가 높은 도구라고 판단한다. 예를 들면, 간호대학생의 학업성적관리능력을 측정하는 도구를 개발한 후 이 도구의 타당도를 동시 타당도로 평가할 경우, 우선 이 도구로 간호대학생의 학업성적관리능력을 측정한 후 그 측정결과와 간호대학생의 지난 1년간의 개별 학업성적을 비교하여 관계정도를 보아야 한다. 즉, 외적 준거는 과거의 학업성적이 되는 것이다.

예측 타당도는 특정한 측정도구가 미래의 어떤 결과를 정확하게 예측할 수 있는 지를 평가하는 것이다. 예를 들어, 각 대학에서는 우수한 학생을 면접으로 선발하기를 원할 때, 우수한 학생을 선발하기 위한 도구는 면접시험이다. 우수한 학생의 외적 준거는 입학 후 학업성적일 것이다. 이때 면접시험성적이 우수한 학생이 입학 후 학업성적이 우수한 것으로 평가된다면 면접시험도구는 우수한 학생을 예측하는데 예측 타당도가 높은 도구라고 볼 수 있다. 면접시험성적과 입학 후 학업성적의 상관관계는 타당도 계수를 산출하면 알 수 있다.

③ 구성 타당도(construct validity)

구성 타당도는 변수의 이론적 정의와 조작적 정의간의 적합성을 검토하는 것으로, 개념 타당도라고도 한다. 구성(construct)은 불안, 통증 등 추상적이고 직접적인 관찰이 어려워 그 특성의 결과로 나타나는 행동을 관찰할 수밖에 없는 성질을 의미한다. 구성 타당도는 사용하는 도구가 실제로 이론적인 구성 개념을 측정하는 가를 판단하는 것이다.

(6) 신뢰도(reliability)

신뢰도는 같은 대상을 반복 측정하는 경우 얼마나 일치하는 값을 얻을 수 있는 가를 나타내 주는 측도이다. 즉, 신뢰도는 측정의 수적 오류(numerical error)를 평가하는 것으로, 측정하려는 것을 얼마나 안정적이고 일관성 있게 측정했는가를 평가하는 것이다. 신뢰도는 하나의 질문 또는 여러 개의 질문으로 구성된 설문지를 통해서 어떤 특성을 얼마나 일관성있게 측정하는 가를 나타내 주는 값이다. 신뢰도 계수는 0과 1사이의 값을 갖는다. 조사에 사용된 측정방법에 대한 신뢰도 계수가 1에 가까울수록 신뢰도가 높다고 하고, 0에 가까울수록 신뢰도가 낮다고 한다. 평가자 간 신뢰도가 어느 정도 이하이면 수용할 수 없다는 절대 기준은 없지만, .70 이하가 되는 값은 자료의 신뢰도에 심각한 우려를 초래하게 된다. 평가자간 신뢰도 값은 연구결과 보고에 반드시 포함하여야 한다.

2) 연구설계의 기본조건

연구설계의 목적은 연구목적, 연구문제 및 가설에 대한 결과를 얻을 수 있도록 적합한 상황을 만드는 것이다. 연구목적에 따라 연구설계가 결정된다. 이를 위해서 연구설계를 선택할 때는 연구목적에 적합하는 가, 실현가능하는 가, 타당도를 위협하는 요인들의 개입을 최소화할 수 있는 가를 고려해야 한다. 좋은 연구설계는 연구목적, 자료수집방법, 자료분석법에 일관성이 있고 내적 타당도의 문제가 없어야 한다.

(1) 대상자의 무작위 배정(random assignment)

무작위 배정이라는 것은 모든 대상자가 각 집단에 배치될 확률이 같다는 것을 의미한다. 대상자가 무작위로 실험군이나 대조군에 배정함으로써 그 집단 간의 특성을 동질하게 유지하고, 그 결과 외생변수가 실험군이나 대조군 중 한쪽에만 존재하여 종속변수에 크게 영향을 미치는 일은 없게 된다. 무작위 배정은 연구설계에서 계통편의(systematic bias)를 제거하기 위한 통제기능을 한다. 그러나 표본 수가 적을 때는 무작위 배정이 반드시 집단 간의 동질성을 보장하지는 못한다.

(2) 독립변수의 조작화

독립변수의 조작화란 연구자가 연구대상자 일부에게 실험적 처치 혹은 중재를 가하는 것이다. 연구자는 독립변수를 의도적으로 변화시키고, 그러한 조작이 종속변수에 미치는 효과를 관찰하게 된다. 집단별로 어떤 집단에게는 처치를 제공하고(실험군) 다른 집단에게는 그것을 철회하거나(대조군) 또는 다른 처치를 제공(비교군)하여 독립변수를 조작하게 된다.

(3) 외생변수의 통제

통제는 외적 통제와 내적 통제로 분류할 수 있다. 실험연구에서는 내적 통제가 더 중요하고, 비실험연구에서는 외적 통제가 더 중요시 된다.

외적 통제 방법에는 대조군 설정, 환경설정, 자료수집 시간을 일정하게 유지, 자료수집절차에 이중차단장치(double blind method) 사용, 동일한 처치 내용, 신뢰도 높은 측정도구와 관찰자 훈련 등이 있다.

내적 통제는 연구대상자의 특성이 외생변수로 작용하여 종속변수에 영향을 미치는 것을 통제하는 것을 말한다. 내적 통제 방법에는 무작위할당, 외생변수의 동질화, 무작위 블록설계법, 짝짓기법(matching), 통계적인 통제법으로 공변량분석(analysis of covariance), 중복노출법 등이 있다.

① **무작위 할당(randomization)** : 외생변수를 명확히 알지 못하는 상황에서 외생변수 통제를 위해 사용하는 방법이다.

② **외생변수의 동질화(homogenity)** : 외생변수들의 속성이 동일한 대상자만 표본으로 사용하는 방법이다.

③ **무작위 블록설계법(randomized block design)** : 외생변수를 연구설계 내에 블록으로 포함하는 것으로 오차변량을 최소화하기 위해 사용된다. 무작위 블록설계법은 외생변수를 제거하거나 고정시키기 어려울 경우, 외생변수를 독립변수의 하나로 격상시

켜서 연구설계에 포함하여 실험한 후에, 이 변수가 종속변수에 미치는 상호작용 효과를 알아보는 방법이다. 이때 여러 개의 외생변수 중에서 어떤 변수를 독립변수로 격상시킬 것인가 하는 결정은 선행연구를 통하여 가장 영향력이 큰 변수 1–2개를 선정하는 것이 가장 좋다.

④ **짝짓기법(matching)** : 연구대상자의 특성을 알고 있을 때 한 집단은 실험군에, 다른 집단은 대조군에 배정하여 비교하는 방법이다. 파악된 외생변수 중 1–2개를 실험군과 대조군에 배정되는 대상자의 조건으로 짝을 지어 스며들게 하는 방법이다. 예를 들어, 직업과 성이라는 변수가 외생변수로 통제되어야 할 경우, 대상자의 직업과 성이 같은 대상자 두 명을 확보하여 양 집단에 동시에 배치하는 방법이다. 짝짓기법은 관련된 외생변수를 명확히 알고 있어야 하며, 3개 이상의 외생변수를 짝짓기할 경우는 그런 조건을 가진 대상자를 구하기 어렵기 때문에 실제로 사용하기는 어려운 방법이다.

⑤ **중복노출법** : 한 대상자를 한 가지 처치에만 노출시키는 것이 아니라 두 가지 처치 모두에 노출시키는 것으로 반복 측정 설계(repeated measures design)라고도 한다. 이 설계는 외생변수의 효과를 서로 상쇄시키는 방법으로, 대상자들의 동질성을 가장 많이 확인할 수 있다는 장점이 있으며, 대상자 확보가 어려운 연구일 경우 유용하다. 중복노출법은 첫 번째 경험이 두 번째 상황에 영향을 줄 수 있는 이월효과(carryover effect)의 문제와 처치의 순서가 개인의 성취도에 영향을 미치는 서열효과가 외생변수로 작용할 수 있으므로 실험처치 내용에 따라 선별해서 사용해야 한다. 이런 경우 대상자를 다른 순서에 노출시킴으로써, 예를 들어 한 집단이 1–2–3의 순서였다면, 다른 집단은 3–2–1 순서로 진행함으로써 외생변수의 효과를 상쇄시킬 수 있다.

⑥ **공변량분석(covariance analysis)** : 발견된 외생변수를 공변량으로 처리하여 통제하는 통계적 방법이다.

2. 연구설계의 분류

연구설계는 연구문제에 대한 해답을 얻을 가능성을 높이기 위한 기획으로 간호중재(처치)의 개입 유무에 따라 비실험연구설계와 실험연구설계로 분류할 수 있다. 비실험연구설계에는 서술적 연구와 상관성 연구 등이 있으며, 실험연구설계에는 원시실험설계, 유사실험설계, 순수실험설계로 구분할 수 있다.

1) 비실험연구설계

비실험연구설계는 연구자가 어떤 조작이나 개입을 하지 않고 자연스럽게 일어나는 현상을 측정하는 설계를 의미한다. 장점은 자료수집이 용이하며, 자연현상을 통해 얻은 결과이기 때문에 일반화의 가능성이 비교적 높은 것이다. 특히, 연구 중재에 연구자가 개입하여 조작과 통제를 가하기 힘든 분야의 연구에 많이 사용된다. 단점은 변수들간의 관계는 조사가 가능하지만, 인과관계를 명확히 규명하기 힘들기 때문에 결과해석에 신중을 기해야 한다. 비실험연구에는 조사연구, 사례연구, 방법론적 연구, 2차 자료 분석연구, 메타분석연구 등이 있다.

(1) 조사연구

조사연구는 실험처치를 하지 않고 대상자들의 응답에 초점을 맞추어 가설을 검증하고 변수들 간의 관계를 검토하는 비실험연구 방법이다. 자료수집은 설문지, 면담 등의 방법을 통해 실시된다.

① 조사연구의 분류

조사연구는 대상자 형태에 따라 전수조사(census), 대단위 조사(mass survey), 집단조사(group survey)로 분류된다. 연구목적에 따른 분류는 서술적 조사(descriptive survey), 상관 조사(correlational survey), 비교 조사(comparative survey) 등이 있다.

서술적 조사연구는 어떤 상황이나 현상을 있는 그대로 관찰하고 묘사하는 연구방법이다. 서술적 연구에서는 주로 이론 개발이나 간호현상 또는 문제를 규명하는데 주로 사용된다. 서술적 조사연구는 자료수집 시점에 따라 횡단(cross sectional)적 연구설계와 종단(longitudianl)적 연구설계로 나눌 수 있다. 횡단적 연구설계는 단면적 연구설계라고도 하는 데, 특정 시점에서 한 번 자료를 수집하는 것이고, 종단적 연구설계는 동일한 대상자를 추적하여 반복적으로 변수를 측정하는 것이다.

상관성 조사연구는 인간을 대상으로 하는 간호학에서 자주 사용되는 연구방법 중 하나로 2개 이상 되는 변수 간의 관계를 분석하는 연구방법이다. 상관성 조사연구는 단순히 변수 사이의 상관관계를 기술하거나 변수 간의 관계를 예측하고, 이론에서 제시한 관계들을 확인하기 위하여 연구자가 설정한 모형이나 모델을 검증할 때 사용되기도 한다.

조사연구를 연구 시점에 따라 후향적 연구(retrospective stud)와 전향적 코호트 연구(prospective cohort study)로 나눌 수 있다. 후향적 연구는 주로 역학 연구에서 많이 사용되었으며, 지금 나타난 현상이 과거에 일어난 사건과 관련성이 있지 않을 까 하는 관심에 초점을 두고 그 선행요인을 밝히고자 시도된 연구이다. 후향적 연구는 특정 상황의 발생에 대하여 원인적 요인을 규명하기 위한 연구인 것이다. 예를 들면, COVID-19의 발생 특성을 밝히기 위해 COVID-19 환자들의 병원 의무기록, 임상병리 및 방사선 검사결과 등을 기초로 후향적 조사연구를 시행하는 것이다. 후향적 연구는 전향적 연구에 비해 시간과 비용이 적게 든다.

전향적 코호트 연구는 예상되는 원인을 검사한 후, 예상 결과가 나타날 때까지 기다렸다가 측정하는 연구이다. 특정 시점에서 대상자 그룹(cohort)을 구축하는데, 코호트에는 관심대상이 되는 질병의 위험요인을 가진 그룹과 질병의 위험요인을 가지고 있지 않은 그룹을 포함한다. 이후 일정 기간이 지난 후 코호트 그룹간에 차이를 보이는 가 관찰을 한다. 따라서 연구결과를 얻기 위해서는 시간과 비용이 많이 들며, 대상자의 탈락률이 높은 단점이 있다.

② 조사연구의 장점과 단점

조사연구의 자료수집 방법에 따른 장점과 단점을 살펴보고자 한다. 온라인 설문지혹은 우편 설문지의 경우 조사에 드는 비용이 저렴하지만, 설문지의 회수율이 낮은 단점이 있다. 직접 설문지법은 자료수집이 용이하고 회수율이 높지만, 시간이 많이 소요된다. 개별 면접 조사방법은 명료하고 정교한 대답을 요하는 질문에 대한 응답 회수율이 높은 반면에 조사에 시간과 비용이 많이 소모된다. 전화 면접 조사방법은 개별 면접 조사방법보다 비용은 적게 들지만 면접자와 응답자 간에 신뢰성을 형성하기가 어려운 단점이 있다. 이러한 단점을 극복하고자 최근 줌(ZOOM)이나 구글미트(google meet) 등 화상 면접 조사방법이 시행되고 있다. 단점은 전자통신기기의 접근이 어려운 대상자들은 이용할 수 없는 단점이 있다.

(2) 사례연구(case study)

사례연구는 어떤 현상을 깊이 있게 하기 위해 한 개인이나 집단에 대해 심도 있게 조사하는 연구방법이다. 한 개인, 가족 혹은 집단의 현상을 통해 대상자의 생활양식, 특성 등을 탐구하는 경우를 개인집중 연구 또는 단일 대상자 연구라고 한다. 단일 대상자를 이용하지만, 특정 조작을 가한 후 시차를 두고 그 대상자의 종속변수를 관찰하는 연구는 단일 대상자 시계열 연구라고 한다. 가설을 설정할 만한 선행연구가 빈약한 경우에 특정 사례를 집중적으로 연구하는 경우는 임상적 특례연구라고 한다.

2) 실험연구설계

(1) 원시실험설계(pre-experimental design)

원시실험설계는 실험연구의 가장 초기 단계이다.

① 단일집단 사후설계(one-group post test design)

단일집단 사후설계는 단일사례나 단일집단에게 간호중재(처치)를 제공한 후에 관찰하고자 하는 현상을 1번 측정하는 것이다. 단일집단 사후설계는 비교할 근거가 없는 방법이기 때문에 사례의 변화가 그 중재(처치)에 의한 것인지 모호할 수 있다.

사전조사	처치	사후조사
x	0	0

② 단일집단 전후비교설계(one group pretest-posttest design)

단일집단 전후비교설계는 단일집단을 대상으로 하는 것은 단일집단 사후설계와 유사하지만 간호중재(처치) 전에 사전조사를 실시하고 중재 후에 사후조사를 실시하여 변수를 2회 측정하는 점이 다르다.

사전조사	처치	사후조사
0	0	0

(2) 유사실험설계(quasi-experimental design)

① 비동등성 대조군 전후설계(nonequivalent control group pretest-posttest design)

비동등성 대조군 전후설계는 순수실험연구의 무작위대조군 전후실험설계와 유사하나 실험군과 대조군에 무작위 배정이 안된다는 점이 다르다. 연구대상자들은 무작위 배정이 아니므로 동질한 표본이라고 할 수 없으며, 연구의 시작 시점에서 실험군과 대조군의 동질성에 대한 확신이 부족하여, 연구결과의 일반화에서 제약을 받는다. 비동등성 대조군 전후설계는 성숙, 선택의 편중, 통계적 회귀, 선택의 편중과 성숙의 상호작용, 제3변수의 우연한 개입 등의 내적 타당도를 저해 받을 수 있다. 독립변수를 투입하기 전에 사전조사를 실시하여 중요한 선행 변수를 조사하여 집단 간 동질성을 점검하는 것이 중요하다.

	사전조사	처치	사후조사
실험군	0	0	0
대조군	0	x	0

② 비동등성 대조군 사후설계(nonequivalent control group posttest only design)

비동등성 대조군 사후설계는 순수실험연구의 무작위 대조군 사후설계와 유사하나 실험군과 대조군에 무작위 배정이 안된다는 점이 다르다. 사전조사 없이 중재(처치)후 사후조사만 실시한다. 이 설계는 사전조사를 실시할 수 없는 상황이거나 사전조사로 인한 시험효과가 우려되는 연구에서 유용한 연구설계이다.

	사전조사	처치	사후조사
실험군		0	0
대조군		x	0

③ 비동등성 대조군 전후시차설계(nonequivalent control group nonsynchronized design)

비동등성 대조군 전후시차설계는 대조군을 설정하기는 하지만 대조군과 실험군을 무작위 배정을 하지 않으며, 자료를 수집하는 시기가 같지 않은 연구방법이다. 연구대상을 동시에 확보하지 못한 경우 대조군을 먼저 사전조사와 사후조사를 실시하고,

이후에 실험군에 사전조사, 실험처치와 사후조사를 실시하여 두 집단 간의 차이를 보는 방법이다. 이 설계는 실험군과 대조군의 자료가 다른 시기에 수집되므로 시간 경과에 따른 성숙의 요인이 개입될 가능성이 있다. 따라서 동질성 확보를 위해 연구대상자의 조건을 표준화하는 것이 바람직하며, 동질성 검정을 한 후 공분산분석(ANCOVA)을 실시하는 것도 통제의 방법이 될 수 있다. 비동등성 대조군 전후시차설계는 실험처치의 확산이 우려되는 경우 유용한 연구설계방법이다.

실험군		사전조사–중재(처치)–사후조사
대조군	사전조사–사후조사	

④ **시계열설계**(time series design)

시계열설계는 비교집단을 설정하기 곤란한 경우에 한 집단을 선택해서 실시하는 방법으로, 실험처치만 있고 분명한 대조군이 없는 설계이다. 실험처치를 주기 전에 연구대상자를 3회 이상에 걸쳐서 사전조사를 실시한 후 실험처치가 주어지며, 사후조사도 몇 회에 걸쳐 실시된다. 실험처치를 주기 전에 일정 기간 종속변수를 관찰하여 그 일상적인 상태를 파악한다. 실험처치를 한 후에도 일정 기간 종속변수의 상태를 관찰함으로써 사전조사 값의 평균이나 변화율을 처치 후 사후조사 값의 평균이나 변화율과 비교하여 실험처치의 효과를 보는 방법이다. 사전조사와 사후조사의 시간 간격은 연구변수의 성격에 따라 연구자가 결정하게 된다. 여러 차례의 측정을 통해서 성숙, 통계적 회귀의 개입 등을 통제할 수는 있지만, 시간의 경과에 따른 성숙과 시험효과는 통제되지 못한다.

	사전조사	처치	사후조사
실험군	사전1, 사전2, 사전3.....	0	사후1, 사후2, 사후3...

⑤ **단일군 전후설계**(one group pretest–posttest design)

단일군 전후설계는 비교집단을 설정하기 곤란한 경우 한 집단을 선정하여 실시하는 방법으로, 실험처치만 있고 분명한 대조군이 없는 설계이다. 이 설계는 대조군 설정과 무작위 배정이 모두 어려운 경우 사용될 수 있으며, 예비조사에서 연구문제의 실험연구 가능성을 확인하고자 하는 경우에 유용하다.

	사전조사	처치	사후조사
실험군	0.	0	0

(3) 순수실험설계

① 무작위대조군 전후실험설계(ramdomized control group pretest-posttest design)

무작위대조군 전후실험설계는 연구대상자를 무작위로 실험군과 대조군에 배정하여, 실험군에는 실험처치를 가하고 대조군에는 실험처치를 가하지 않는 상태에서, 사전조사와 사후조사를 실시하여 그 차이를 보는 방법이다. 동질성을 띤 연구대상자로부터 표집하여 두 집단에 무작위로 실험군과 대조군으로 나눈 후 각각 사전조사를 실시한다. 사전조사는 실험처치가 주어지기 전에 연구의 종속변수를 측정하는 방법이다. 사후조사는 실험처치가 주어지고 일정시간이 경과한 후 사전조사와 동일한 방법으로 실시된다.

무작위대조군 전후실험설계는 특정 치료나 간호중재의 효과를 규명하고 검증하는 데 효과적으로 사용된다. 성숙, 대상자의 선택 편중 등에 의한 오차변량이 통제되고, 실험처치의 효과를 정확히 확인할 수 있어서 내적 타당도가 비교적 높은 연구설계이다.

	사전조사	처치	사후조사
무작위 배정 실험군	0	0	0
무작위 배정 대조군	0	x	0

② 무작위대조군 사후실험설계(ramdomized control group posttest only design)

무작위대조군 사후실험설계는 연구대상자들을 표집하여 실험군과 대조군에 무작위로 배정한 후 두 집단 모두 사전조사를 실시하지 않는다. 실험군에는 실험처치(중재)를 가한 후 사후조사를 실시하고, 대조군은 실험처치를 가하지 않은 상태에서 사후조사를 실시하여 실험처치의 효과를 두 집단의 사후조사 값의 차이로 보는 방법이다.

무작위대조군 사후실험설계도 타당도가 높은 방법 중 하나이다. 하지만, 연구대상자의 무작위 배정이 실시된 경우라 할지라도 사후조사의 기간이 긴 경우 연구대상자가 변화될 가능성이 있으므로 유의해야 한다. 이 연구설계는 사전조사를 실시할 수 없는 상황이거나 사전조사의 실시가 실험에 전반적으로 미치는 영향이 클 경우 유용하게 사용될 수 있다.

	사전조사	처치	사후조사
무작위 배정 실험군		0	0
무작위 배정 대조군		x	0

③ 솔로몬 4개 집단설계(Solomon four group design)

솔로몬 4개 집단설계는 1949년 솔로몬(Solomon, R.L)이 고안한 방법으로 무작위 복수대조군 실험설계라고도 한다. 이는 무작위 대조군 전후실험설계의 단점을 보완하기 위해 만들어졌다. 이 설계는 사전조사를 하지 않는 두 대조군을 추가한 연구방법이다. 즉, 무작위대조군 전후실험설계와 무작위대조군 사후실험설계를 병합한 것이다. 연구대상자를 네 집단에 무작위로 배정한 후, 첫 번째 집단에는 사전조사를 하고 실험처치를 한 다음 사후조사를 실시한다. 두 번째 집단에서는 사전조사를 하고 실험처치 없이 사후조사를 실시한다. 세 번째 집단에서는 사전조사 없이 실험처치를 하고 사후조사만 실시한다. 네 번째 집단에서는 사후조사만 실시한다. 측정된 각 집단 간의 측정값의 차이를 비교하여 실험처치의 효과를 추정한다.

이 연구설계는 내적 타당도와 외적 타당도가 매우 높지만, 기초자료가 수집되기 전에 네 집단에 무작위 배정되고, 큰 표본수가 필요하여 많은 수의 대상자를 구해야 하므로, 실제 간호연구에서는 자주 사용되지 못한다. 또한 통계분석의 방법도 까다롭기 때문에 이 설계 방법은 이미 다른 방법으로 실험연구가 이루어졌으나 연구결과에 일관성이 없어서 철저한 통제 상황에서 규명이 필요한 경우에 최종적으로 사용하는 것을 권장한다.

	사전조사	처치	사후조사
무작위 배정 실험군	0	0	0
무작위 배정 대조군1	0	x	0
무작위 배정 대조군2	x	0	0
무작위 배정 대조군3	x	x	0

3. 연구의 타당도

1) 내적 타당도(internal validity)

내적 타당도는 연구를 통해서 얻고자 하는 결과를 얻을 수 있는 것에 대한 문제를 말하는 것으로, 독립변수의 조작이 종속변수에 유의한 차이를 나타내게 하는 가와 관련이 있다. 순수실험 연구설계의 경우는 조작과 무작위 배정이 이루어지기 때문에 내적 타당도가 높다. 실험연구설계를 할 때 발생할 수 있는 내적 타당도에는 시간경과 효과, 성숙, 대상자 탈락, 시험효과, 측정도구상의 문제, 통계적 회귀, 대상자 선택편의, 후광효과, 실험의 확산, 측정시기 등이 있다.

(1) 시간경과 효과

사전조사(pretest)를 하고 일정 시차를 두고 사후조사(posttest)를 하는 경우, 두 검사 사이에 제3의 변수(예, 대조군이 병원 집단교육을 받게 되었을 때)가 개입되는 것이다. 연구과정에 독립변수 이외의 다른 변수가 개입하여 종속변수에 작용하여 실험결과에 영향을 주게 됨에 따라서 연구결과에 영향을 미치게 된다. 이 문제는 사전검사와 사후검사의 시간 간격이 클 경우 심각해지기 때문에 연구자는 측정 시간의 시간 간격을 신중하게 검토해야 한다. 예를 들어 냉요법과 발열사이에 해열제를 투여하였을 때, 사후 검사에서 발열이 감소했더라도 이것이 냉요법으로 인한 효과인지, 해열제로 인한 효과인지 말하기 어렵다.

(2) 성숙(maturation)

성숙은 독립변수의 작용에 의해서가 아닌 연구기간이 경과함에 따라 실험대상자 내부에서 일어나는 생리적인 변화나 심리적인 변화로 연구결과가 달라지는 것이다(예, 성장발달, 노화, 수술 회복, 피로 등). 특히 사전조사와 사후조사 간의 시간 간격이 큰 연구를 수행하는 경우나 대상자의 급속한 변화가 일어나는 시기의 연구 수행시 문제가 될 수 있다. 단일집단을 대상으로 전후비교를 하는 연구를 진행하는 경우 성숙의 위협에 매우 취약하다. 예를 들어 자궁적출술을 받은 환자의 통증을 감소시키는 중재로 이완요법을 실시한 후 대상자의 통증이 감소되었다고 하자. 연구자는 통증 감소의 원인을 이완요법 때문에 감소되었다고 주장하고, 다른 연구자는 수술 후 아무 처치를 안하더라도 시간이 경과하면 통증이 자연스럽게 감소하기 때문에 이완요법이 통증 감소에 영향을 미쳤다고 볼 수 없다고 주장할 수 있다. 이런 현상을 제거하기 위해 연구자는 대조군을 만들어 실험군과의 통증 감소의 차이를 비교할 수 있다.

(3) 대상자 탈락의 문제

대상자 탈락은 연구를 진행하는 도중 대상자가 연구 참여를 중단하는 것을 의미한다. 대상자의 탈락으로 표본의 수가 감소하는 문제도 있지만, 이보다는 탈락하는 사람이 남아 있는 사람에 비해 중요할 수 있다는 데 문제의 초점이 있다. 대상자 탈락의 문제는 대부분이 대상자의 협조 부족으로 인해 나타날 수 있다. 따라서, 직접적인 혜택이나 대상자에 맞는 보상을 계획하여 탈락률을 낮추도록 노력하는 것이 필요하다.

(4) 시험효과(testing effect)

시험효과는 대상자에게 연구중재의 효과를 측정하기 위하여 같은 도구로 사전 · 사후조사를 실시하는 반복 측정의 경우, 대상자가 사전조사 내용을 기억하거나 반복 조사로 인해 심리적으로 조사에 대한 친숙함이 높아져 사후조사에 영향을 미치는 경우를 시험효과라고 한다. 대상자가 그 조사 내용에 대해 예민하게 반응하거나 사전조사 내용을 기억하여 사후조사에 영향을 미치게 되는 경우를 말한다. 시험효과를 줄이기 위해서는 사전 · 사후조사를 최소 1-2주 정도 간격을 두어 어느 정도 도구에 대한 망각을 할 수 있는 시간을 두는 것이 좋다. 예를 들어, 간호대학생의 의사소통 증진을 위해 SBAR(situation, background, assessment, recommendation)프로그램을 적용하여 효과검증을 위해 사전조사와 사후조사를 실시하였다고 가정하자. 이때 사전조사에 비해 사후조사에서 의사소통 능력이 향상되었다고 하더라도 이를 교육효과로 보기 어려운 점이 존재한다. 사전조사 자체를 기억하여 사후조사에 영향을 줄 수 있기 때문이다. 사전검사의 영향을 통제하기 위해서는 사전검사를 하지 않거나 대조군을 설정하는 것이 바람직하다. 실험군과 대조군 모두를 사전조사를 하면 조사의 영향이 두 집단에서 모두 발생하여 그 효과를 상쇄할 수 있다.

(5) 측정도구상의 문제

측정도구상의 문제는 자료수집을 장기간에 걸쳐 실시할 때 그 자료수집과정에서 생기는 오차 때문에 발생하는 경우이다. 특히, 면접법이나 관찰법을 사용할 경우 대상자가 무작위로 배정되었더라도 자료수집 환경에 따라 대상자나 관찰자가 상당히 다른 입장에 처할 수 있다(예, 산만한 환경, 무더운 날씨, 전날 무리한 경우 등). 이런 경우 면접자나 관찰자에 따라 자료수집결과가 달라질 수 있다. 면접자나 관찰자가 측정도구이므로 신뢰할 수 있는 타당하고 객관적인 측정을 위해 구체적인 측정 기준과 방법 등에 대한 교육과 훈련을 함으로써 오차를 줄일 수 있다.

(6) 통계적 회귀

등간척도나 비율척도를 사용하여 개개인의 점수를 측정할 때 극단적인 점수를 가진 사람들에게 같은 척도로 재조사하면 아무런 다른 이유 없이 첫 번째 값보다는 평균쪽으로 움직인 점수를 얻을 수 있다. 이러한 현상을 평균값으로의 수렴이라고도 하는 데, 실험효과와 구분하기 매우 힘들기 때문에 신뢰도가 높은 도구를 사용하는 것이 도움이 된다.

(7) 대상자 선택편의(selection bias)

실험처치의 효과를 확인하기 위해 대조군을 설정할 수 있는데, 이때 실험군과 대조군의 동질성을 확보하기 위해 무작위 배정을 하게 된다. 대상자 선택의 편의는 철저히 무작위 배정원칙을 지키지 못할 때 발생한다. 연구의 특성상 대상자를 구하기 어려운 경우 무작위 배정이 쉽지 않으며, 대상자가 배정된 집단에 속하기를 거부하는 경우 문제가 된다.

(8) 후광효과(halo effect)

측정자가 연구대상자의 어떤 한 가지 특징에 영향을 받아 다른 특징을 잘못 평가하는 것을 말한다. 실험자 효과 또는 실험자 편의라고도 한다. 이러한 편중을 막기 위해 이중차단장치를 사용해야 한다.

(9) 실험의 확산

시도하려는 실험 내용과 결과에 대해 실험군과 대조군이 서로 의사소통할 수 있어 서로 자유로이 정보를 교환을 하여 실험의 효과를 얻지 못하는 경우이다. 이런 경우에는 실험군에게 제공한 중재가 대조군에게 영향을 미치게 되어 두 집단 간 차이가 모호할 수 있으며, 서로 다른 중재를 두 집단에 제공할 경우 한 집단의 중재가 다른 집단에게 전파되어 실험효과를 얻지 못하게 되는 경우가 있다.

(10) 측정시기

측정시기는 효과가 나타나는 시기보다 미리 측정한다든지 하는 측정시기의 오류를 의미한다. 이런 오류를 방지하기 위해서 꼼꼼하게 선행연구를 검토하거나 예비조사를 하여 측정시기를 결정하는 것이 필요하다. 효과가 나타나는 시기보다 앞서서 측정할 경우 실제로는 효과가 있는데도 연구결과는 효과가 없는 것으로 평가될 수 있다.

연구자는 자신의 연구가설을 검증는 데 중점을 두면서, 주어진 환경안에서 내적 타당도를 위협하는 요인들을 통제하려고 하는 노력을 하여야 한다.

2) 외적 타당도(external validity)

외적 타당도는 연구결과의 대표성 또는 다른 대상자에게 일반화할 수 있는 능력을 의미한다. 외적 타당도는 모집단 타당도와 환경적 타당도로 구분할 수 있다.

(1) 모집단 타당도

모집단 타당도는 표본에서 얻은 연구결과를 모든 가능성이 있는 근접모집단이나 표적모집단으로 일반화하는 범위가 타당한 가를 보는 것이다. 표본이 대표성을 지니지 않는다면 일반화가 어렵고 외적 타당도가 낮아진다.

(2) 환경적 타당도

환경적 타당도는 실험환경이 명확하고 일관성이 있어서 그와 똑같은 환경에서 다른 연구자가 반복 연구를 할 수 있어야 하는 것을 의미한다. 환경적 타당도상의 문제를 배제하기 위해 독립변수와 종속변수의 조작적 정의를 명확히 내리고 호손 효과(Hawthorne effect)를 배제하는 것이 필요하다. 환경적 타당도는 실험자 효과, 호손 효과, 상황적 효과로 나눌 수 있다.

① 실험자 효과는 실험자의 제반 특성이 대상자의 반응에 영향을 미치게 된다는 것이다. 실험자의 연령, 성별, 종교 등과 같은 인구학적 특성이나 실험자의 심리상태, 사회적 지위 등과 같은 사회 심리적 특성에 따라 대상자의 반응이 달라지게 된다.

② 호손 효과는 연구대상자가 자신이 연구대상으로 선정되었다는 사실을 알게 될 때 보통 때와 달리 반응하는 것을 의미한다. 호손 효과는 미국의 호손 플란트(Hawthorne plant) 전기 회사에서 직원들의 작업능률을 향상시키기 위해 환경적 요인들을 반영

하여 진행한 연구에서 유래되었다. 이 실험에서 참여하였던 대상자들 모두 중재방법과 무관하게 평소보다 높은 작업률을 보였다. 이는 대상자 자신이 연구에 참여하고 있다는 것을 인식함으로써 행동의 변화를 가져오게 된 것이다.

③ 상황적 효과는 연구의 상황적 요소가 실험결과에 중요한 영향을 미치게 되다는 것이다. 이를 줄이기 위해서는 대조군을 두고 사전조사와 사후조사를 실시하는 것이다. 또한, 대상자와 실험자 모두 특정 대상자가 어떤 집단에 속하는 지를 모르게 하는 이중차단장치를 고려하는 것도 좋다.

4. 표본추출

1) 표본추출의 개념

간호연구에서 모든 사람을 연구대상으로 전부를 조사하는 것이 가장 좋다. 하지만, 대부분의 경우 시간, 비용, 인력 부족 등의 이유로 일부만을 대상으로 조사를 한다. 즉, 관심대상 전체를 모두 조사하지 않고 일부만 조사 · 관측하여 전체를 파악하는 것이다.

표본추출은 모집단의 일부를 선정하는 과정을 말한다. 표본과 모집단을 구성하는 가장 기본적인 성분을 표집요소(sampling element)라고 한다. 표집요소는 표집단위(sampling unit)에 의해 묶인다. 즉 표집단위는 모집단에서 표집요소를 뽑아내는 중간 단계로 이용된다. 전국의 간호대학생이 모집단이라면 각 학교는 표집단위이고, 그 목록이 작성되면 목록에 속하는 개개의 학생은 표집요소가 된다. 표집요소는 가장 기초적인 자료수집대상으로 실제로 자료수집이 이루어지는 대상이다.

연구대상 전부를 조사하는 것을 전수조사, 일부만을 조사하는 것을 표본조사라고 한다. 관심대상이 되는 전체를 모집단(population)이라 하고, 실제로 조사되는 모집단의 일부를 표본(sample)이라 한다. 표본이 관심대상 전체인 모집단을 잘 대표할 수 있을 때에는 비교적 정확하게 전체를 파악할 수 있지만 그렇지 못한 경우에는 설명하고자 하는 관심대상인 모집단에 대해 전혀 다른 설명을 하게 된다. 따라서, 표본 선정 시 가장 중요하게 고려해야 할 점은 대표성이다. 표본의 대표성은 모집단을 완전히 파악하지 않은 상태에서는 보장할 수 없는데 현실적으로 전 모집단의 파악은 불가능하다. 그러므로 표적

집단이 가장 중요한 특성을 파악하고 이를 표본 선정의 기준으로 삼아 모집단으로부터 표본을 선정해야 한다. 표본선정기준은 모집단의 특성과 유사하여야 하고, 외생변수를 통제할 수 있도록 해야 한다.

(1) 모집단(population)

연구목적이 정해지면 관심대상인 모집단을 정확히 정의해야만 표본 데이터를 분석하여 얻은 결과를 이용하여 모집단의 특성을 파악하거나 예측할 수 있다. 모집단이 몇 개의 개체로 구성되어 있느냐에 따라 유한모집단과 무한모집단으로 나뉜다. 무한히 생산되는 알약이나 담배 등과 같이 모집단의 크기가 무한인 경우 무한모집단(infinite population)으로 정의한다. 박스단위로 포장된 운동화나 핸드폰 등 유한한 경우를 유한모집단(finite population)으로 정의한다.

(2) 표본(sample)

모집단을 가장 잘 대표할 수 있는 일부를 뽑아 조사하거나 측정할 때 이 조사되는 일부를 표본이라 한다. 표본을 조사하는 것은 표본을 관측하여 얻어진 데이터를 분석하여 관심의 대상인 모집단에 대한 정보로 일반화하기 위한 것이다.

(3) 모수(parameter)

모집단에 대한 수치 특성값을 말한다. 모수는 정해진 상수이다. 모집단이 변화하지 않는다면 고정된 값이다. 모집단이 변화하지 않는 경우에 모집단의 평균은 하나의 값이다. 우리나라 중학교 1학년 여학생의 평균 신장이나, 우리나라 중산층 가구의 평균소득 등은 모수이다.

(4) 통계량(statistic)

통계량은 표본에서 얻은 수치 특성값을 말한다. 우리나라 중학교 1학년 여학생 중에서 임의추출한 100명을 조사하여 얻은 평균 신장이 155cm이라면 이 값은 통계량에 해당된다.

(5) 표본오차(sampling error)

표본 통계량과 모집단 모수의 차이를 표본오차라고 한다. 표본오차가 크다는 것은 표본이 모집단의 정확한 양상을 반영하고 있지 못하여, 대표성이 없음을 의미한다. 표본오차는 일반적으로 표본수가 커질수록 감소한다. 표본오차는 무작위 오차(random variation)와 계통적 오차(systemic variation)로 구분할 수 있다.

무작위 오차는 동일한 표본의 각 대상자 측정값과 모집단의 대표 측정값 간에 생기는 차이이다. 즉, 표본의 평균값은 모집단의 평균값과 차이가 난다는 것으로, 표본의 크기가 커질수록 표본의 평균은 모집단의 평균과 유사한 값을 가질 것이다.

계통적 오차는 표본 추출과정에서 무작위적 조건이 지켜지지 않아 특정 성향이 몰리게 되어 야기되는 것이다. 따라서, 표본수가 증가한다고 하여 표본 오차가 줄지는 않는다.

2) 표본추출의 주요 절차

(1) 모집단의 규정

조사에서 표본을 추출할 때에는 그 모집단을 분명히 규정지어야 한다. 모집단 중에서도 특히 표적모집단과 근접모집단을 분명히 정의하지 않으면 표본의 편중이 초래된다.

(2) 표출단위(sampling unit)의 선택

표적모집단이 규정되면 표출단위를 정해야 한다. 표출단위가 가구인지, 통인지, 반인지 등을 확실히 정한 후에야 표본을 적절히 뽑을 수 있다.

(3) 표집단위 원부의 확보

표집단위가 결정되면 선택된 각 표집단위로부터 정확한 모집단위나 표집단위의 원부가 확보되어야 한다. 이 원부를 표본추출의 틀(sampling frames)이라고 한다. 연구자는 이 표본추출의 틀로부터 표본 추출 계획에 의해 대상자를 선정하게 된다. 예를 들어 표적 모집단이 2020년 현재 대한민국 내 800병상 이상의 종합병원에 입원한 대장암환자라고 한다면 그 표집단위가 병상 800병상 이상의 병원이 될 것이고, 표집단위의 원부를 뽑을 때는 보건복지부나 통계청의 국가통계포털 등을 이용하여 뽑을 수 있을 것이다.

(4) 표출 유형의 결정

표출 유형을 결정할 때 우선 고려해야 할 개념이 무작위화(randomization)이다. 무작위 추출법은 표본이 표적모집단을 대표하는 정도를 높이기 위한 방법으로 모집단에 포함되는 각 개인이 표본으로 선택될 확률을 동등하게 유지하는 전략이다. 그러나 임상간호연구에서는 연구 참여자의 동의를 받아야 하므로 실제 순수한 무작위 표출 혹은 할당은 이루어지기 어렵다. 참여 동의의 문제 등으로 무작위 할당의 조건을 지키지 못했을 때 대조군은 이미 실험군과 차이가 있을 가능성이 크며, 이 경우 대조군이라는 용어 대신 비교군(comparison group)이라고 칭한다. 즉, 무작위할당으로 선정된 경우에만 대조군이라는 용어를 사용한다.

(5) 표본 크기의 결정

표출 유형을 결정하는 동시에 표본의 크기도 결정해야 한다.

표본의 크기는 탐구하려는 특성에 대해 모집단이 어느 정도 동질적인가를 보아야 한다. 동질성의 폭이 측정내용마다 다를 수 있기 때문에 표본 추출시에는 측정하려는 변수가 어느 정도의 폭으로 변동이 있는 가를 고려해야 한다.

표본 크기는 얼마나 많은 변수를 다룰 것인가에 따라 다르다. 조사 대상자의 연령, 성, 교육정도, 입사 개월 수 등 여러 변수를 측정하려면 표본의 크기는 커져야 한다.

자료수집 방법에 따라 소요되는 경비, 시간, 노력이 달라지므로 이를 고려해야 한다.

층화표본은 무작위 표본보다 표본 수가 작아도 신뢰도가 높은 조사를 할 수 있기 때문에 표출 유형에 따라 표본의 크기를 달리할 수 있다.

표본을 일단 뽑으면 수정하지 않는 것이 원칙이다. 하지만, 표본의 특성이 모집단과 크게 다를 때 모집단을 대표한다고 할 수 없으므로 이를 수정하거나 완전히 새로이 표본을 추출할 수밖에 없다.

표본의 크기는 연구의 목적, 모집단의 특성, 중도 탈락 및 반응률, 표본추출 방법, 통계 검정법, 효과의 크기, 검정력 분석 등에 따라 달라진다.

① **연구의 목적** : 연구의 목적이 어떤 경향을 파악하는 것이라면 표본의 크기가 작아도 되지만, 조사를 통해 연구설계의 경향을 분석한다면 많은 표본이 필요할 것이다. 상관관계 연구에서 많은 변수를 연구할수록 더 많은 표본을 추출해야 한다.

② **모집단의 특성** : 모집단이 이질적이면 표본의 크기가 커야 하고, 동질적이라면 작은 표본으로도 모집단을 잘 대표할 수 있다.

③ **중도 탈락 및 반응률** : 중도 탈락은 표본으로 선정된 후에 연구 참여자가 완결될 때까지 연구에 참여하지 못하는 것으로 처음 시작보다 표본수가 줄어들게 된다. 반응

률은 목표한 조사수와 비교하여 회수된 조사수의 비를 말한다. 중도 탈락 및 낮은 반응률은 타당도에 심각한 영향을 미친다.

④ **표본추출 방법** : 표본이 집락표출법이나 층화 무작위표출법에서처럼 여러 개의 하부 표본으로 나뉘는 경우 더 많은 표본이 필요하다.

⑤ **통계 검정법** : 자료를 분석하는 데 사용할 통계 검정법은 표본의 크기를 결정하는 중요한 요인이다.

⑥ **효과 크기** : 효과 크기는 연구하려는 현상이 모집단에 실제로 어느 정도 존재하는지에 대한 그 크기를 말한다. 효과 크기가 작으면 그 현상이 실제로 존재하는 지를 보여주기 위해 더 많은 표본이 필요하다. 일반적으로 0.2는 작은 효과 크기, 0.5는 중간 효과 크기, 0.8은 큰 효과 크기이다. 효과 크기 결정을 위해 선행연구를 통해 얻는 것이 바람직하지만 선행연구가 없는 경우는 예비연구를 수행하여 효과 크기를 산출할 수 있다.

⑦ **검정력 분석** : 검정력이 높은 통계 검정법을 사용할수록 통계적으로 유의한 결과를 얻고 귀무가설을 기각할 가능성이 커진다.

표본의 크기를 결정할 때 Altman의 계산도표를 이용하는 방법, Lehr의 공식을 이용하는 방법, G*Power를 이용하는 방법이 사용된다. 여기서는 G*Power를 이용하는 방법을 소개하고자 한다.

https://tinyurl.com/y4ny72jy

G*Power는 독일 뒤셀도르프 대학에서 무료로 제공하는 프로그램이다.

http://www.gpower.hhu.de/에 접속하여 프로그램을 다운 받고 실행을 시킨다.

예시 1 **독립 t-검정**

트레드밀을 이용한 운동부하검사시 남녀 간 최대 심박수의 차이가 있는가?

- 참고한 선행연구에서 남성 최대심박수 평균 150bpm, 표준편차 9.0bpm이고, 여성 최대심박수 평균 130bpm, 표준편차 8.0bpm이다.
- 유의수준 .05 이내에서 양측검정, 검정력은 90% 이상으로 설정한다.

1단계 : Test family: t-test 선택, Statistical test : Means : Difference between two independent means(two groups)선택, Type of power analysis항목에서 A priori : Compute required sample size-given α, power, and effect size선택, 유의수준, 검정력입력

α error prob : 유의수준

Power(1-β err prob) : 검정력

Allocation ratio N2/N1 : 두 집단의 표본 크기가 같은 경우 1이고, 표본 크기가 다를 경우 N2/N1비율을 계산해서 입력

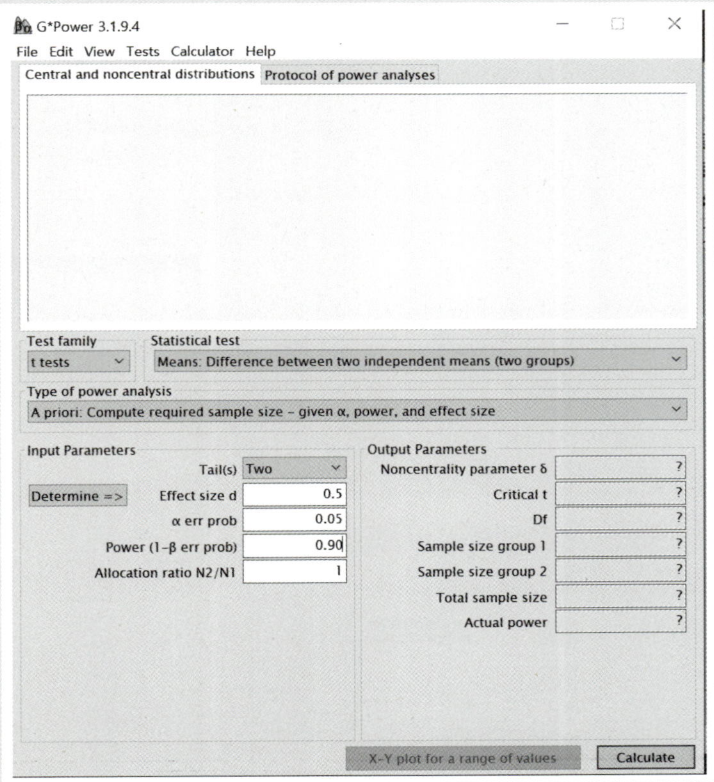

2단계 : 선행연구의 평균과 표준편차를 이용하여 Effect size d계산
'Dertmine =>'을 클릭

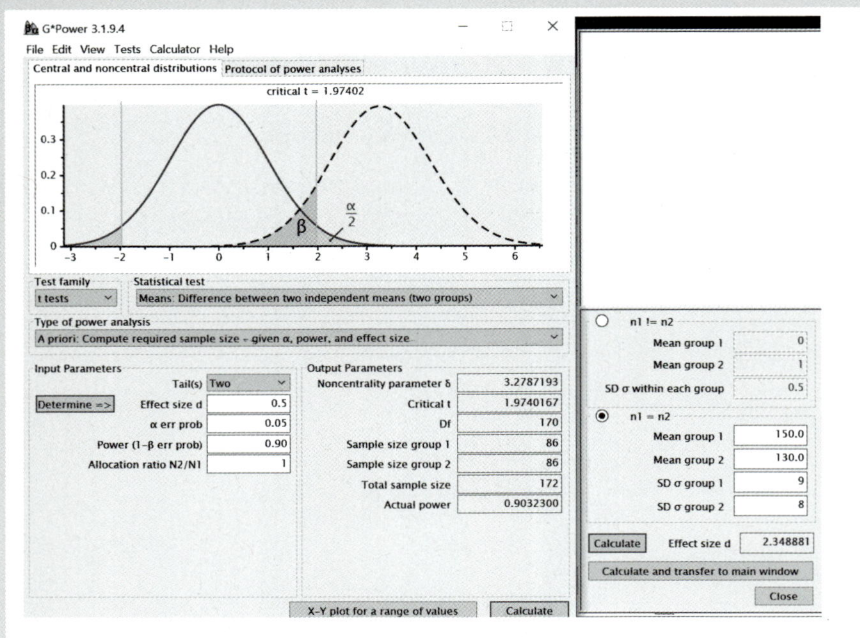

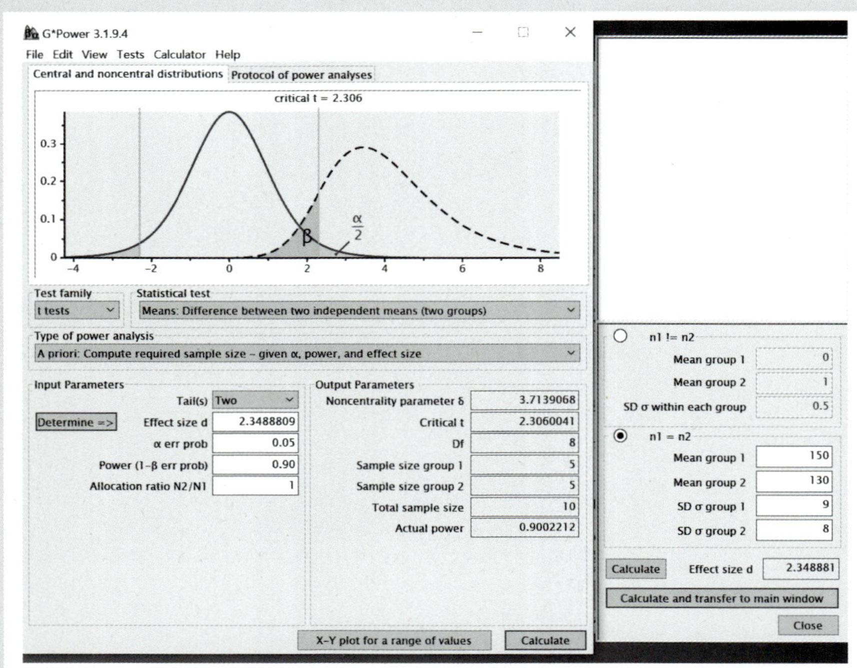

3단계 : Calculate and transfer to main window를 클릭하면 좌측에 Effect size d값이 변화됨. Calculate를 클릭하면 size가 계산됨

예시 2 **종속 t-검정의 표본크기 산출**

4주간의 트레드밀을 적용받은 간호대학생은 체중변화가 있는가?

- 참고한 선행연구에서 트레드밀 전 평균 체중은 65kg이고, 적용 후 평균 체중은 60kg이며, 전후 차이 분포의 표준편차는 3.0kg이다.
- 가설 검정시 유의수준은 .05 양측검정, 검정력 80% 이상으로 설정한다.

1단계 : 1단계 : Test family : t-test 선택, Statistical test : Means : Difference between two independent means(matched pairs)선택, Type of power analysis항목에서 A priori : Compute required sample size–given α, power, and effect size선택, 유의수준, 검정력입력
α error prob : 유의수준
Power(1–β err prob) : 검정력

2단계 : 2단계 : 선행연구의 평균과 표준편차를 이용하여 Effect size d계산
'Dertmine=>'을 클릭
Mean of difference : 선행연구 전후 평균의 차이(65–60=5)

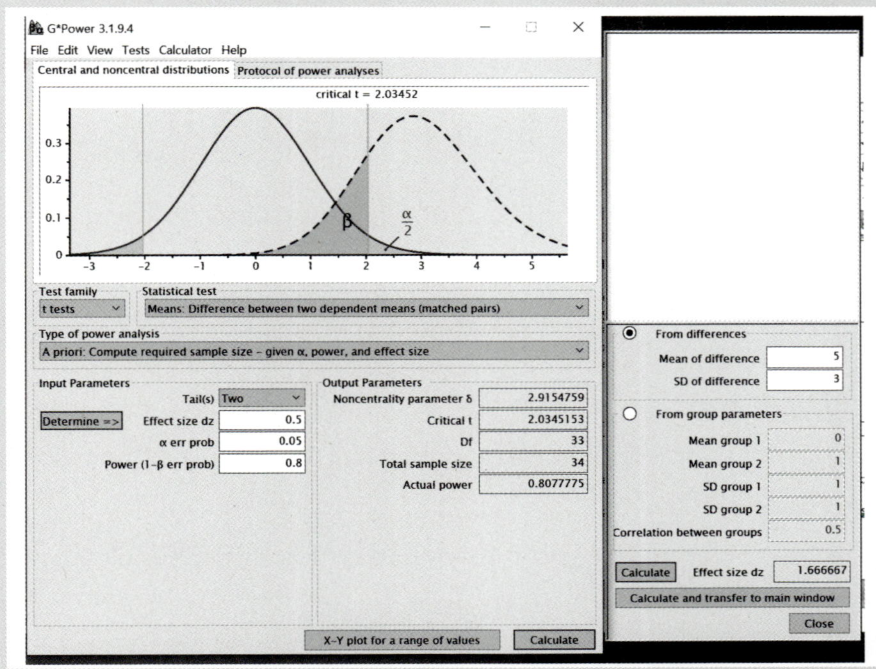

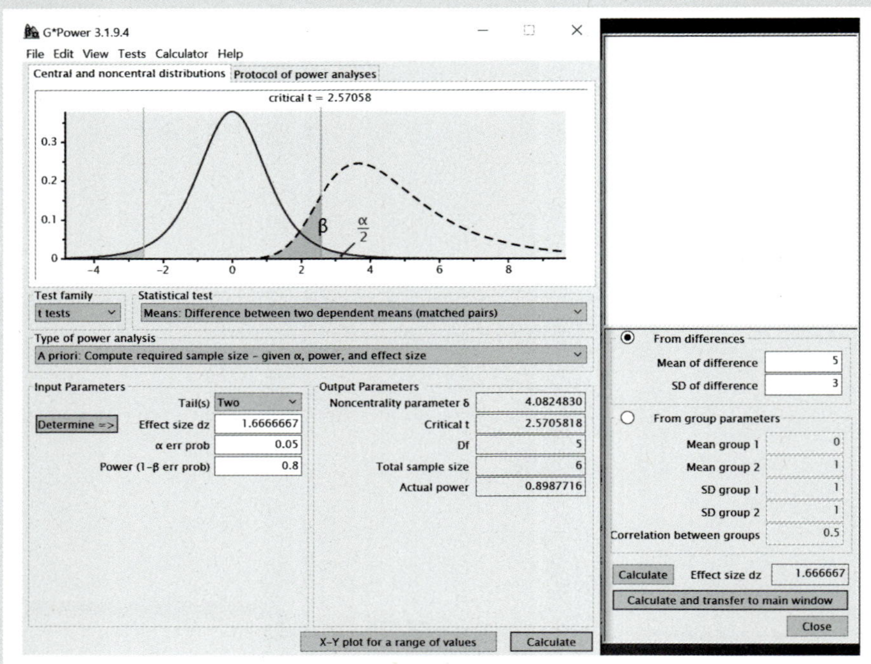

3단계 : Calculate and transfer to main window를 클릭하면 좌측에 Effect size d값이 변화됨. Calculate를 클릭하면 size가 계산됨

3) 표본추출 방법

(1) 표본추출의 특성

표본추출은 크게 확률표출법(probability sampling)과 비확률표출법(nonprobability sampling)으로 구분된다.

확률표출법은 모집단에 속하는 모든 요소가 표출됨에 있어서 동등한 확률을 가진다는 것을 전제로 한다. 확률표본은 표적모집단의 대표가 되는 연구 참여자를 뽑는 무작위 방법이다. 확률표본의 무작위성은 표본이 대표성을 지닌다는 것과 연구결과를 표적모집단에 일반화할 수 있다는 장점이 있다. 확률표본은 추론통계의 기본 가정을 인정하는 것으로서 표본이 무작위로 추출된다는 것이고 연구자료는 추론통계를 적용하여 분석한 후 그 결과를 표적모집단에 일반화할 수 있다. 확률표출법에는 단순무작위표출법, 층화무작위표출법, 집락표출법 및 계통적 표출법이 있다.

예시 3 **단순상관분석의 표본크기 산출**

간호대학생의 임상실습 만족도와 임상실습 스트레스의 관계를 분석하고자 한다.

- 참고한 선행연구에서 임상실습만족도와 우울의 상관계수가 −0.250으로 확인되었다.
- 유의수준은 .05 양측검정, 검정력은 90% 이상으로 설정한다.

1단계 : 1단계 : Test family : Exact 선택, Statistical test : Correlation: Bivariate normal model 선택, Type of power analysis항목에서 A priori: Compute required sample size–given α, power, and effect size선택, 유의수준, 검정력입력, Correlation ρ(로우) H1항목에 −2.50입력(선행연구의 상관계수)
Correlation ρ(로우) H0항목에 0 입력(상관관계가 있는 것을 검정하는 것이므로 모집단의 상관계수를 0으로 설정)

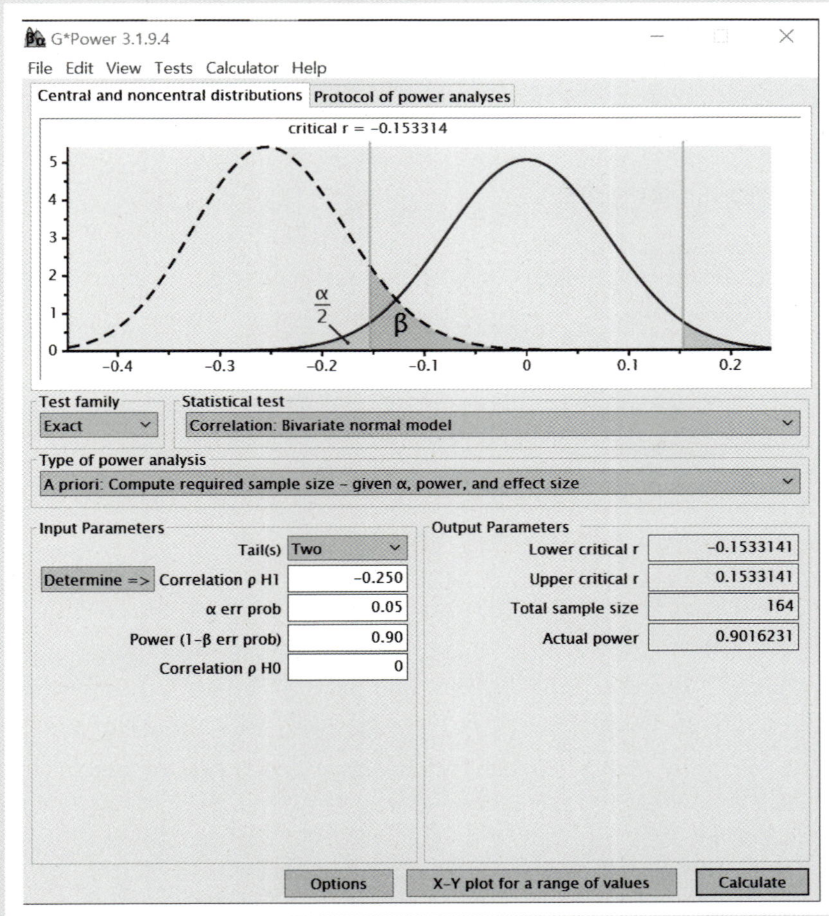

예시 4 **단순회귀분석의 표본크기 산출**

신규간호사를 대상으로 태움의 정도를 이용하여 이직의도를 예측하고자 한다.

- 참고한 선행연구에서 태움의 정도에 따른 이직의도의 설명력(R^2)이 평균 40.0%로 나타났다.
- 유의수준 .05, 검정력 90% 이상으로 설정한다.

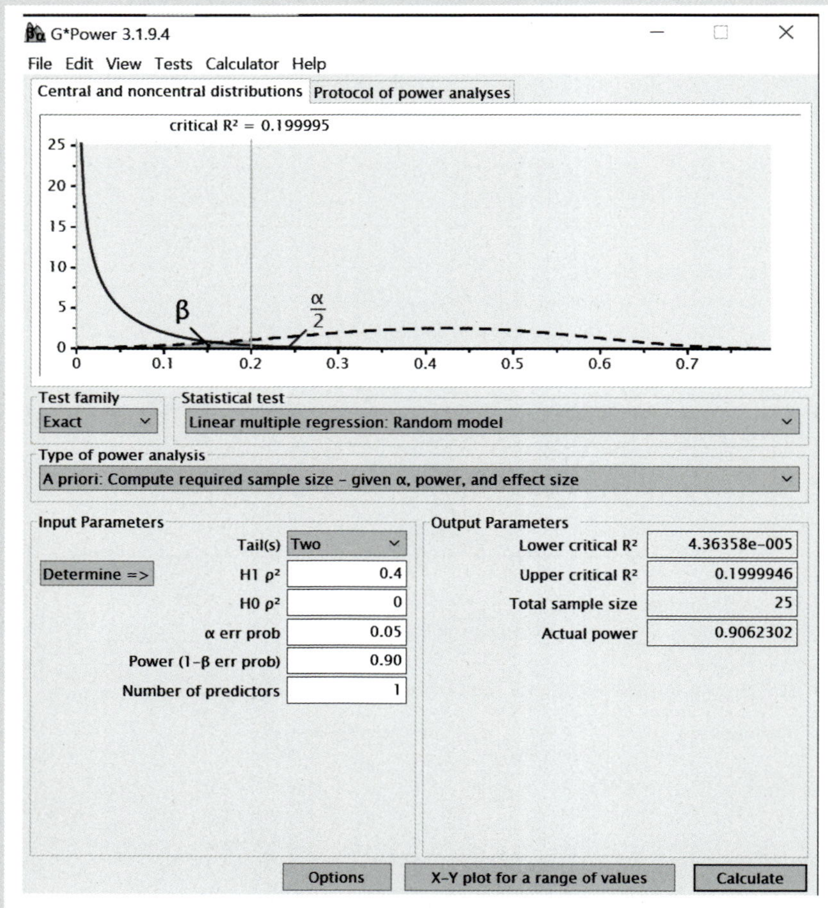

1단계 : 1단계 : Test family : Exact 선택, Statistical test: Linear multiple regression: random model 선택, Type of power analysis항목에서 A priori: Compute required sample size–given α, power, and effect size 선택, H1 ρ^2에 0.40입력(선행연구의 R^2), Ho ρ^2에 0을 입력(설명력이 있는 가를 검정하는 것이므로 모집단의 설명력을 0으로 설정), 유의수준, 검정력입력, Number of predictors항목에 1을 입력(독립변수의 개수)

비확률표출법은 완전히 무작위 방법이 아닌 방법으로 표본을 추출하는 방법을 말한다. 비확률표출법의 단점은 표본이 모집단의 대표가 아닐 수 있고, 이로 인해 연구결과를 연구에 포함된 표본 이상으로 일반화할 수 없다. 뿐만 아니라 표본 오차를 추정할 수 없다. 이러한 단점을 극복하려면 반복 연구가 필요하다. 장점은 자료수집의 비용이 적게 들고 복잡하지 않다는 점이다. 비확률표출법은 간호연구에 많이 활용된다. 비확률표출법에는 임의표출법, 편의표출법, 눈덩이표출법, 할당표출법, 의도표출법 또는 전문가표출법이 있다.

(2) 표출법의 분류

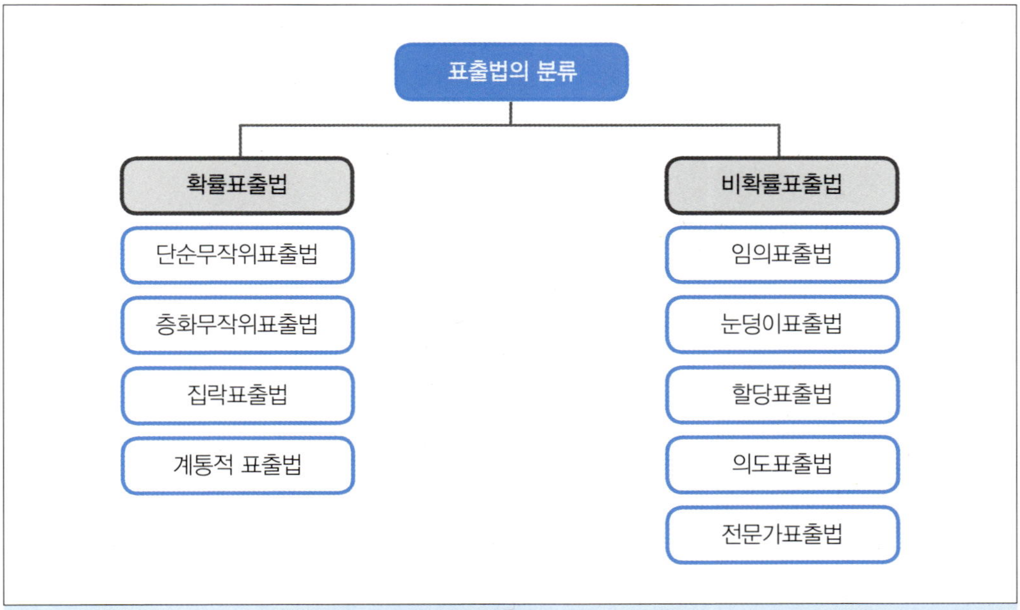

그림 6-1 표출법의 분류

① 확률표출법

㉠ **단순무작위표출법**(simple random sampling) : 가장 기본적이고 원칙적인 표출 방법으로 모집단 내 모든 표집요소가 동일한 선택기회를 갖는 방법으로, 난수표, 제비뽑기 등을 이용할 수 있다. 장점은 모집단의 특성을 모르는 상태에서 표출이 가능하고, 구성 요소의 인위적인 분류에서 오는 오류를 막을 수 있다는 것이다. 단점은 모집단의 크기가 작아야 하고, 시간과 노력이 많이 소요되고, 동일 크기

의 표집일 경우 층화표본보다 오차가 크다. 이러한 단점 때문에 실제 연구에서는 많이 활용되지는 못하고 있다.

㉡ **층화무작위표출법**(stratified random sampling) : 모집단이 지니고 있는 특성에 따라 몇 개의 계층(strata)으로 나누어 각 계층의 동일성을 유지하게 한 후에 그 계층으로부터 표본을 무작위로 추출하는 방법이다. 층화표출법은 모집단의 특성을 고려하기 때문에 표본수가 적을 때는 선택할 수 있으나 모집단의 특성을 잘 모를 때 적용하기는 어렵다.

㉢ **집락표출법**(cluster sampling) : 모집단을 구성하고 있는 요소로서의 개인이 하나하나 직접 추출되는 것이 아니라 단계적으로 집단에 의해 추출되는 방법이다. 집락표출법은 아무리 모집단이 크고 넓게 분포되어 있다 하여도 표본단위의 목록만 있으면 첫 단계의 표집이 가능하고 마지막 단계의 표본단위에서는 표본요소의 파악이 수월하므로 목록작성에 비용과 시간이 적게 된다. 따라서, 전국적인 대상을 가진 대단위 연구에 주로 활용된다.

㉣ **계통적 표출법**(systematic sampling) : 단순무작위표출법의 한 방법이다. 이는 모집단의 구성요소가 일정한 순서없이 배열되었다는 것을 전제로 일정간격을 두고 표본을 추출해 내는 방법이다. 오류 발생의 가능성을 줄이기 위해 모집단의 명단을 가나다 순서로 배열하는 것이 이상적이다.

② 비확률표출법

㉠ **임의표출법**(accidental sampling) 혹은 **편의표출법**(convenience sampling) : 임의표출법 혹은 편의표출법은 연구자가 자기 편의대로 표본을 선정하는 방법이다. 연구자가 가장 쉽게 이용가능한 사람 또는 물건을 대상으로 선택하는 것이기에 대표성이 확보되지 않는 방법이다. 실험연구에서는 대표성보다는 표본의 동질성을 더 강조하기 때문에 임의표출법을 사용해도 무리가 없다.

㉡ **눈덩이표출법**(snowball sampling) : 임의표출법의 한 방법으로 분류되기도 한다. 마약복용자, 후천성면역결핍증 환자 등과 같이 원하는 특징을 가진 표본을 구하기 어려울 때 사용하는 방법이다.

㉢ **할당표출법**(quota sampling) : 대중의 의견조사를 할 때 많이 사용하는 방법으로 모집단의 여러 특성을 구분지어 표본을 추출하는 방법이다.

㉣ **의도표출법**(purposive sampling) : 연구자가 어떤 목적을 가지고 의도적으로

그의 판단에 의해 표본을 선택하는 방법이다. 이때의 판단기준은 모집단의 대표성이라기 보다는 특수 목적에 부합되는 특정기준에 근거한다.

㉤ **전문가표출법** : 의도표출법의 하나로 전문가의 지식과 정보가 필요할 때 그들을 의도적으로 선택하는 방법이다.

5. 측정(measurement)

측정은 어떤 기준에 따라 속성의 양을 나타내기 위해 연구대상이 되는 개체 혹은 사건에 값을 부여하는 과정이다. 할당된 값은 숫자 혹은 범주로 나타낼 수 있다. 일반적으로 측정을 할 때 연구대상 자체를 측정하는 것이 아니라 연구대상이 가지고 있는 특성을 측정하는 것이다. 측정에서 가장 중요한 것은 숫자나 범주를 연구대상에게 부여할 때 규칙에 따라 일관성 있게 부여하는 것이다. 그래야 서로 다른 연구에서 측정한 값을 비교할 수 있다.

1) 변수의 종류

수집된 데이터를 이해하려면 데이터가 어떤 형태의 변수를 포함하고 있는 지를 점검해야 한다. 변수는 크게 질적 변수(qualitative variable)와 양적 변수(quantitative variable)로 구분된다.

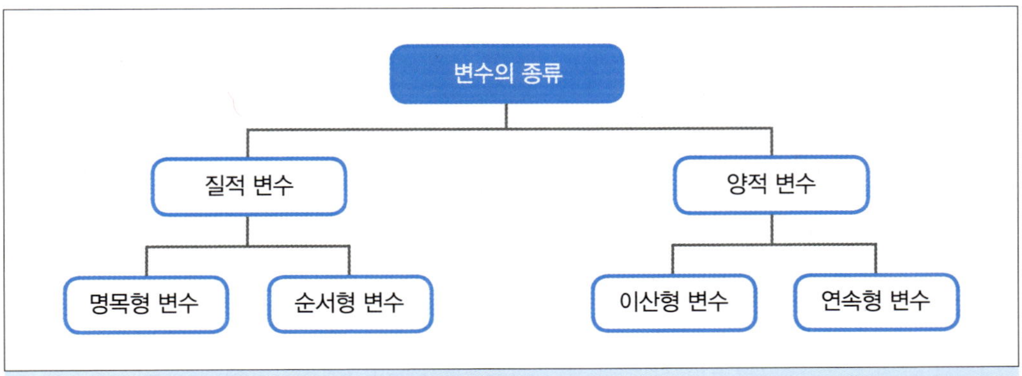

그림 6-2 변수의 종류

(1) 질적 변수

특성에 의해 구분되는 질적 변수는 명목형 변수(nominal variable)와 순서형 변수(ordinal variable)로 나뉜다.

명목형 변수는 값의크기나 순서에 대한 의미가 없고 단지 값 자체의 이름만을 부여할 수 있는 데이터이고, 순서형 변수는 어떤 기준에 따라 값의 순서에 의미를 부여할 수 있는 데이터이다. 성별(여자=1, 남자=2), 종교(있음=1, 없음=2) 등은 명목형 변수의 예이고, 교육수준(무학=1, 초졸=1, 중졸=2, 고졸 이상=3), 월수입(200만원 이하=1,200만원 이상 300만원 미만=2,300만원 이상 400만원 미만 =3,400만원 이상=4) 등은 순서형 변수의 예이다. 이런 질적 변수에 대해 덧셈, 뺄셈, 곱셈, 나눗셈의 수학적 연산 결과는 아무런 의미가 없다. 질적 변수가 분석대상일 경우 각 범주에 속한 개수나 퍼센트 등으로 다룬다. 순서형 척도에 등간척도, 비율척도, 서열척도가 포함된다. 등간척도는 절대 0값이 없고 비율척도는 절대 0값이 존재한다. 서열척도는 크기의 방향을 나타내는 것으로 수입의 상중하 등이 그 예이다.

(2) 양적 변수

수의 크기에 의해 구분되는 양적 변수는 이산형 변수(discrete variable)와 연속형 변수(continuous variable)로 구분할 수 있다. 이산형 변수는 측정결과가 유한하고 개수를 셀 수 있는 경우이고, 연속형 변수는 실수 구간 안의 모든 값을 가질 수 있는 경우이다. 자녀의 수, 제품불량 갯수 등은 이산형 변수의 예이고, 신생아의 무게, 키 등은 연속형 변수이다.

질적 변수에 대해서는 원그래프와 막대그래프가 사용되고, 양적 변수의 분포를 살펴보기 위해서는 점도표, 줄기-잎그래프, 히스토그램 등이 사용된다.

6. 자료수집

자료수집은 대상자를 결정하고, 연구문제 혹은 연구가설을 검증하기 위한 증거를 수집하는 과정이다. 자료수집의 실제 단계는 연구에 따라 다르다. 자료수집 기간에 연구자들은 대상자 결정, 자료수집자 교육, 일관된 방법으로의 자료수집, 비교군 유지, 연구의 타당도 유지, 연구 방해가 되는 문제 해결에 초점을 맞춘다. 연구자의 자료수집과정에 대한 설명은 우수한 연구보고서가 되는 기준 중 하나이다.

측정에 이용된 방식 및 시점과 환경 또한 기술해야 한다. 어떻게, 언제, 그리고 연구자가 자료를 수집한 순서에 대한 단계별 기술을 하여야 한다.

1) 자료수집절차

연구자는 어떤 순서로 자료를 수집할 것인지에 대해 단계별로 고민할 필요가 있다. 자료수집 계획 시 대상자 확보가 가능한지, IRB(기관연구윤리심의위원회)의 통과가 가능한지를 검토해야 한다.

자료수집기간 동안 누가 그리고 어떻게 자료를 수집할 것인지 일관성을 유지하여 결정해야 한다. 연구자가 직접 자료를 수집할 것인지 아니면 연구보조원이 자료를 수집할 것인지 등을 결정해야 한다. 연구보조원이 자료를 수집할 경우는 더 세심한 주의를 기울여야 한다. 연구자는 연구보조원이 연구의 목적, 연구방법, 자료수집방법 등을 충분히 숙지하도록 교육하여야 한다. 동일한 자료수집 결과를 확보하는 일관성 유지를 하는 것이 필요하다. 연구보조원이 여러 명일 경우 측정자간 신뢰도 유지는 필수이다.

2) 측정도구

연구자는 연구 내용에 맞는 개념을 측정하는 도구를 사용하여야 한다. 도구를 선정할 때는 어디서 그 도구를 찾을 수 있는지, 비용이 발생하는지, 사용 가능한지 등을 살펴보아야 한다. 원하는 도구를 찾았다면 신뢰도 및 타당도를 확인하고, 도구 사용에 대한 허락을 도구개발 저자에게 받아야 한다.

연구자는 모든 자료를 수집할 수는 없기 때문에 어떤 자료를 수집할 것인지 결정해야 한다. 흔히 사용되는 인구학적 변수는 연령, 성별, 학력, 경제상태, 결혼 유무, 종교 등이 있다.

자료수집양식은 자료를 컴퓨터에 입력하기 쉽게 고안하여야 한다. 자료를 컴퓨터에 입력할 수 있게 숫자 형식으로 전환하는 과정을 코딩(coding)이라고 한다. 코딩은 자료를 입력하고 분석하는 데 소요되는 시간을 줄여준다.

대학생들이 일반적으로 많이 사용하는 것이 질문지법이다. 질문지법의 유형에는 개방형 질문과 폐쇄형 질문이 있다. 질문지를 직접 배부할 수도 있고, 인터넷이나 우편을 통해 배포할 수도 있다. 인터넷을 통한 조사는 매우 높은 응답률을 가지고 있지만 참여자들의 이메일 주소를 알고 있어야 한다. 응답자들은 긴 설문 문항시 불성실하게 답을 하는 경향이 있다.

일반적으로 측정도구로 라이커트 척도(Likert Scale)를 많이 사용한다. 라이커트 척도는 각 응답 범주에 부정적인 것과 긍정적인 것에 점수를 부여하는 데, 일반적으로 4~5개의 응답문항을 사용한다. 라이커트 척도에는 연구의 측정되는 개념의 요소를 다룬다.

3) 설문지(questionnaire) 작성법

설문지는 연구자가 조사하고자 하는 일련의 질문들을 체계적으로 담아서, 대상자에게 배포하여 스스로 기입하게 하는 것이다.

설문지를 사용하는 목적은 조사를 표준화하여 조사결과를 비교하기 용이하게 하기 위함이다. 조사가 시작되면 설문지의 오류를 발견하더라도 수정이 어렵다. 설문지의 작성에 많은 시간을 들여야 하며 신중하여야 한다.

설문지 작성의 절차는 다음과 같다.

첫째, 연구의 목적과 주제를 검토하여 어떤 방법(예, 면접조사, 전화조사, 모바일조사, 우편조사 등)으로 자료수집을 하는 것이 적합한지 결정한다.

둘째, 얻고 싶은 자료의 성격에 따라 질문의 내용을 결정한다. 예를 들면, 연구의 목적과 주제에 따라 일반적 특성에 연령, 결혼유무, 종교, 근무부서, 근무경력 등을 넣을 수 있고, 음주량, 흡연량, 운동의 정도 등을 추가할 수 있다.

셋째, 문항의 배열순서를 어떻게 하는 것이 좋을지 신중히 판단한다. 응답자가 불쾌하게 생각할 수 있고, 문항에 따라서는 협조를 안 할 수 있다. 민감한 질문은 맨 뒤에 배열하는 등 순서를 정하는 것은 중요하다.

넷째, 구체적인 질문 문항을 만들고 배열하여 질문지 초안을 작성한다. 또한, 인사말과 응답요령을 기술한다.

다섯째, 사전조사를 실시하여 질문지를 재수정한다.

설문지를 만드는 과정에서 주의해야 할 점은 첫째, 응답자의 흥미를 유발하고 쉬운 답변을 할 수 있는 질문을 설문지의 앞부분에 배열한다. 둘째, 개방형 질문에서 폐쇄형 질문으로, 전반적인 질문에서 구체적이고 특수한 질문으로 옮겨 간다. 셋째, 연령, 성별,

종교, 결혼 등 인구사회학적 특성에 관한 질문이나 사생활, 민감한 질문 등은 가급적 뒤로 보낸다. 이러한 질문을 다른 질문에 영향을 미칠 수 있다. 넷째, 질문의 흐름을 매끄럽게 하기 위해 내용별로 질문을 묶어 주는 것이 좋다.

1. 다음은 지난 6개월간 직장 내(동료와 상사 간) 부정적 행동경험과 관련된 문항입니다.
자신의 경우에 비추어 보아 아래의 문항에 어느 정도 해당하는지 표시해 주십시오.

문항	전혀 없음	한달에 1번 미만	한달에 1번 정도	한주에 1번 정도	거의 매일
1. 누군가 나의 업무에 영향을 주는 정보를 주지 않은 적이 있다.	1	2	3	4	5
2. 나의 일과 관련하여 굴욕을 당하거나 비웃음거리가 된 적이 있다.	1	2	3	4	5
3. 나의 자격(증)이나 능력 이하로 일하도록 명령을 받은 적이 있다.	1	2	3	4	5
4. 책임져야 할 부분이 없어지거나 사소하거나 불쾌한 일로 대체된 적이 있다.	1	2	3	4	5

VI. 일반적 특성

다음 문항 중 자신에 해당하는 사항을 기입해 주십시오.

1. 귀하의 연령은? 만(　　　)세

2. 귀하의 결혼 상태는?
① 미혼 ② 기혼 ③ 기타(　　　)

3. 귀하의 최종 학력은?
① 전문대학 졸업 ② 대학교 졸업 ③ 대학원 졸업 이상

그림 6-3 설문지 예시

4) 대상자 모집

대상자는 자료수집 초기에만 모집되거나, 데이터 수집과정 중에도 모집될 수 있다. 연구의 설계가 대상자 선택방법을 결정한다. 자료분석 및 연구결과에 대한 해석은 적절한 표본 크기 확보에 따라 좌우되기 때문에 최초 계획한 수만큼의 대상자 모집이 중요하다. 연구보고서에 대상자 모집 과정을 기술하여야 한다.

7. 자료분석방법

연구에서 수집한 수량적 자료를 조사하기 위하여 통계분석을 한다. 양적 자료분석 과정은 자료정리, 자료의 통계처리, 측정도구의 신뢰도 조사, 자료의 탐색적 분석, 가설, 연구문제 또는 연구목적에 따른 확증적 분석, 사후분석을 거친다.

1) 자료정리

(1) 코딩(Coding)

자료분석 과정의 첫 단계는 자료를 컴퓨터에 입력을 하는 코딩을 하는 것이다. 코딩은 원자료(raw data)를 컴퓨터를 이용하여 분석에 적합한 기호로 전환하는 과정이다. 연구자는 수집된 자료가 완전한 지 살펴야 한다. 응답자가 질문지를 일부분 답하였을 경우 그 자료가 사용가능한지를 결정해야 한다. 이러한 경우 자료를 폐기하거나 불완전한 상태로 사용할 수도 있는 데 이를 위해 결정규칙을 세워야 한다. 그 이후 수거된 설문지에 각각에 응답자를 구별할 수 있는 고유번호를 부여한 후 엑셀 혹은 SPSS에 직접 입력을 하면 된다. 이 과정은 시간이 많이 걸리고 지루할 수 있으나 자료의 정확성을 위해 꼭 필요하다.

엑셀이나 SPSS에 자료를 입력한 후 만약 자료파일이 매우 작다면, 정확성을 높이기 위해 출력한 모든 자료를 원 자료와 비교 검토할 수 있다. 자료파일이 매우 커서 모든 자료를 원 자료와 비교 검토하기 어렵다면, 무작위로 점검을 하여야 한다. 확인된 모든 오차를 수정하고 미응답 자료를 확인한다. 만약 정보가 있으면 미응답 자료를 자료파일에 넣는다. 만약 어떤 변수에 미응답 자료가 많다면 이러한 변수들을 분석할 만큼 자료가 충분한 지를 확인해야 한다.

자료를 입력할 때는 변수의 속성에 따라 입력방법을 결정한다. 연속 변수는 연령, 키, 몸무게, 월수입, 졸업년도 등이 해당되며 새로운 기호로 전활할 필요없이 설문지에 체크한 대로 기록하면 된다.

명목 변수로 표시된 설문지는 연구자가 숫자로 기호화해야 한다. 기호화를 할 때 다수의 사람이 자료를 정리할 수 있으므로 원칙을 세우는 것이 중요하다.

결손값이 있을 때 9, 99, 999 등의 값을 부여하는 등 그것이 결손값임을 인지할 수 있도록 한다. 분석 대상 변수들을 목록화시키는 것을 코딩북이라고하는 데, 코딩북을 작성하면 공동으로 입력시 정확하게 자료정리를 도울 수 있고, 자료정리를 쉽게 해준다.

표 6-1 코딩북

변수	약어	항목
자료번호	No	번호
연령	연령	실수(나이 입력)
결혼상태	결혼	1. 미혼
		2. 기혼
		3. 기타
최종학력	학력	1. 전문대학 졸업
		2. 대학교 졸업
		3. 대학원 졸업 이상

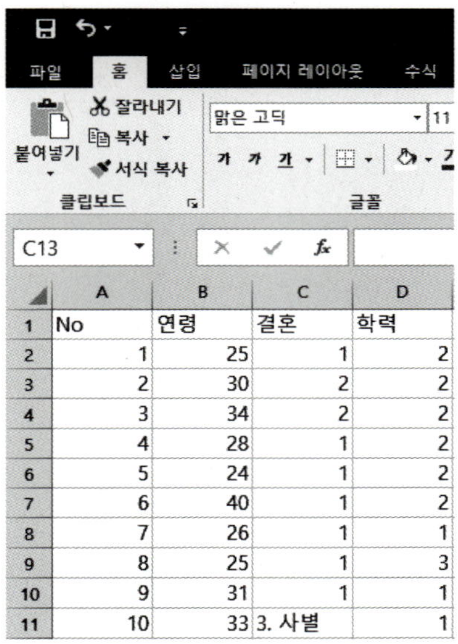
파일
홈
삽입
페이지 레이아웃
수식
잘라내기
복사
붙여넣기
서식 복사
클립보드
맑은 고딕
11
글꼴
C13
A
B
C
D
No
연령
결혼
학력
1 25 1 2
2 30 2 2
3 34 2 2
4 28 1 2
5 24 1 2
6 40 1 2
7 26 1 1
8 25 1 3
9 31 1 1
10 33 3. 사별 1

그림 6-4 엑셀에서 입력한 코딩

SPSS 프로그램은 데이터 보기와 변수보기로 구성되고, 이를 저장하면 .sav 확장자 명으로 저장된다. SPSS에서 분석을 진행할 경우 출력결과 파일이 자동으로 생성되는데, 이는 .spv 확장자 명으로 저장된다.

일단, 자료를 분석하기 전에, 변수보기에서 코드북에 있는 변수에 대한 설명들을 먼저 입력한다. 다음은 각각의 변수명을 입력하는 방법이다.

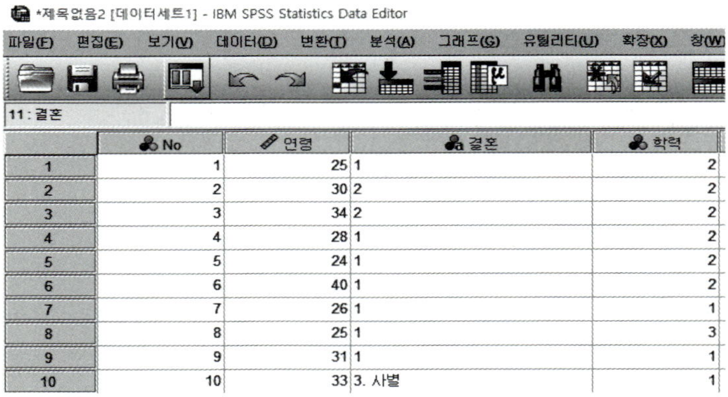

그림 6-5 SPSS에서 입력한 코딩

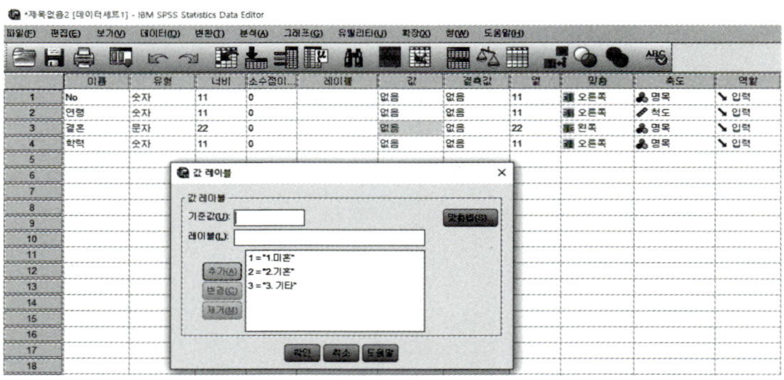

그림 6-6 SPSS에서 변수명 입력하기

또한, 엑셀에 입력한 자료는 SPSS로 불러와서 사용할 수 있다.

입력된 자료들은 연구자의 분석 의도에 따라 변환 혹은 계산하여 사용할 수 있다.

비율변수를 간격변수로 변환하여 활용할 수 있다.

예) 대상자의 나이를 연령대별로 구분하고 싶을 경우

20대 (20세~29세)

30대 (30세~39세)
40대 (40세~49세)
50대 이상 (50세~)

자료의 분석을 위해 입력한 자료를 계산하여 분석할 수도 있다.

예) 낙상위험도구에서 각각의 항목의 합을 구해 낙상위험도 점수를 구하고 싶은 경우

낙상위험도구 항목 1 + 낙상위험도구 항목 2 + 낙상위험도구 항목 3 + …

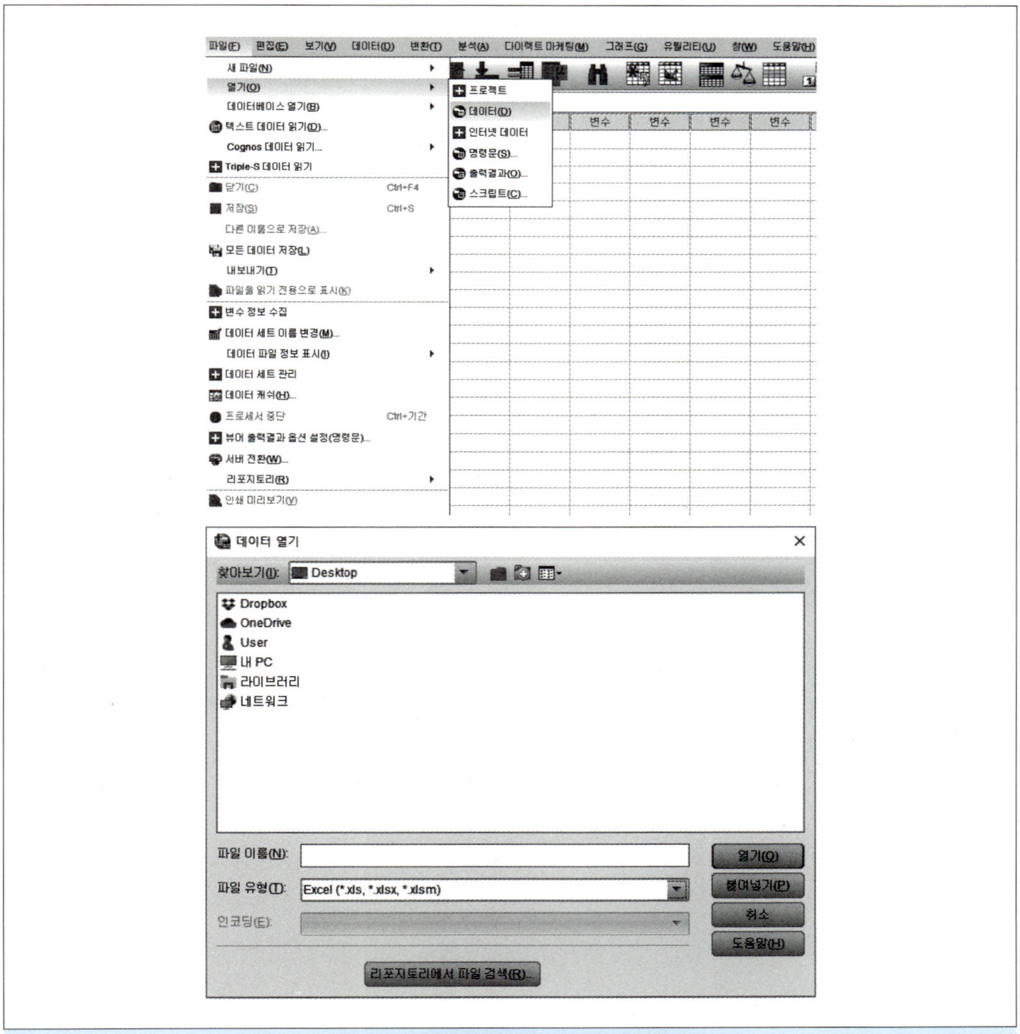

그림 6-7 SPSS에서 EXCEL 파일 불러오기

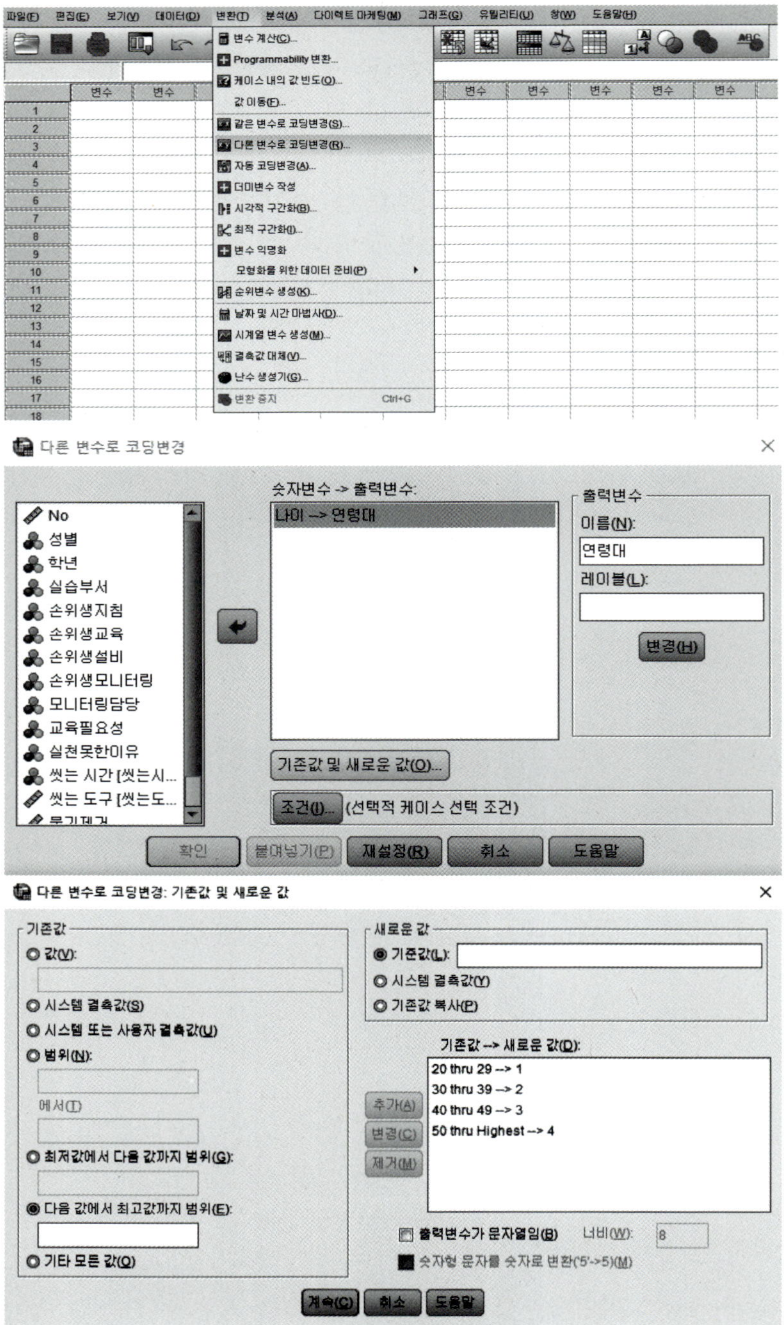

그림 6-8 다른 변수로 코딩 변경

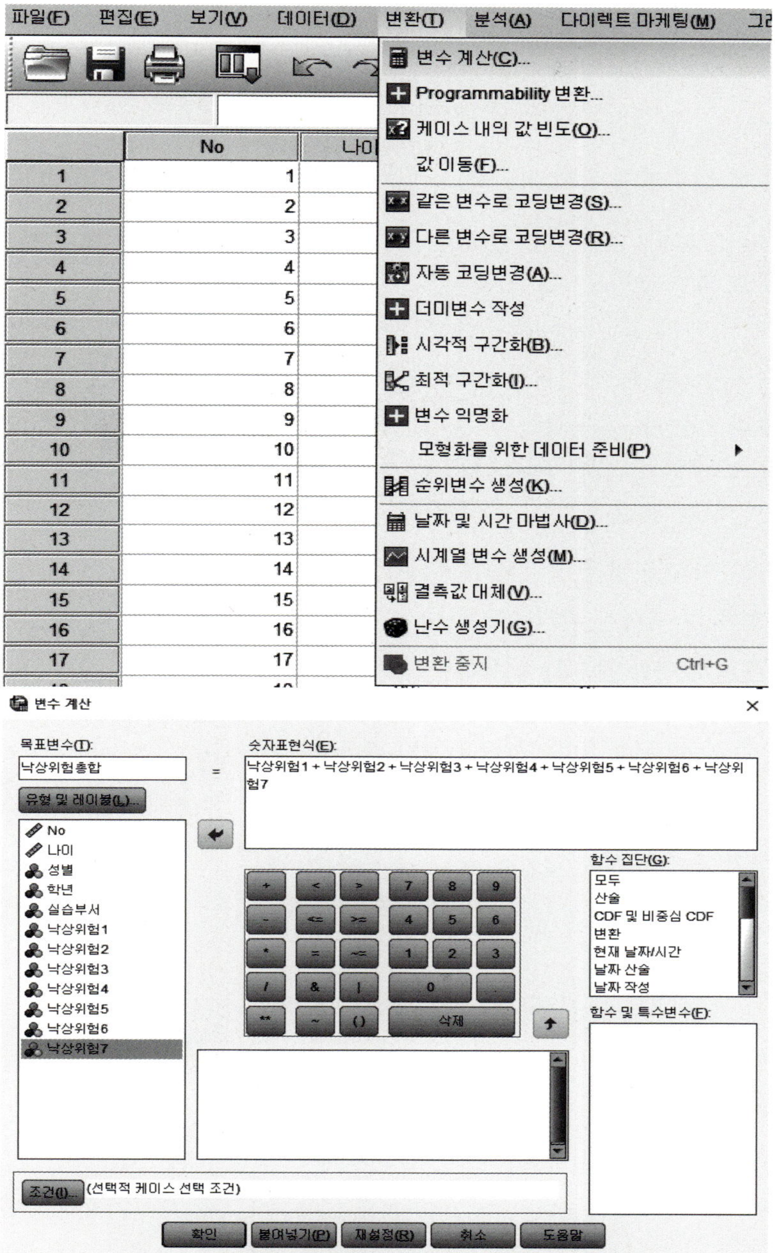
파일(F) 편집(E) 보기(V) 데이터(D) 변환(T) 분석(A) 다이렉트 마케팅(M)
변수 계산(C)...
Programmability 변환...
케이스 내의 값 빈도(O)...
값 이동(F)...
같은 변수로 코딩변경(S)...
다른 변수로 코딩변경(R)...
자동 코딩변경(A)...
더미변수 작성
시각적 구간화(B)...
최적 구간화(I)...
변수 익명화
모형화를 위한 데이터 준비(P)
순위변수 생성(K)...
날짜 및 시간 마법사(D)...
시계열 변수 생성(M)...
결측값 대체(V)...
난수 생성기(G)...
변환 중지 Ctrl+G
변수 계산
목표변수(T):
낙상위험총합
숫자표현식(E):
낙상위험1 + 낙상위험2 + 낙상위험3 + 낙상위험4 + 낙상위험5 + 낙상위험6 + 낙상위험7
유형 및 레이블(L)...
No
나이
성별
학년
실습부서
낙상위험1
낙상위험2
낙상위험3
낙상위험4
낙상위험5
낙상위험6
낙상위험7
함수 집단(G):
모두
산술
CDF 및 비중심 CDF
변환
현재 날짜/시간
날짜 산술
날짜 작성
함수 및 특수변수(F):
삭제
조건(I)... (선택적 케이스 선택 조건)
확인 붙여넣기(P) 재설정(R) 취소 도움말

그림 6-9 변수계산

2) 자료의 통계처리

통계 프로그램은 SPSS, SAS, AMOS, R 등이 있다. 통계 프로그램 사용 시에는 연구자가 정련된 자료를 자료의 특성에 맞는 분석방법으로 이용하여 분석하는 것이 중요하다. 특히, 측정 변수의 수준에 따라 분석 방법이 달라지므로 변수의 수준(명목, 서열, 비율, 등간)을 잘 파악하고 이해하는 것이 필요하다. SPSS를 활용하여 자료의 통계를 처리하는 방법에 대해 살펴보자.

한 집단 이상(예;실험군과 대조군)을 포함하는 연구를 할 땐 연구자들은 흔히 집단을 인구학적 변수와 관련하여 비교한다. 표본과 관련된 연령, 성별, 학년, 교육수준 등을 인구학적 변수라고 한다. 인구학적 변수가 집단 간에 유사하다면 연구의 시작에서 집단들이 유사하다는 것을 의미하므로 이것은 연구의 강점이 될 수 있다. 만약 비교하는 집단들이 이질적이라면 통계적 절차를 통해 집단들을 비교하는 것은 바람직하지 않다. 이때는 분석과정을 계속 진행할 것인지 결정해야 한다.

자료에서 변화의 특성을 파악하고 이상값을 확인하기 위하여 중심화 경향과 분산을 측정하여 각 변수에 대한 자료를 조사한다. 이상값은 나머지 표본과는 다른 대상자이거나 극단치(그래프 상에 다른 표시점으로부터 멀리 떨어져 있는 값)를 가지는 자료점이다. 연구로부터 가장 의미있는 해석은 흔히 이상값에 대한 면밀한 조사에서 나온다.

(1) 서술통계(descriptive statistics)

① 대푯값 측정

대푯값은 흔히 자료에서 중심점 또는 자료의 평균을 의미하며 연구에서 자료의 특성을 가장 간략하게 진술한 것이다. 대푯값을 측정하는 세 가지 방법은 최빈값, 중앙값 그리고 평균이다.

최빈값(mode)은 수집된 자료의 분포 상 빈도가 가장 많은 값이다. 최빈값은 양적 데이터의 경우 거의 쓰이지 않는다. 최빈값은 질적 데이터에 대한 대푯값으로 널리 쓰인다.

중앙값(median)은 측정된 전체 변수를 크기 순서대로 나열했을 때 가장 중앙에 위치한 값이다. 중앙값은 데이터와 동떨어진 값이 데이터에 포함되어 있는 경우 평균보다 적합하다.

평균(mean)은 이중 평균(mean)이 중심화 경향을 측정하기 위해 가장 흔히 사용한다. 평균은 표본의 값을 모두 더하여 표본 수로 나눈 값이다. 평균은 등간이나 비율 척도의 중심화 경향을 측정하는 데 적절하다. 또한, 데이터의 특이점이 없는 좌우 대칭인 봉우리가 하나인 경우에 분포의 중심위치를 나타내는 데 적합하다. [그림 6-10], [그림 6-11]을 통해 SPSS를 활용하여 빈도분석을 수행하는 방법을 확인해 볼 수 있다. [그림 6-12]는 SPSS를 통해 빈도분석을 수행한 결과값을 나타낸다.

평균(mean) : 데이터의 총합을 표본의 크기로 나눈 값

평균의 특징

- 중심위치로서 의미가짐
- 수치로 된 어떤 데이터도 계산 가능하며 데이터 전부 반영된 값임
- 지나치게 크거나 작은 특이점에 민감
- 하나의 데이터에 오직 하나의 값을 가짐

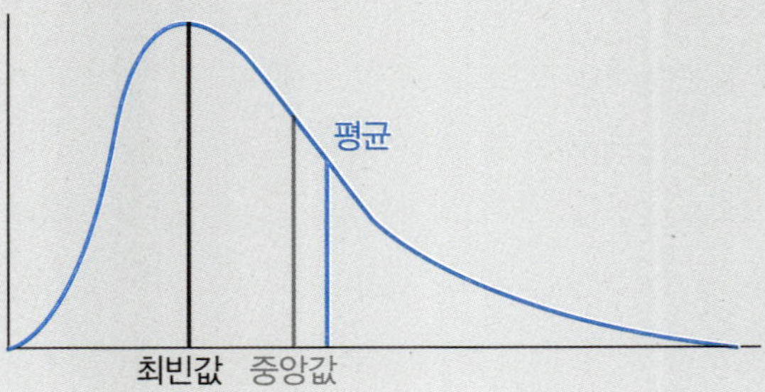

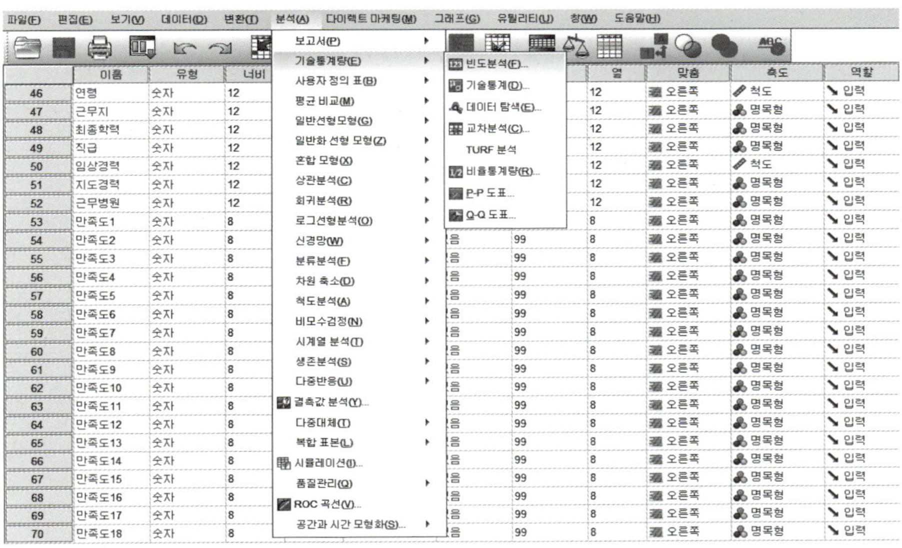

그림 6-10 분석-기술통계량-빈도분석

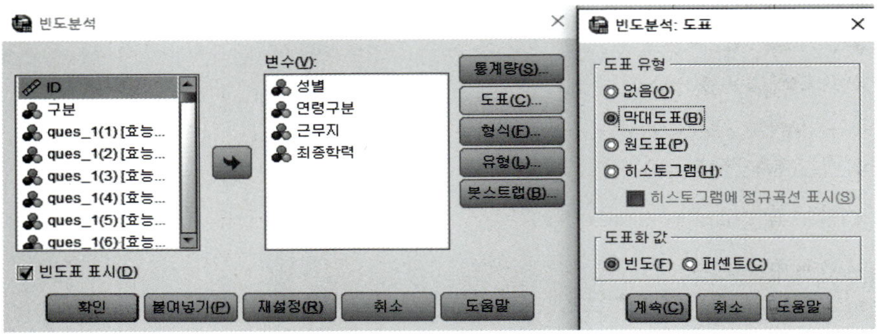

그림 6-11 빈도분석-도표

② 백분율

백분율 분포는 총 도수를 100으로 놓고 각 계급의 도수를 %로 나타낸 도수 분포표이다. 백분율 분포는 특히 현재 자료를 다른 표본 크기를 가지는 다른 연구결과와 비교하는 데 유용하다. 누적 분포는 표 위에서 아래로 내려가면서 점수의 도수와 백분율을 합한 백분율 분포이다. 도수 분포는 표나 그래프를 사용하여 나타낸다. 자료분포가 정규분포 곡선을 형성하는 지를 막대와 선 그래프로 나타낼 수 있다. [그림 6-12]를 살펴보면, SPSS에서 빈도분석을 실행하였을 때 백분율도 함께 산출되는 것을 확인할 수 있다. 빈도분석 시 그래프를 함께 도출할 수 있다. [그림 6-13], [그림 6-14]과 같이 그래프를 이용하면 질적 변수를 표현할 때 한눈에 자료의 분포가 파악되기 때문에 유용하다.

③ 산포의 측정

산포는 측정된 자료값들이 퍼져있는 정도를 서술하는 데 사용되는 값이다. 산포(퍼짐성, dispersion)는 표본 구성원의 개인 차이를 측정하는 것이다. 산포는 표본에서 점수가 얼마나 평균에서 퍼져 있는 지에 대한 정보를 준다. 이러한 측정은 대푯값을 측정할 수 없는 자료에 대한 정보를 제공한다. 산포는 점수가 얼마나 차이가 있는지 또는 개인점수가 다른 사람과 비교해 벗어난 정도를 나타낸다. 산포를 측정하는 데 가장 흔히 범위, 분산 그리고 표준편차를 사용한다. 표준점수도 산포를 측정하기 위해 사용된다. 자료의 산포는 흔히 산점도(scatterplots)로 나타낸다.

범위(range)는 조사된 데이터의 최대값과 최소값의 차이를 말한다. 산포도 중에서 가장 측정하기 쉬운 방법이다. 양 극단 값만을 사용하기 때문에 특이점이 있는 경우

통계량

		성별	연령구분	근무지	최종학력
N	유효	149	149	149	149
	결측	0	0	0	0

빈도표

성별

		빈도	퍼센트	유효 퍼센트	누적 퍼센트
유효	여자	133	89.3	89.3	89.3
	남자	16	10.7	10.7	100.0
	전체	149	100.0	100.0	

연령구분

		빈도	퍼센트	유효 퍼센트	누적 퍼센트
유효	20대	105	70.5	70.5	70.5
	30대	26	17.4	17.4	87.9
	40대 이상	18	12.1	12.1	100.0
	전체	149	100.0	100.0	

근무지

		빈도	퍼센트	유효 퍼센트	누적 퍼센트
유효	종합병원	74	49.7	49.7	49.7
	대학병원	20	13.4	13.4	63.1
	전문병원여성아동	37	24.8	24.8	87.9
	기타	18	12.1	12.1	100.0
	전체	149	100.0	100.0	

최종학력

		빈도	퍼센트	유효 퍼센트	누적 퍼센트
유효	전문학사	90	60.4	60.4	60.4
	학사	38	25.5	25.5	85.9
	석사이상	21	14.1	14.1	100.0
	전체	149	100.0	100.0	

그림 6-12 빈도분석 결과

그 영향을 많이 받는다. 주로 기상관련 보고의 하루 최고, 최저 기온의 차를 보고하는 경우 사용된다. 범위는 최대값과 최소값 사이에 있는 값들이 어떻게 산포해 있는 지를 나타내지 못한다.

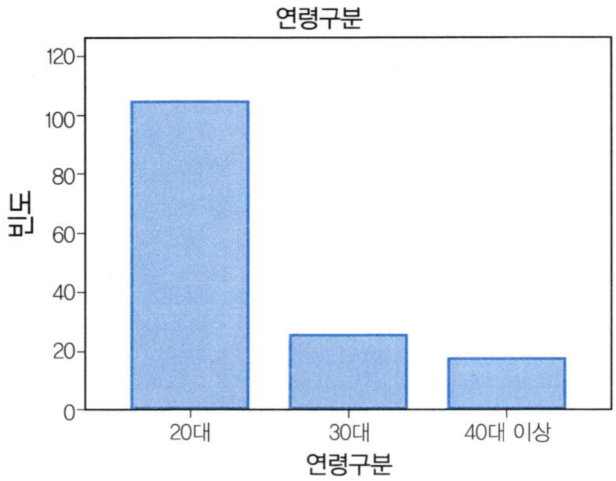

그림 6-13 연령별 빈도

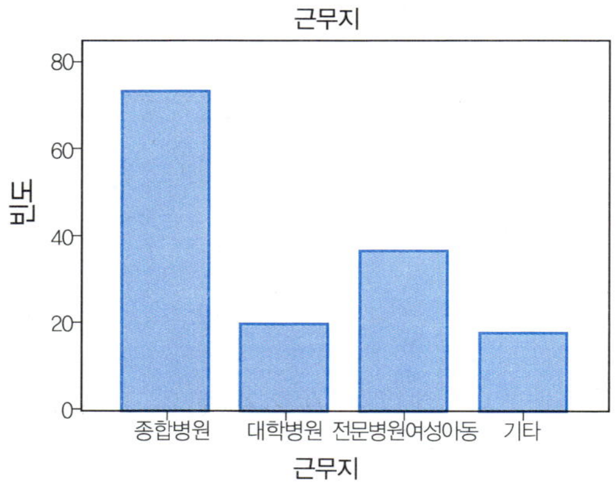

그림 6-14 근무지별 빈도

분산(variance)은 데이터가 평균으로부터 얼마나 떨어져 있는 정도를 나타내는 값이다. 분산은 관찰값과 평균의 차이를 구하여 각각 제곱해 합한 후 데이터의 개수로 나누어 평균제곱을 구한 것이다. 데이터로부터 평균까지의 편차합을 구하면 항상 0이다. 모분산을 추정할 때 제곱합을 n−1로 나누는 것은 n으로 나누는 것에 비해 더 정확한 추정이 가능하기 때문이다. n−1개 데이터의 편차만 알면 나머지 하나의 편차를 알 수 있다. 즉, n−1개의 데이터 값만이 자유롭게 변화할 수 있다는 의미에서 자유도라고 한다.

표준편차(standard deviation)는 분산의 제곱근으로 전체 분포를 근거로 하여 개별

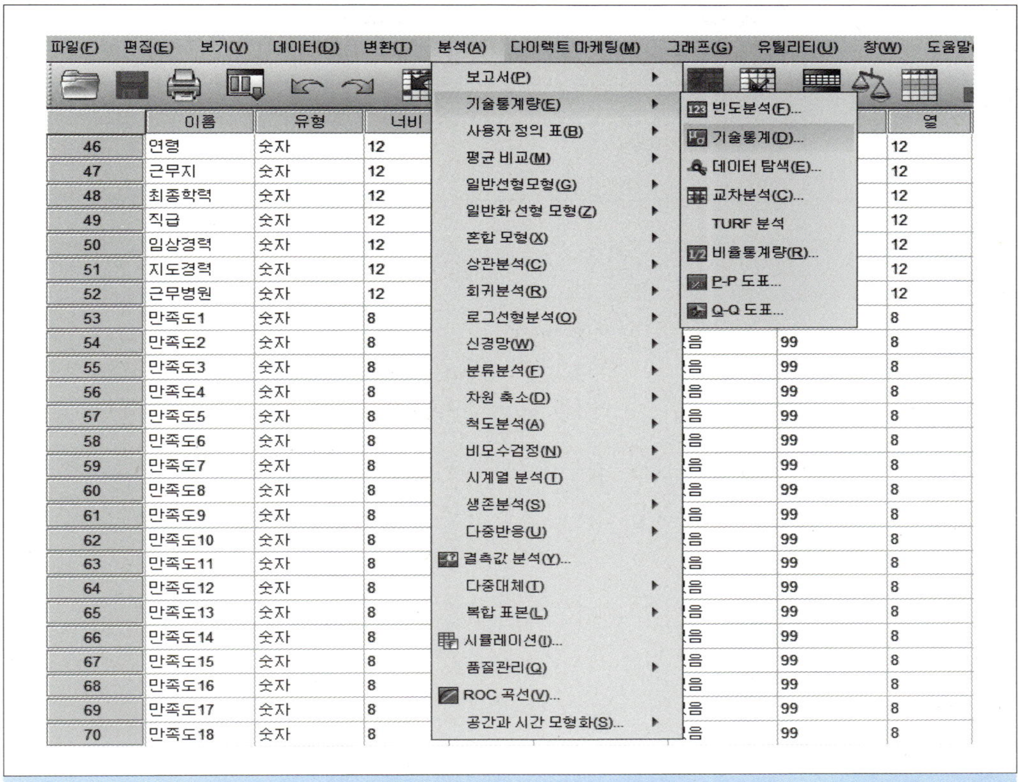

그림 6-15 분석-기술통계량-기술통계

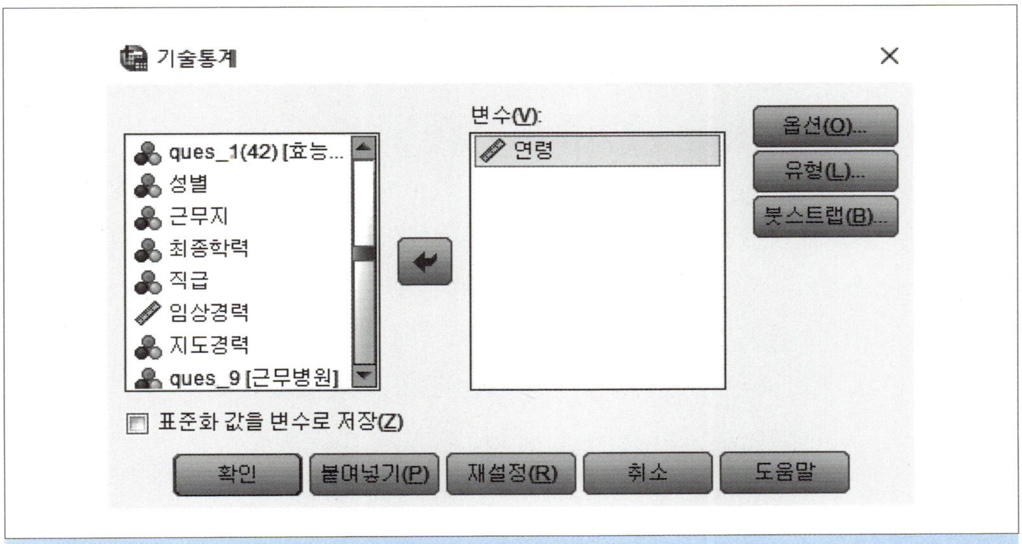

그림 6-16 기술통계-변수

기술통계량

	N	최소값	최대값	평균	표준편차
연령	149	22	58	28.90	8.162
유효 N(목록별)	149				

그림 6-17 기술통계 결과

측정값들의 위치를 파악하는데 사용되며, 데이터의 변동을 측정하는 가장 일반적인 방법이다.

표준점수(standard score)를 Z점수라고 한다. 표준점수의 다양한 분포의 특성 차이로 인해 하나의 분포에서 측정한 값을 다른 분포의 측정값과 비교하는 것이 어려울 때 표준점수를 사용한다.

[그림 6-15], [그림 6-16]을 통해 SPSS를 활용하여 평균과 표준편차를 산출한 수 있다. [그림 6-17]은 기술통계를 수행한 결과값을 나타낸다.

(2) 신뢰도 검사

자료수집에 지필척도(paper and pencil scale)를 사용하였다면 알파계수 값을 측정한다. 척도문항에 대하여 Cronbach 통계분석을 실행한다.

만약 Cronbach 알파계수가 0.7 이하로 낮다면, 이는 그 도구의 신뢰도가 높지 않음을 의미하기 때문에 연구자는 이 도구로 수집한 자료를 분석할 것인지를 결정해야 한다. Cronbach 알파계수 0.7값은 도구를 연구에 사용할 수 있는 최저 수치이다. 검사-재검사 신뢰도를 측정하기 위하여 t-검정 또는 피어슨 상관관계 분석을 실시할 수 있다. Cronbach 알파계수 0.7값은 도구를 연구에 사용할 수 있는 최저 수치이다. 검사-재검사 신뢰도를 측정하기 위하여 t-검정 또는 피어슨 상관관계 분석을 실시할 수 있다.

[그림 6-19]를 보면, Cronbach의 알파가 0.909임을 확인할 수 있다. 따라서 이 도구의 신뢰도는 높다고 보이며, 연구자는 이 도구의 사용을 긍정적으로 고려해 볼 수 있다.

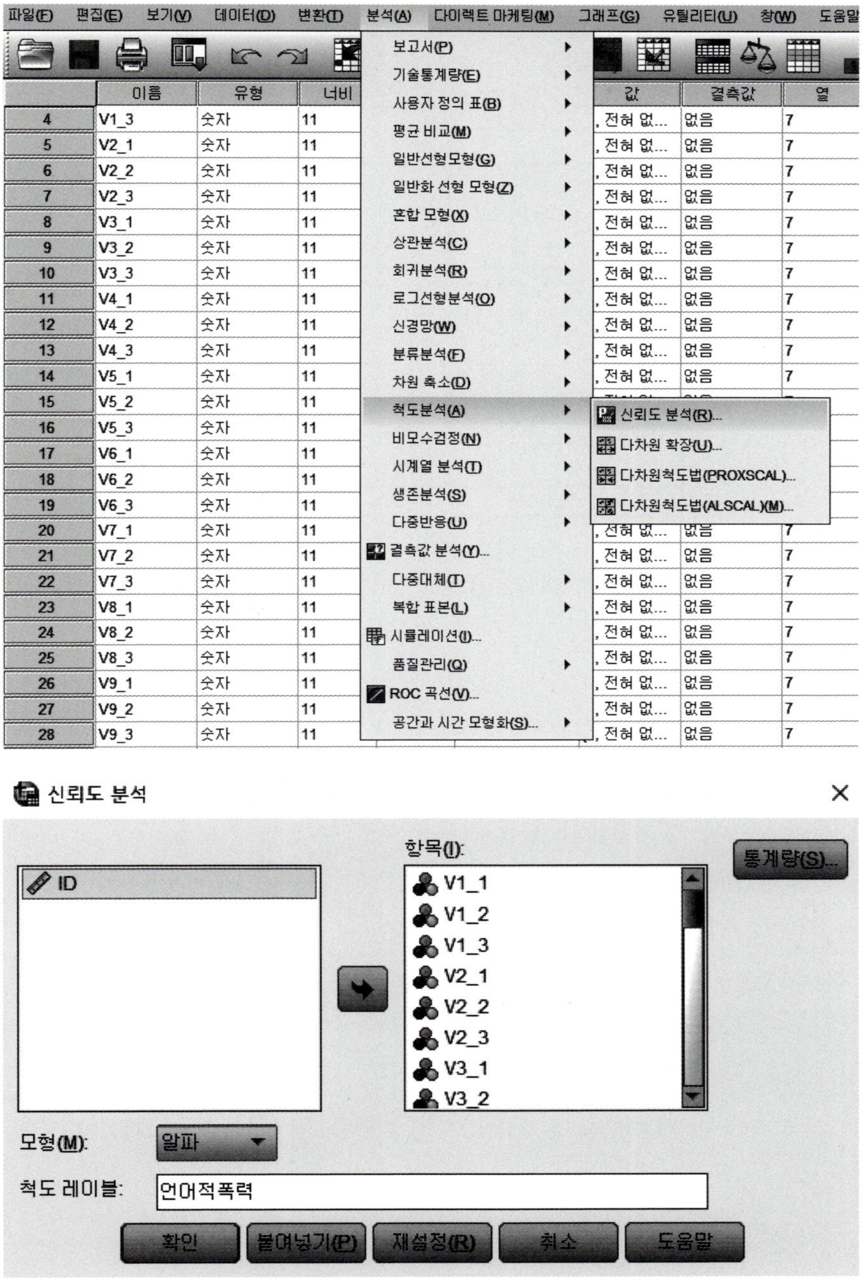

그림 6-18 분석–척도분석–신뢰도분석

척도: 언어적폭력

케이스 처리 요약

		N	%
케이스	유효	157	100.0
	제외됨[a]	0	.0
	전체	157	100.0

a. 목록별 삭제는 프로시저의 모든 변수를 기준으로 합니다.

신뢰도 통계량

Cronbach의 알파	항목 수
.909	39

그림 6-19 언어적 폭력 도구의 신뢰도분석

(3) 차이의 검정

두 개 이상의 집단의 차이를 검정하는 통계방법 중 정규분포를 따른다고 가정하였을 때 t검정(t-test)과 분산분석(ANOVA)을 가장 많이 사용한다. 표본의 크기가 너무 작거나, 모집단의 분포가 정규분포가 아닐 경우는 비모수 방법인 Mann-Whitney U test, Wilcoxon signed ranks test 등이 사용된다.

표 6-3 통계검정방법

<table>
<tr><th colspan="2" rowspan="2">통계검정방법</th><th colspan="2">독립변수</th></tr>
<tr><th>범주형(명목, 서열척도)</th><th>연속형(등간, 서열척도)</th></tr>
<tr><td rowspan="2">종속변수</td><td>범주형(명목, 서열척도)</td><td>χ^2 검증</td><td>로지스틱 회귀분석</td></tr>
<tr><td>연속형(등간, 서열척도)</td><td>t 검정
분산분석</td><td>피어슨 상관관계 분석
회귀분석</td></tr>
</table>

① t검정

두 표본간의 유의한 차이를 검정하는 데 가장 흔히 사용하는 분석 중 하나가 t검정이다. t검정은 등간이나 비율 측정 수준으로 변수들을 측정할 때 집단 간의 차이를 검정하기 위하여 사용한다. t 분석법에는 독립적인 두 그룹의 평균을 비교하는 두 그룹 t 분석과 전후 혹은 짝을 이룬 서로 독립적이지 않은 자료의 비교인 짝 비교 t 분석이 있다.

㉠ **독립표본 t-검정**

독립적으로 존재하는 두 집단 간의 평균 차이를 검증하는 통계분석 기법이다. 주로 실험군과 대조군의 통계적 차이를 검증하는 모수적 검증방법이다. 모수분석은 종속변수인 비율변수의 정규분포가 가정될 때 적용한다.

연구의 예

- 성별에 따라 체중은 얼마나 차이가 있을까?
- 한국과 일본 학생들의 임상실습 전 안전교육 만족도에는 얼마나 차이가 있을까?

위 연구질문들은 두 개의 변수 간의 차이에 대한 것을 알아보고자 하는 것이다. 이 연구질문들에서 '성별', '한국과 일본'은 명목변수에 해당한다. 다른 한 변수는 '체중', '안전교육 만족도'인데 이들은 모두 비율변수로 측정된 것들이다. 체중은 체중계를 통해 측정된 것이며, 안전교육 만족도는 likert 5점 척도로 10개의 영역으로 측정하여 총점으로 환산한 점수이다.

이렇게 명목변수 중 항목이 2개인 이분변수와 비율변수 간의 관계를 분석하는 통계방법이 두 그룹 t 분석으로 두 그룹을 비교하는 대표치를 평균으로 보고, 이 대표치가 차이가 있는지 통계적으로 분석하는 방법이 두 그룹 t 분석이다.

독립표본 t-검정은 두 집단 모두에 대한 데이터를 갖고 있으므로 각 집단의 개별적 표준오차를 각각 구할 수 있고, t-통계량을 도출하는 데 이 표준오차들을 모두 사용할 수 있다. 또한 두 집단 내 변화량 즉, 두 집단의 퍼짐정도(분산)의 동질성에 대한 위배여부를 Levene의 등분산 검정을 통해 확인할 수 있다. 등분산이란 종속변인에 대한 두 집단의 분산의 동질성을 나타낸다. Levene 통계량의 유의확률이 0.05보다 크다면 각 집단의 분산은 동질하다는 가정이 성립됨을 의미한다.

두 독립표본 t 검정의 절차는 다음과 같다.

a. 측정자료가 t검정을 위한 통계적 가정을 모두 만족하는지 파악한다.

→ 2개의 명목변수와 비율변수에 해당하는지 확인한다.

b. 귀무가설과 대립가설을 설정한다.

〈가설〉

귀무가설: 두 모집단의 평균은 차이가 없을 것이다. ($\mu_1=\mu_2$)

대립가설: 두 모집단의 평균은 차이가 있을 것이다. ($\mu_1 \neq \mu_2$)

tip) 가설을 세울 때, 연구자는 표본의 대표치 보다는 모집단의 대표치에 초점을 맞추어야 한다. 따라서 표본의 평균($\overline{X}$)이 아니라 모수인 모평균(μ)을 이용하여 세운다.

c. 유의수준을 설정한다.

→ 대부분의 간호학 연구에서는 일반적으로 유의수준을 0.05로 설정한다.

d. 귀무가설의 기각여부를 결정하고 결론을 내린다. 유의수준을 5%(0.05)로 설정했는데 통계값이 0.05보다 작은 수가 나왔다면 귀무가설을 기각하고, 연구가설을 채택한다.

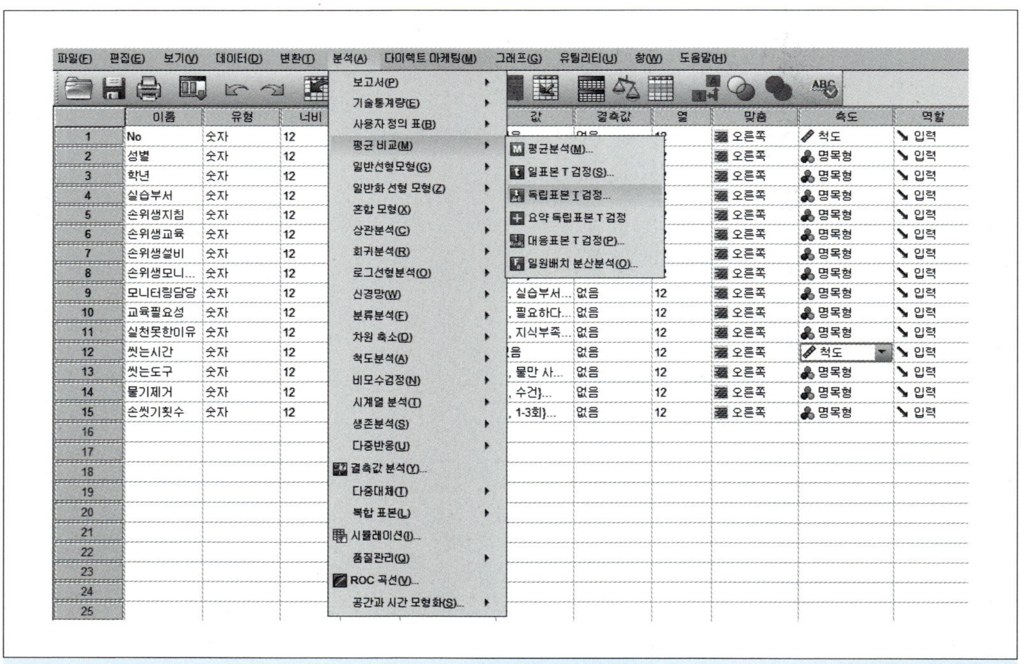

그림 6-20 독립표본 t-검정(계속)

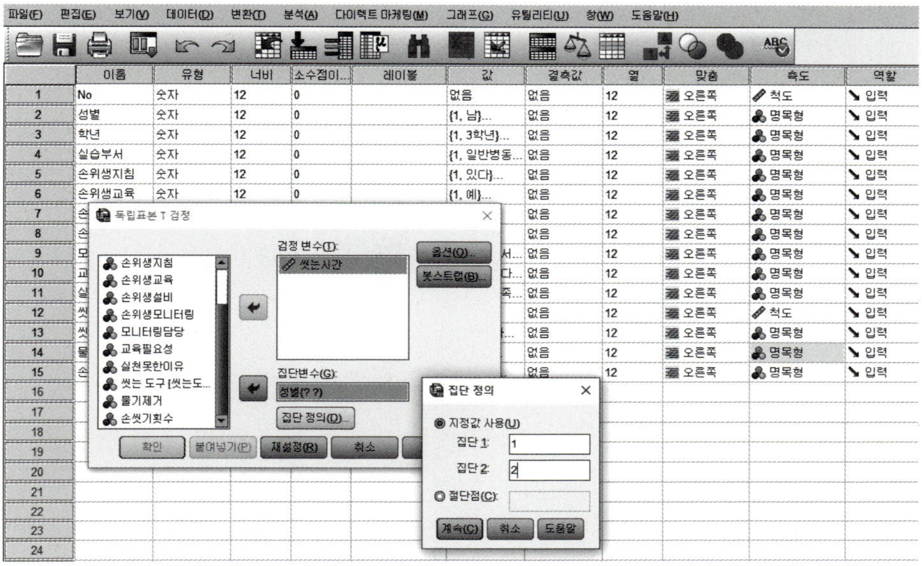

집단통계량

	성별	N	평균	표준편차	평균의 표준오차
씻는 시간	남	15	3.07	1.033	.267
	여	95	2.73	1.066	.109

독립표본 검정

		Levene의 등분산 검정		평균의 동일성에 대한 T 검정						
									차이의 95% 신뢰구간	
		F	유의확률	t	자유도	유의확률 (양측)	평균차이	차이의 표준오차	하한	상한
씻는 시간	등분산을 가정함	.492	.484	1.153	108	.251	.340	.295	-.245	.925
	등분산을 가정하지 않음			1.181	19.029	.252	.340	.288	-.263	.944

그림 6-20 독립표본 t-검정

[그림 6-20]을 살펴보자. 성별에 따라서 손씻기 시간이 차이가 나는지를 확인해보고자 한다.

독립표본 T 검정을 선택한 후 성별(두 집단)을 집단변수로 이동하고 집단정의를 클릭한다.

집단 1을 1, 집단 2를 2로 설정한다(1로 설정한 집단이 결과치에서 먼저 제시됨).

씻는 시간(비교하고자 하는 척도변수)을 검정변수로 이동한다.

Levene의 등분산 검정을 먼저 해석한다.

F.492, 유의확률이 0.484로 0.05 이상이므로, 두 집단의 분산이 같다(등분산을 가정함)

t 1.153, 유의확률이 0.251로 0.05 이상이므로, 두 집단 간의 평균의 차이는 없다. 즉, 남자와 여자에 따라 손씻기 시간의 차이는 통계적으로 유의미한 차이가 없다.

㉡ **대응표본 t검정**

비교하는 두 그룹이 전후 비교이거나 대상자 특성을 같게 매칭(matching)한 비교와 같이 서로 독립적이지 않은 경우에 사용한다.

연구의 예

- 전자담배를 흡연하는 것이 혈압에 영향을 미치는 정도를 분석하고자 한다. 이를 위해 30명의 전자담배 흡연 남성에게 담배 1개피를 피우기 전과 후의 혈압을 측정함으로써 흡연으로 변화되는 혈압을 분석한다.
- 간호학생을 대상으로 손위생교육을 하기 전과 후에 손위생에 대한 지식을 측정한다.

대응표본 t검정의 절차는 다음과 같다.

a. 측정자료가 짝표본 t검정을 위한 통계적 가정을 만족하는지 확인한다.

→ 서로 독립적이지 않는 두 그룹의 비율변수를 전후 혹은 매칭한 비교인지 확인한다.

b. 귀무가설과 대립가설을 설정한다.

〈가설〉

귀무가설: 전 후 차이가 없다. (D = 0)

대립가설: 전 후 차이가 있다. (D ≠ 0)

c. 유의수준을 설정한다.

[그림 6-21]을 살펴보자. 손위생 교육에 따른 학생들의 지식정도의 차이를 알아보고자 한다.

손위생 교육 실시 전과 후에 학생들의 손위생 지식정도에 대한 대응표본 t 검정을 실시하였다.

대응표본 t 검정을 선택한 후 변수1에 손위생교육전지식을 이동, 변수2에 손위생교육후지식을 이동한다.

출력결과를 살펴보면 손위생교육전지식은 평균 47.45점, 손위생교육후지식은 평균 85.91점임을 알 수 있다. t값은 19.335, 유의확률은 .000으로 통계적으로도 유의한 차이가 있음을 알 수 있다.

즉, 손위생교육을 통해 학생들의 지식정도가 평균 47.45점에서 평균 85.91점으로 차이가 있음을 알 수 있고, 이는 통계적으로 유의하다.

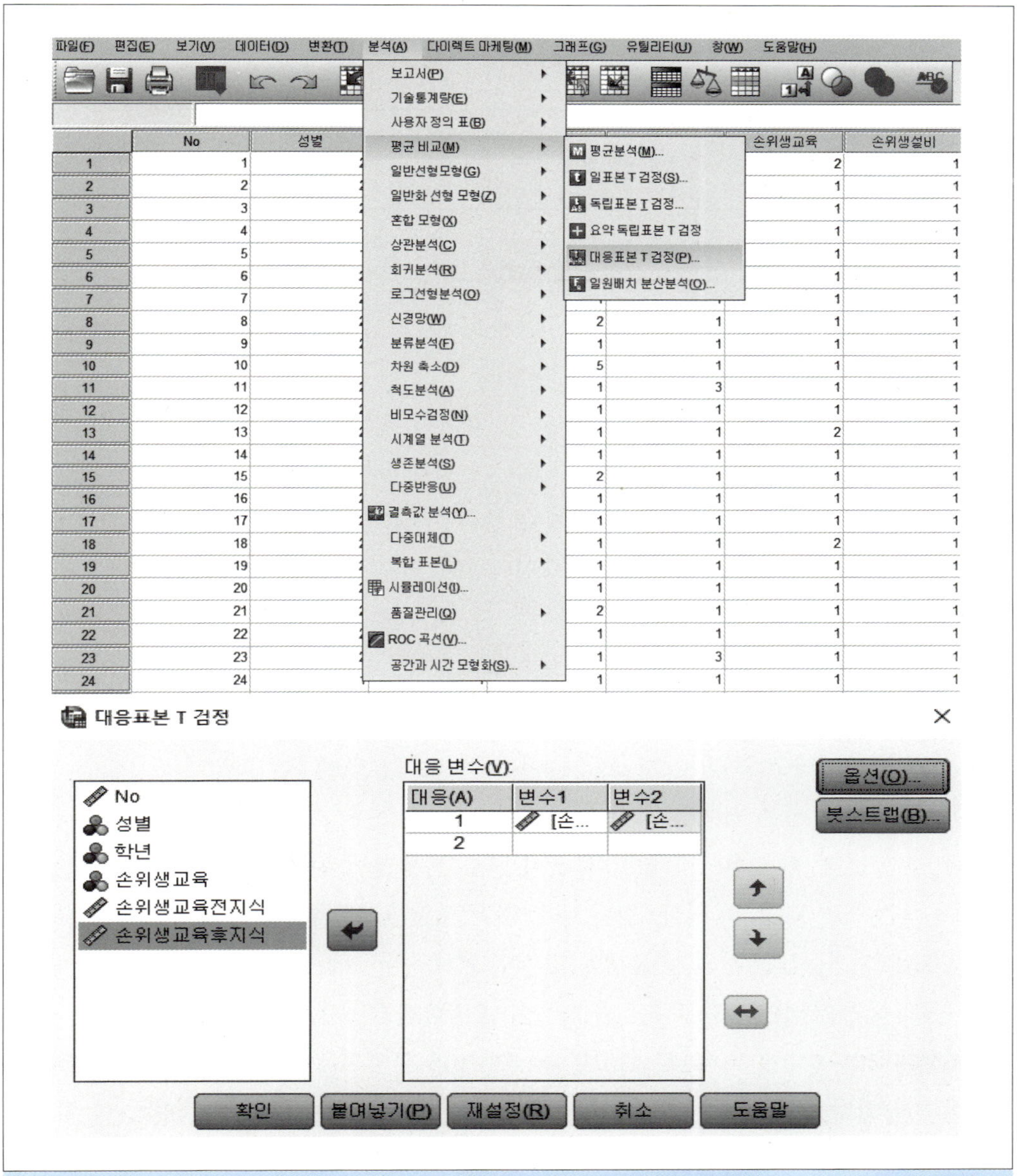

그림 6-21 대응표본 t검정(계속)

대응표본 통계량

		평균	N	표준편차	평균의 표준오차
대응 1	손위생교육전지식	47.45	110	16.926	1.614
	손위생교육후지식	85.91	110	9.535	.909

대응표본 상관계수

		N	상관관계	유의확률
대응 1	손위생교육전지식 & 손위생교육후지식	110	-.179	.062

대응표본 검정

		대응차					t	자유도	유의확률 (양측)
		평균	표준편차	평균의 표준오차	차이의 95% 신뢰구간 하한	차이의 95% 신뢰구간 상한			
대응 1	손위생교육전지식 - 손위생교육후지식	-38.455	20.859	1.989	-42.396	-34.513	-19.335	109	.000

그림 6-21 대응표본 t검정

② 분산분석(analysis of variance, ANOVA)

분산분석은 두 개 이상 집단들의 평균 간 차이에 대한 통계적 유의성을 검증하는 방법으로 실험계획법에서 가장 많이 사용되는 분석방법이다. 분석분석이란 특성값의 변동을 제곱합(sum of square)으로 나타내고, 이 제곱합을 실험에 관련된 요인별로 분해하여, 오차에 비해 큰 영향을 주는 요인이 무엇인지를 찾아내는 방법이다. 종속변수들의 평균의 차이를 조사한다. 분산분석은 단지 평균 간의 차이에만 중점을 두기보다 분산의 차이를 검정한다. 집단 내 각 개인의 점수는 집단 평균과 차이가 있기 때문에 여기서 나온 분산을 집단 내 분산이라고 한다. 전체 평균에서 집단 평균들의 분산을 집단 간 분산이라고 한다. 모든 표본들이 같은 모집단으로부터 나왔다고 가정하면 이러한 두 개의 분산은 차이를 거의 나타내지 않을 것이다. 이러한 두 종류의 분산을 합쳤을 때 이것을 총 분산이라고 한다. F=(집단 간 분산)/(집단 내 분산)으로 이 값은 절대로 음수(−)가 나올 수 없다. 집단 내 분산과 집단 간 분산이 같다면 F값은 1이 된다. 1보다 낮을수록 집단 간의 평균 차이가 없으므로 귀무가설을 기각한다. 분산분석에서는 참/거짓의 개념이 없다. 분산 검정은 항상 단측검정이다.

분산분석의 결과는 F통계로 보고한다. F통계의 유의 수준을 결정하기 위하여 F분포표를 사용한다. 만약 F통계가 F분포표의 통계값과 같거나 더 크다면 집단 간에 통계적으로 유의한 차이가 있다. 만약 두 집단만을 검정한다면 유의한 차이가 어느 집단에 있는 지 분명하게 알 수 있다. 그러나 만약 두 개보다 훨씬 많은 집단을 연구한다면 유의한 차이가 어디에 있는지를 분산분석으로 판단하지 못한다.

집단 간의 차이가 어디에 있는지를 판단하기 위하여 사후 검정을 실시한다. 사후 검정으로는 흔히 사페 검정(Scheffe's test)과 던네트 검정(Dunnett's test) 등을 사용한다.

연구의 예

- 당뇨 환자에게 혈당을 유지하기 위해 A, B, C 약을 환자 각 10명씩 복용하도록 한 후, 혈당 감소 정도를 측정한다.
- 40대, 50대, 60대의 여성 그룹을 대상으로 갱년기 증상의 차이를 측정한다.
- 임상실습 현장 지도자의 임상경력에 따라 교수효능감에 차이를 측정한다.

〈가설〉

귀무가설 : $\mu_1 = \mu_2 = \mu_3$

대립가설 : 세 그룹들의 평균이 모두 같지는 않다.

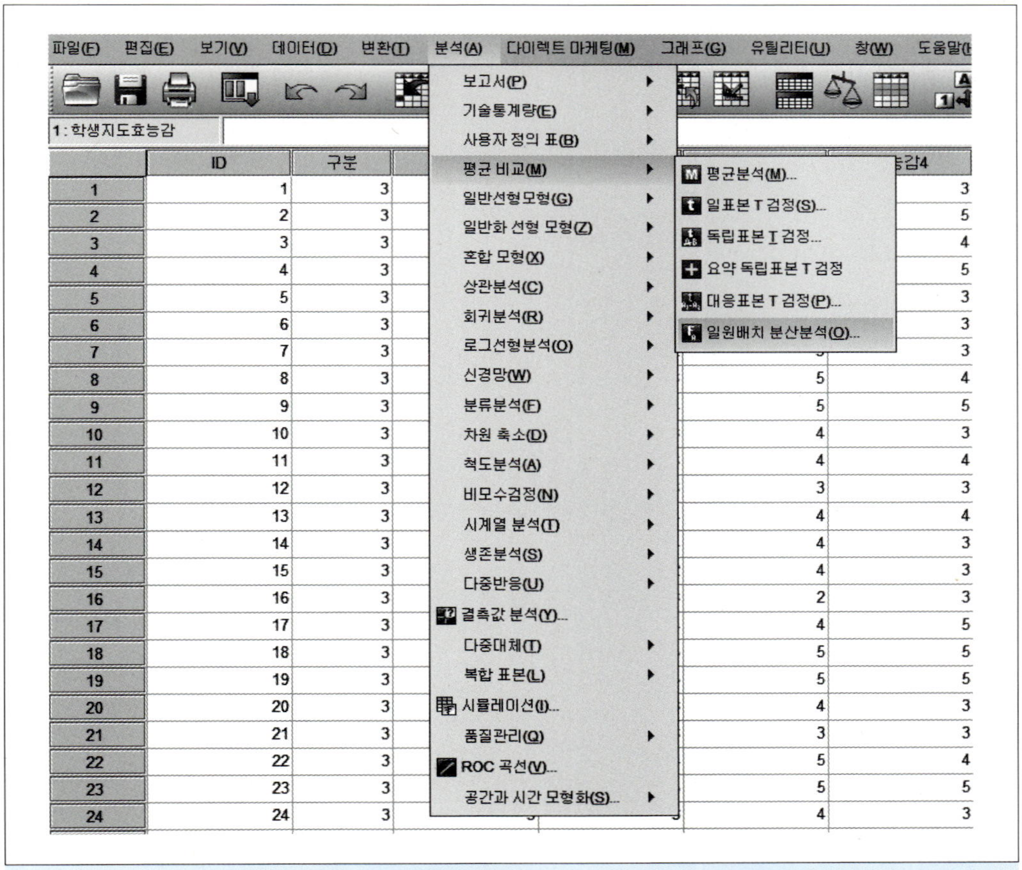

그림 6-22 일원배치 분산분석(계속)

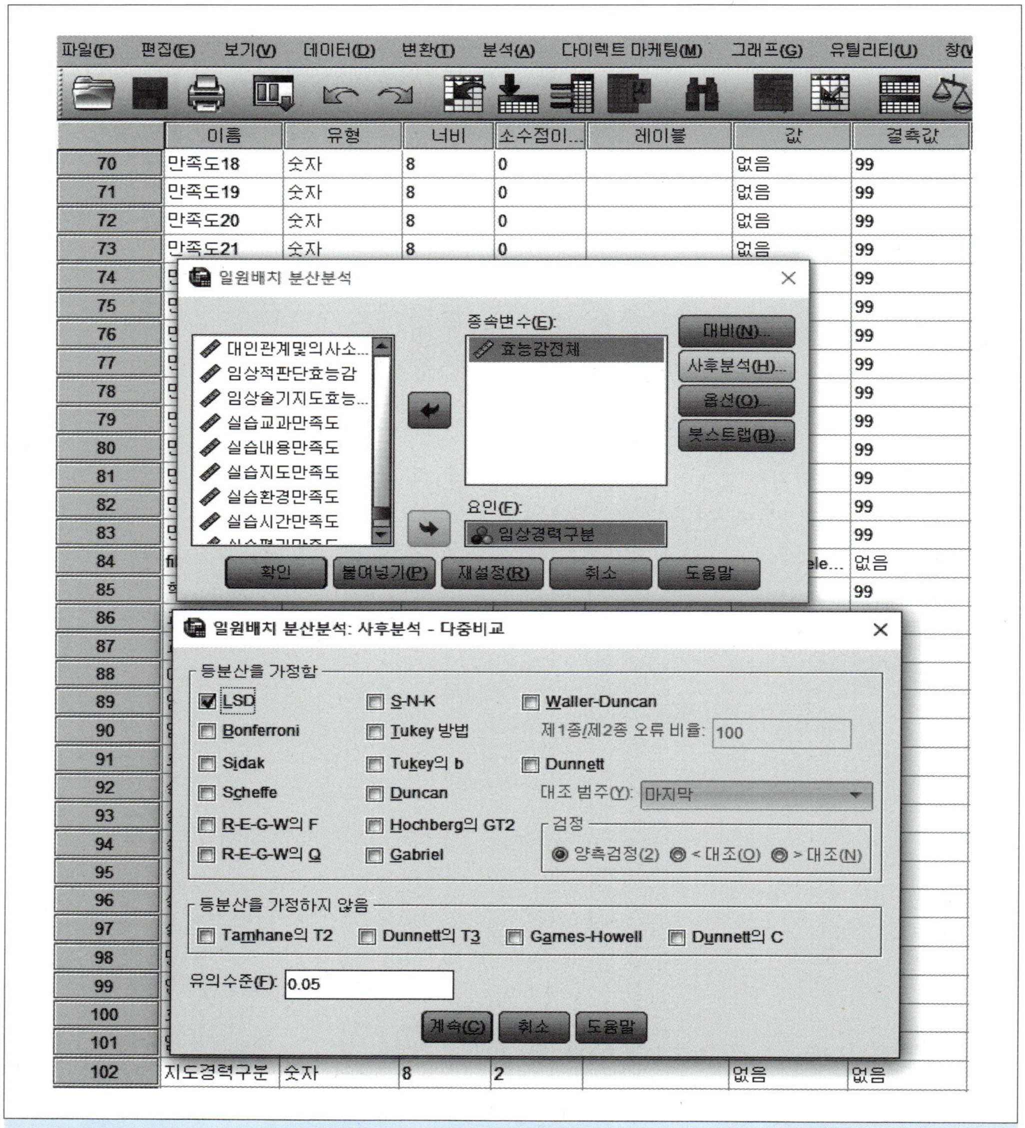

그림 6-22 일원배치 분산분석(계속)

[그림 6-22]를 살펴보자.

임상실습 현장 지도자의 임상경력에 따라 교수효능감에 차이가 있는지 확인해 보자.

임상경력은 10년 미만, 10년 이상 20년 미만, 20년 이상 의 세 그룹으로 구분되어 있다.

일원배치 분산분석을 선택하고, 세그룹 이상의 집단으로 구성된 변수명을 요인으로 이동한다.

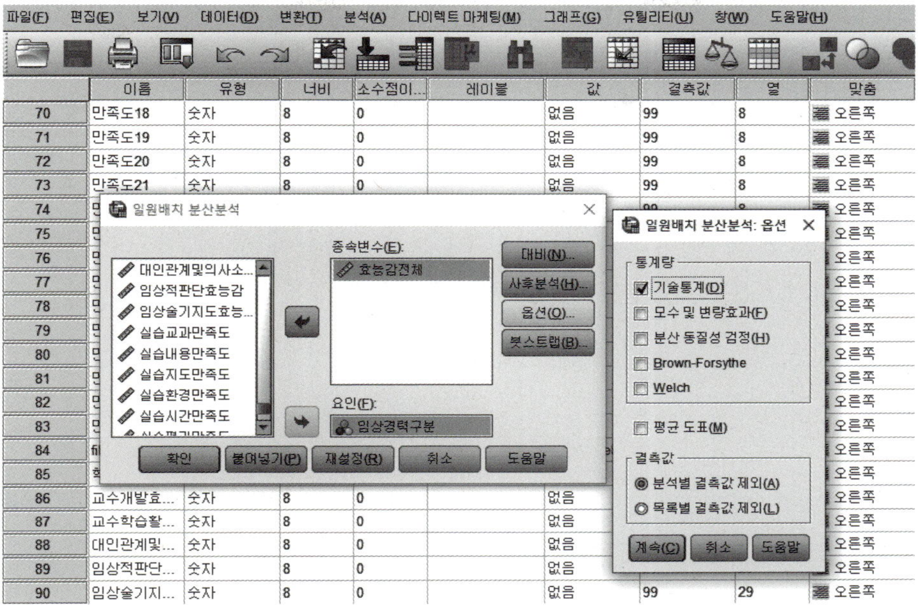

기술통계

효능감전체

	N	평균	표준편차	표준오차	평균에 대한 95% 신뢰구간		최소값	최대값
					하한	상한		
10년 미만	32	3.11	.631	.111	2.88	3.33	2	4
10년 이상 20년 미만	19	4.34	.466	.107	4.11	4.56	3	5
20년 이상	11	4.74	.375	.113	4.49	4.99	4	5
전체	62	3.77	.890	.113	3.55	4.00	2	5

ANOVA

효능감전체

	제곱합	자유도	평균제곱	F	유의확률
집단-간	30.630	2	15.315	51.210	.000
집단-내	17.644	59	.299		
전체	48.274	61			

그림 6-22 일원배치 분산분석

비율변수로 구성된 변수명을 종속변수로 이동한다. 일원배치 분산분석의 경우 집단간의 차이를 확인하기 위하여 사후분석을 함께 실시한다.

사후분석을 클릭하고, 세그룹의 분산이 같은 경우 '등분산을 가정함' 하단에 있는 사후분석 중에서 선택(복수 선택 가능)한다. 세그룹의 분산이 다른 경우 '등분산을 가정하지 않음' 하단에 있는 사후분석 중에서 선택(복수 선택 가능)한다. 우측에 있는 옵션을 클릭하여 기술통계를 클릭하면 기술통계량을 같이 결과에서 확인할 수 있다.

일단, 기술통계 결과를 확인할 수 있다. 10년 미만 그룹의 교수효능감 평균은 3.11, 10년 이상 20년 미만 그룹은 4.34, 20년 이상 그룹은 4.74 이다.

일원배치분산분석 결과를 살펴보면, 집단 간의 F값은 51.210, 유의확률은 .000으로 세 집단 간의 교수효능감 평균이 통계적으로 유의하게 차이가 있음을 알 수 있다.

하지만, 세 그룹 중 어떤 그룹간에 교수효능감 평균이 통계적으로 유의한 차이가 있는지를 알 수 없기 때문에, 사후검정을 통해 확인한다.

표 6-4 다중비교

종속변수 : 효능감전체
LSD

(I) 임상경력 구분	(J) 임상경력 구분	평균차이(I-J)	표준오차	유의확률	95% 신뢰구간	
					하한	상한
10년 미만	10년 이상 20년 미만	-1.232*	.158	.000	-1.55	-.92
	20년 이상	-1.636*	.191	.000	-2.02	-1.25
10년 이상 20년 미만	10년 미만	1.232*	.158	.000	.92	1.55
	20년 이상	-.404	.207	.056	-.82	.01
20년 이상	10년 미만	1.636*	.191	.000	1.25	2.02
	10년 이상 20년 미만	.404	.207	.056	-.01	.82

*평균차이는 0.05 수준에서 유의합니다.

사후검정 결과를 보면, 10년 미만 그룹과 10년 이상 20년 미만 그룹과의 평균은 통계적으로 유의한 차이가 있다는 것을 알 수 있다(p=0.000).

10년 미만 그룹과 20년 이상 그룹과의 평균 또한 통계적으로 유의한 차이가 있다는 것을 알 수 있다(p=0.000)

10년 이상 20년 미만 그룹과 20년 이상 그룹과의 평균은 통계적으로 유의한 차이가 없다는 것을 알 수 있다(p=0.056).

(4) 상관관계 분석 : 피어슨 상관

피어슨 상관은 변수 간의 관계를 파악하기 위하여 사용하는 검정으로 두 개의 변수 간의 정도를 측정한다. 상관관계 분석은 두 변수 간의 관계의 특성(양적 또는 부적)과 관계의 크기(또는 세기)의 두 가지 정보를 제공한다. 관계분석의 결과는 관계의 방향을 보여

주는 것이 아니다. 변수 A는 변수 B의 원인이거나 또는 변수 B가 변수 A의 원인인지는 관계 분석으로 확인할 수 없다.

피어슨 상관 분석의 결과는 −1~+1 사이의 값을 가지는 상관계수(r)이다. 이러한 r값은 두 변수 간의 관계의 정도를 나타낸다. 0 값은 관계가 없음을 의미한다. −1은 완전한 음의 관계를 의미한다. 음의 관계라는 것은 한 변수의 점수가 증가하면 다른 한 변수의 점수는 감소하는 관계를 가진다는 의미이다. +1 값은 완전한 양의 관계를 의미한다. 양의 관계에서는 한 변수의 점수가 증가하면 다른 변수의 점수도 증가하는 관계를 가진다. 양의 관계는 도한 한 변수의 점수가 감소하면 다른 한 변수의 점수도 감소할 때 존재한다. 변수들은 함께 증가하거나 감소하면서 같은 방향으로 변화한다. r의 음의 값 또는 양의 값이 0에 가까울수록 관계의 강도는 감소한다.

전통적으로 r값이 0.3 이하이면 약한 관계를 나타내는 것으로 보며, 0.3~0.5 혹은 −0.3~−0.5이면 중정도의 관계, 그리고 0.5 이상 또는 −0.5 미만이면 강한 관계를 가지는 것으로 본다.

표본이 작다면 상관계수가 매우 높더라도 유의한 결과가 나오지 않을 수도 있다. 표본이 매우 큰 경우 관계의 정도가 임상적으로 중요하지 않을 만큼 아주 작아도 상관계수가 통계적으로 유의할 수 있다. 따라서 상관계수의 유의성을 판단하는 데 상관계수의 크기와 통계적 유의성 모두를 고려할 필요가 있다.

연구의 예

- 체중이 증가할수록 혈당도 증가하는가?
- 부모의 IQ가 높을수록 자녀의 IQ도 높아지는가?

〈가설〉

귀무가설 : p(rho)=0 두 변수 간에 유의한 상관관계는 없다.

대립가설 : p(rho)≠0 두 변수 간에 유의한 상관관계가 있다.

[그림 6-23]을 살펴보자. 임상실습 중 학생이 경험하는 폭력과 자아존중감은 관계가 있는지를 알아보기 위해 상관분석을 실시하였다.

학생이 경험하는 폭력정도와 자아존중감은 모두 비율변수로 구성되어 있다.

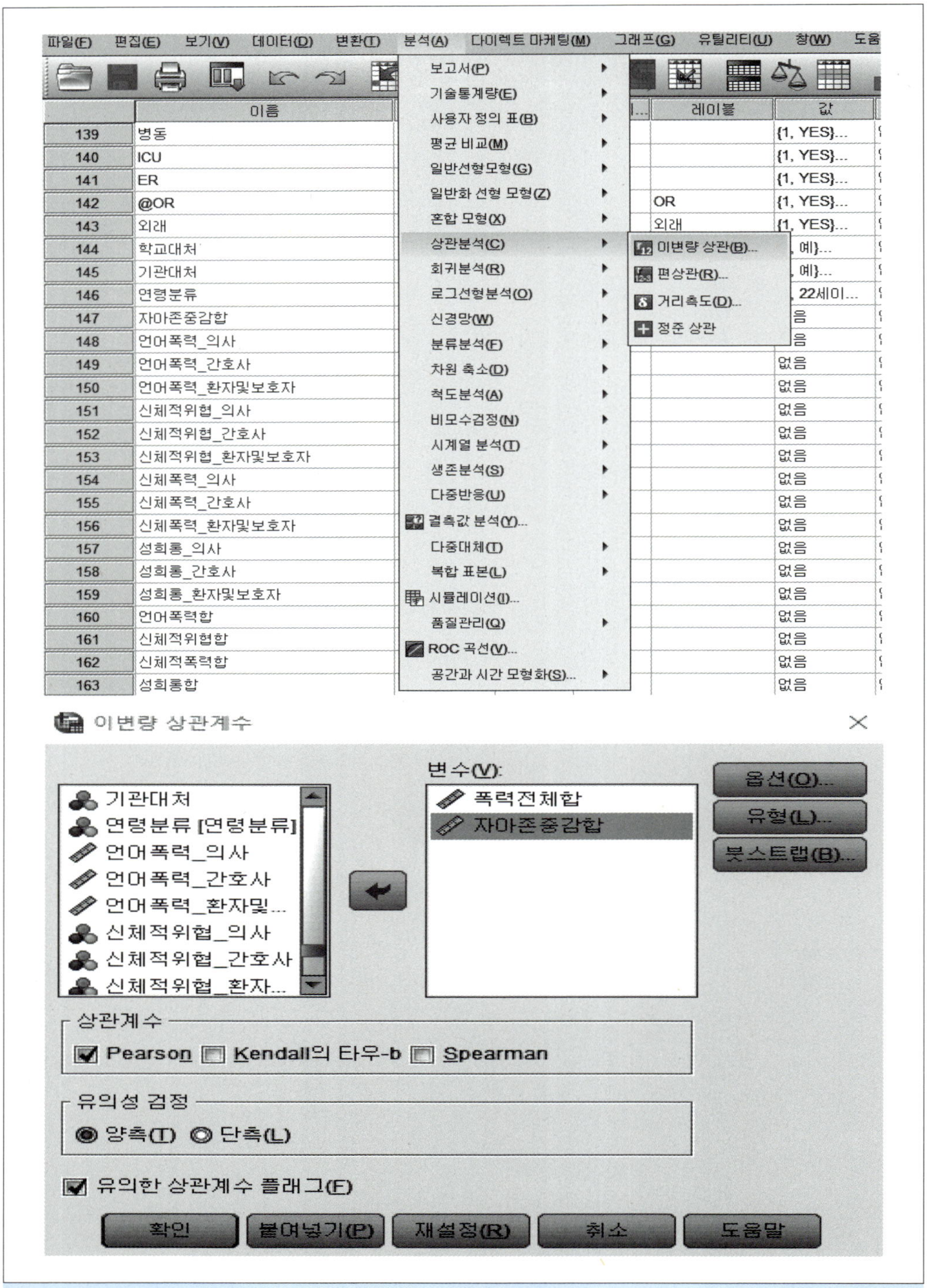

그림 6-23 상관분석(계속)

상관관계

		폭력전체합	자아존중감합
폭력전체합	Pearson 상관	1	-.217**
	유의확률 (양측)		.007
	N	156	156
자아존중감합	Pearson 상관	-.217**	1
	유의확률 (양측)	.007	
	N	156	157

**. 상관관계가 0.01 수준에서 유의합니다(양측).

그림 6-23 상관분석

상관분석에서 이변량 상관을 클릭하고, 비교하고자 하는 변수를 오른쪽으로 이동한다. 이 예제에서는 '폭력전체합'과 '자아존중감합'을 선택한다. 상관계수는 pearson이 default 로 설정되어 있다.

출력결과를 살펴보면 폭력전체합과 자아존중감합은 r(pearson 상관계수)=–.217로 음의상관관계를 가지고, 유의확률 .007로 통계적으로 유의함을 확인할 수 있다. 즉, 임상실습 중 학생이 경험하는 폭력이 높은 경우 자아존중감이 낮으며, 이는 통계적으로 유의하다.

(5) 범주형 자료의 분석 ; 카이제곱 검정(Chi-square test, 교차분석)

카이제곱 검정은 두 개의 변수들이 독립적인지 또는 연관이 되어 있는 지를 결정한다. 명목이나 서열 자료를 사용하여 검정할 수 있다. 만약 자료 범주가 서로 독립적이라면 관찰값의 빈도수를 조사하고 그것을 기대되는 빈도수들과 비교한다. 카이제곱 검정은 설명력이 높지 않다. 즉 2종 오류의 위험이 높다. 2종 오류의 위험을 낮추기 위해서는 표본의 크기가 커야 한다.

예를 들어 $\chi^2[1]=18.10$, $\rho=.001$에서, [1]은 자유도(df=1)을 의미한다. 18.10은 카이제곱 값이다. 이 값은 통계표에 유의성을 판단하는 것 이외에는 고유의 의미를 가지지 않는다. $\rho=.001$이기 때문에 유의하게 차이가 있다. 확률은 0.1% 또는 1,000분의 1을 나타낸다. 즉, 1,000번 중 단지 1번의 오류가 있을 수 있으므로 두 집단들은 유의하게 차이가 있다라고 해석한다.

연구의 예

- 지역 간에 폐렴 발생률에는 차이가 있을까?
- 성인 남성과 여성 간에 당뇨병 이환율에는 차이가 있을까?

〈가설〉

P_1 : 남성의 당뇨병 이환율

P_2 : 여성의 당뇨병 이환율

귀무가설 : $P_1=P_2$ (남성과 여성의 당뇨병 이환율은 같다)

대립가설 : $P_1 \neq P_2$ (남성과 여성의 당뇨병 이환율은 다르다)

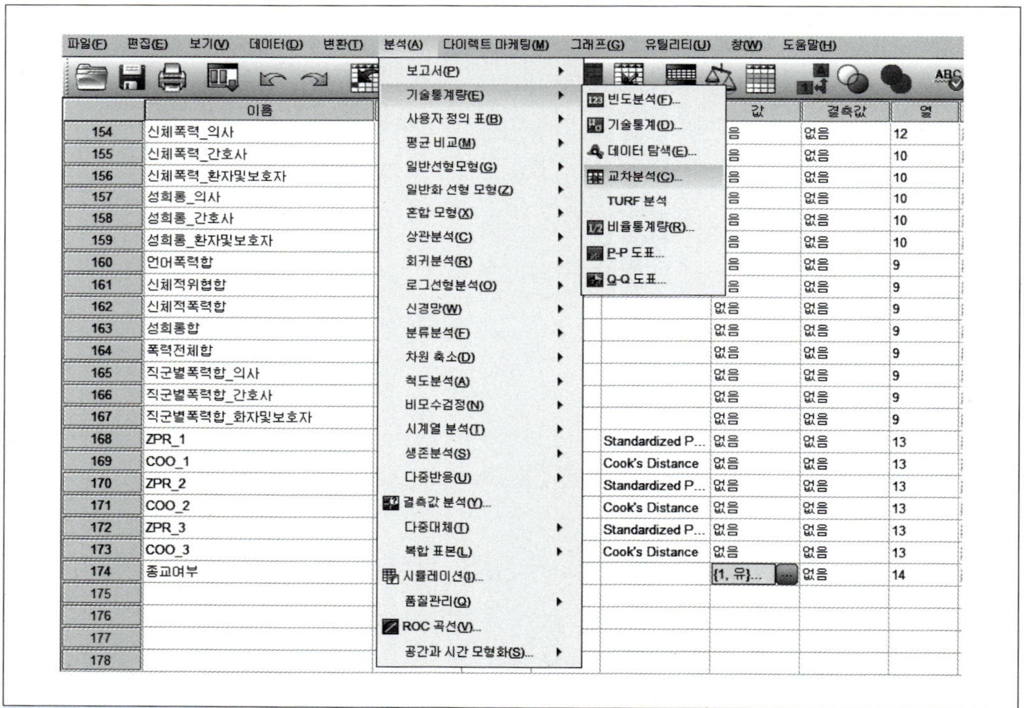

그림 6-24 카이제곱 검정(계속)

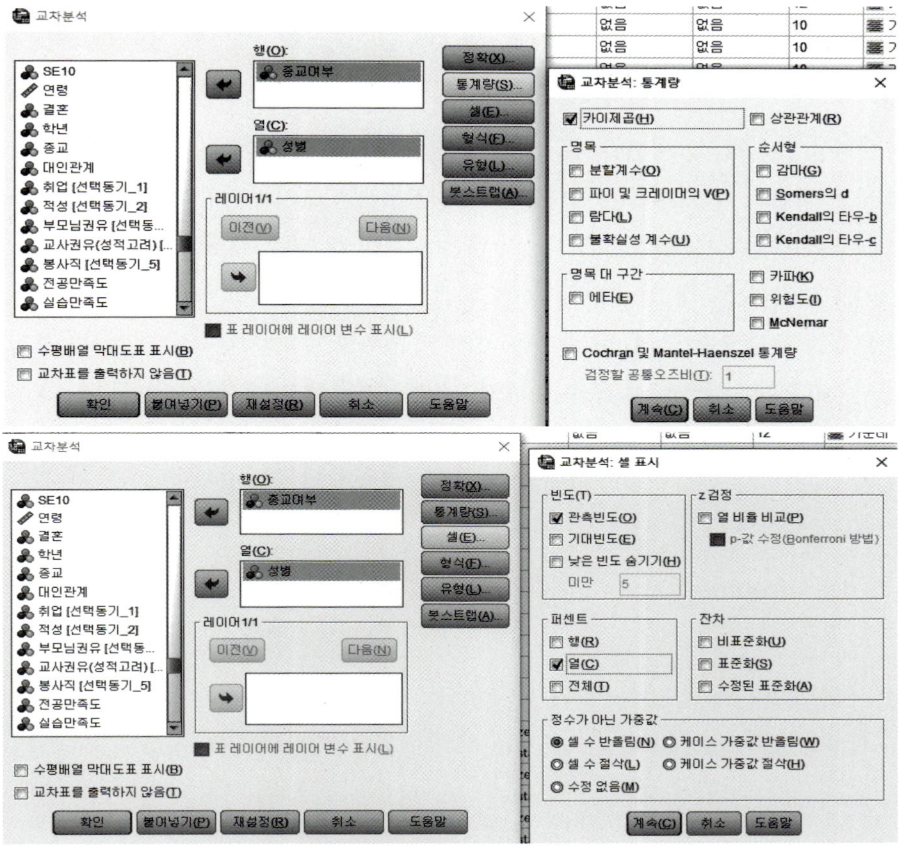

종교여부 * 성별 교차표

			성별		전체
			남	여	
종교여부	유	빈도	5	53	58
		성별 중 %	41.7%	36.6%	36.9%
	무	빈도	7	92	99
		성별 중 %	58.3%	63.4%	63.1%
전체		빈도	12	145	157
		성별 중 %	100.0%	100.0%	100.0%

카이제곱 검정

	값	자유도	근사 유의확률 (양측검정)	정확 유의확률 (양측검정)	정확 유의확률 (단측검정)
Pearson 카이제곱	.124[a]	1	.724		
연속성 수정[b]	.002	1	.967		
우도비	.123	1	.726		
Fisher의 정확검정				.761	.474
선형 대 선형결합	.124	1	.725		
유효 케이스 수	157				

a. 1 셀 (25.0%)은(는) 5보다 작은 기대 빈도를 가지는 셀입니다. 최소 기대빈도는 4.43입니다.

b. 2x2 표에 대해서만 계산됨

그림 6-24 카이제곱 검정

[그림 6-24]를 살펴보자.

성별에 따라 종교유무에 차이가 있는지 확인해보았다. 성별과 종교유무는 모두 명목변수이다.

교차분석을 클릭하고, 성별을 열, 종교여부를 행으로 이동한 후 통계량을 클릭하고 카이제곱을 선택한다. 비교하고자 하는 변수를 오른쪽으로 이동한다. 이 예제에서는 '폭력전체합'과 '자아존중감합'을 선택한다. 상관계수는 pearson이 default 로 설정되어 있다. 셀을 클릭하여 퍼센트 내 열 선택을 하면 퍼센트를 확인할 수 있어서 해석에 용이하다.

출력결과를 살펴보면 남성 중 종교를 가진 비율은 41.7%인데 비해 여성 중 종교를 가진 비율은 36.6%로 남학생이 종교를 가지고 있는 비율이 5.1% 높게 나타났다. 카이제곱 분석결과 p값이 0.761로 통계적으로 유의한 차이가 없었다. 즉, 종교의 유무에 따른 집단이 동질하다는 의미이다.

(6) 회귀분석(regression)

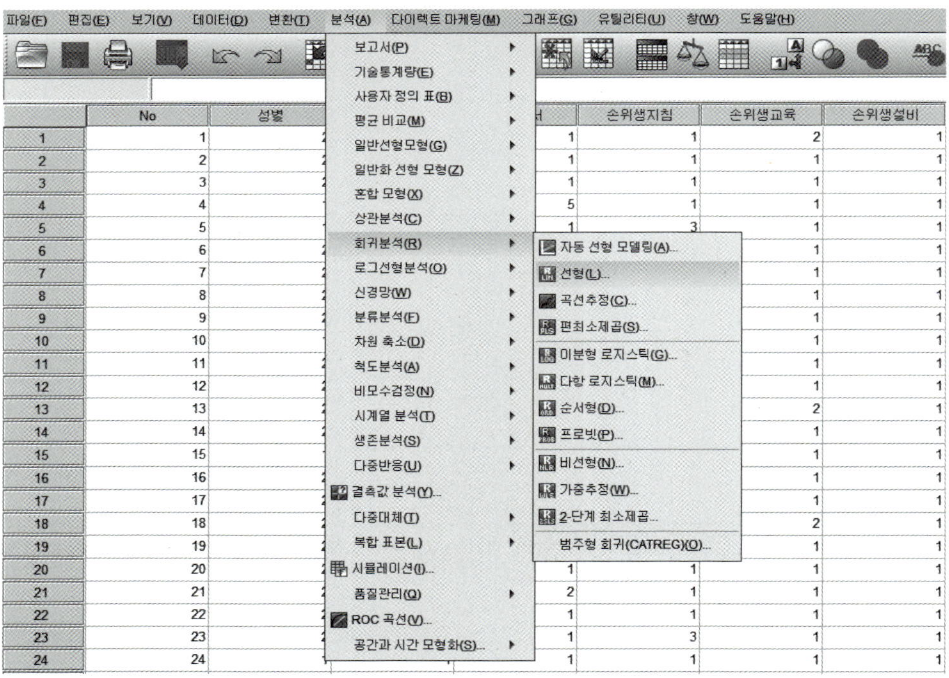

그림 6-25 회귀분석

회귀분석은 하나 이상의 다른 변수들의 측정값을 알고 있을 때 하나의 변수 값을 예측하는 데 사용한다. 회귀분석에서 예측된 변수는 종속변수라고 한다. 보통 종속변수는 등간 또는 비율 수준으로 측정된다. 분석의 목적은 종속변수의 변량을 가능한 한 많이 설명하는 것이다. 회귀분석에서 종속변수의 값을 예측하기 위하여 사용한 변수들을 독립변수라고 한다. 만약 독립변수가 2개 이상이라면 다중회귀라고 한다. 회귀분석에서 종속변수의 기호는 Y이고 독립변수의 기호는 X이다. 회귀분석을 하기 전에 변수들 내에 존재하는 관계를 파악하기 위하여 산점도와 두 변수간의 관계 행렬을 조사한다. 회귀 분석의 목적은 산점도에 측정값을 가장 잘 반영하는 회귀직선을 만드는 것이다.

회귀분석의 결과는 회귀계수 R이다. R제곱은 방정식에 의해 설명된 자료의 분산량을 나타낸다. 종속변수의 값을 예측하기 위한 두 개 이상의 독립변수를 사용할 때 R^2을 때때로 다중 결정계수라고 부른다.

회귀계수의 유의성을 결정하기 위하여 사용하는 통계 검정에는 t(t-검정) 또는 F(분산분석)가 있다. 표본 크기가 작으면 통계적 유의성을 얻을 수 있는 가능성이 낮아진다. 회귀분석의 결과는 R^2 그리고 t 또는 F값으로 보고한다. 계수값은 방정식으로도 나타낼 수 있다.

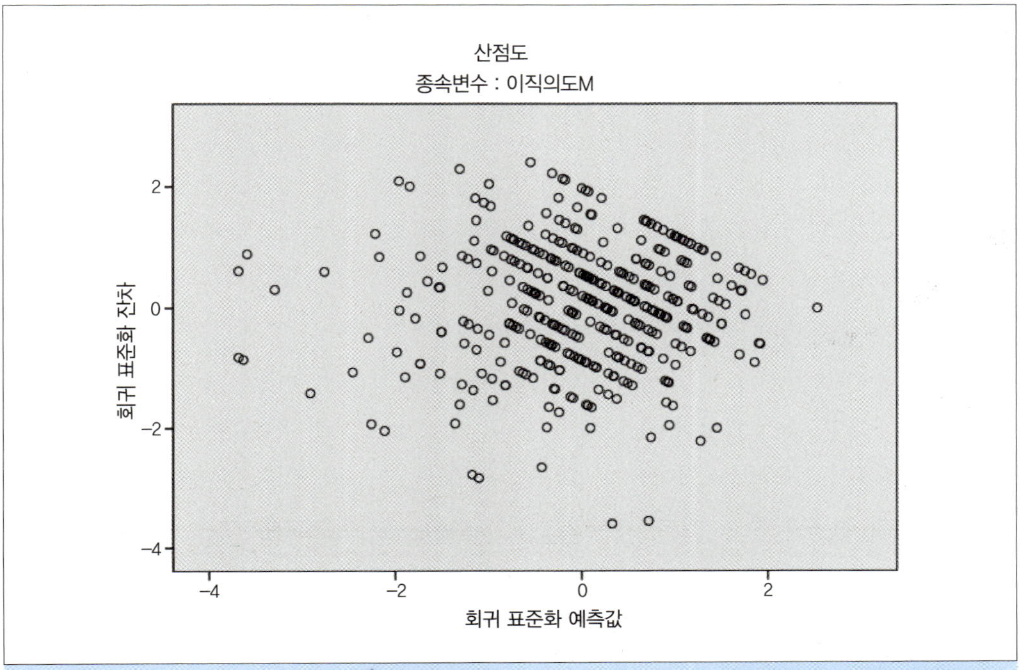

그림 6-26 산점도

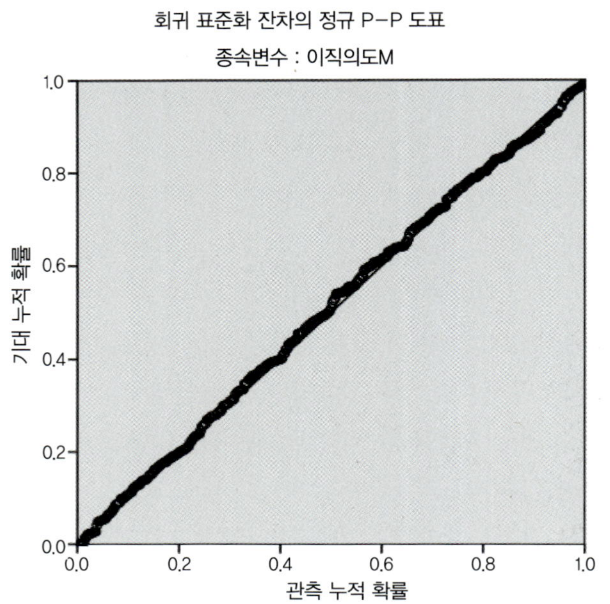

그림 6-27 회귀직선

(7) 기타 통계 정리

① 확률이론

확률이론은 연역적(대전제 → 소전제 → 결론)이고, 주어진 상황에서 사건이 일어날 확률 또는 사건을 정확히 예측할 수 있는 확률, 관련 정도를 설명하는 데 사용된다. 연역적이라는 것은 잠정적인 가설을 설정하여 체계적인 검증을 통해 결론을 도출하는 것이다. 확률은 소문자 p로 표시하며 백분율이나 0에서 1의 범위의 소수값으로 표현한 수치이다. 예를 들어 확률이 0.23이라면 p=.23으로 표시한다. 이것은 특정한 결과가 일어날 확률이 23%임을 의미한다. 확률값은 또한 0.05와 같은 구체적인 수치 미만, 즉 $p<0.05$로 표기할 수 있다. 다시 말해서 실험군과 대조군은 같은 모집단으로부터 나온 것 같지 않다. 즉 두 집단이 같은 모집단으로부터 나올 수 있는 가능성은 5%이다라고 말할 수 있다. 다른 말로 같은 모집단으로부터 나오지 않을 가능성은 95%라고 말할 수 있다. 확률값은 흔히 통계분석결과와 함께 기술한다.

② 유의수준

의사결정이론은 귀납적(특수한 사실 → 공통점 → 결론)이며 가설검정에 사용한 모든 집단은 연구 중인 변수들과 관련이 있는 포함된 변수가 집단 간에 차이가 없다고 진술한다. 귀납적이라는 것은 여러 가지 구체적 현장을 관찰하고 그 결과를 종합하여 일반적 결론을 내리는 것이다. 연구자는 집단 간에 정말 차이가 있는 지를 증명할 책임이 있다. 가설을 검정하기 위하여 자료수집을 하기 전에 절단점(cutoff point)을 선택한다. 알파로 표시하는 절단점 또는 통계적 유의수준은 통계분석 결과가 집단 간에 통계적으로 유의한 차이가 있는 지를 판단하는 확률수준이다. 대부분의 간호학 연구에서는 유의수준 0.05를 선택한다. 이것은 만약 통계분석에 설정한 유의수준이 0.05 이하라면 실험군과 대조군은 유의한 차이가 있다는 것을 의미한다. 몇몇 연구에서는 보다 엄격한 유의수준으로 0.01을 선택한다.

의사결정이론에서는 연구를 위해 선택한 절단점이 절대적이기를 요구한다. 의사결정이론을 사용할 때 만약 알파수준을 0.05로 설정한다면, 결과가 0.51수준에서 유의성에 접근했다고 진술하는 것은 부적절하다. 이러한 결과는 검정된 집단들이 유의하게 차이가 없다는 것을 의미하고 영가설을 받아들인다. 한편 연구자가 유의수준을 0.05로 설정하였는데, 분석에서 0.001의 유의한 차이를 보였다면 이 결과는 원래 제시된 0.05보다 훨씬 더 유의하다고는 생각하지 않는다. 유의수준은 차이가 유의하거나 유의하지 않은 것의 두 가지 의미만 있고, 유의성의 정도는 없다.

확률이론의 관점에서, 확률이 0.05와 0.001사이에 있을 때 1종 오류(유의하지 않은데 무엇인가 유의하다고 말하는 것)의 발생 위험에는 상당한 차이가 있다. 확률값(p)은 1종 오류의 위험을 나타낸다. 알파(a)값은 영가설이 참일 때 영가설을 기각할 확률로 1종 오류를 만들 가능성을 말한다.

표 6-5 분석방법에 따른 유의수준 검토 지표

분석방법	유의수준 검토 지표
t-test	t, p
ANOVA	F, p
Regression	F, t, p
chi-square test	χ^2, p

t 값(회귀계수/표준오차)	*p* 값	표시방법	해석
절대값 t≥1.96	p<.05	*	유의하다.
절대값 t≥2.58	p<.01	**	유의하다.
절대값 t≥3.30	p<.001	***	유의하다.

t값이 크다는 것은 표준오차가 작다는 것을 의미. 즉 독립–종속변수간 상관도가 높음
t값과 p값은 각각 1:1로 대응

TIP

1. 연구를 수행하기 전 유의수준 또는 α값을 설정하였는가?
2. 결과는 통계적으로 유의한 차이를 보였는가?
3. 만약 중요한 차이를 발견하였다면 *p*값은 얼마인가?
4. 연구에서 1종 오류의 위험은 무엇인가?

③ 정규분포 곡선

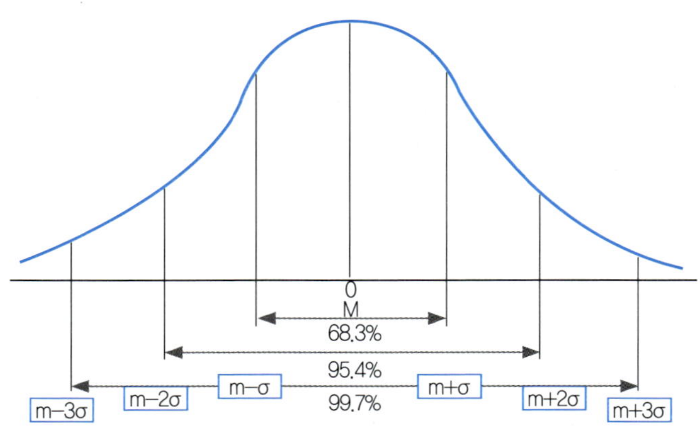

그림 6-28 정규분포 곡선

정규분포 곡선은 1795년 18세 수학자 요한 가우스(Johann Gauss)에 의해 만들어졌다. 그는 같은 모집단으로부터 나온 많은 표본에서 반복적으로 측정한 변수들(예를 들면 각 표본의 평균)의 자료는 하나의 큰 표본에 합쳐질 수 있음을 발견하였다. 놀랍게도

조사한 특정 변수 또는 연구한 모집단에 관계없이 대부분의 경우 곡선이 비슷하였다.

유의수준과 확률은 정규분포 곡선의 논리에 기초를 두고 있다.

95.5%라는 값은 −2에서 +2까지의 표준편차 범위를 가지면서 평균의 2 표준편차 내에 있다는 것을 주목해야 한다. 따라서 주어진 측정된 값이 모집단의 평균의 약 2 표준편차 내에 있을 가능성이 약 95%이고 정규분포 곡선의 꼬리[(정규분포 곡선의 최극단, −2(정확히 −1.96)표준편차(2.5%) 아래 또는 +2(정확히 +1.96)표준편차(2.5%)]위에 있을 가능성은 5%이다. 만약 비교하는 집단들이 같은 모집단(유의하게 차이가 없는)에서 나왔다면 정규분포곡선의 95% 범위값 안에 각 집단의 측정값(예; 평균)이 있을 것이라고 기대할 수 있다.

집단 간의 차이를 파악하기 위하여 유의수준(a)을 0.05로 설정하고 통계분석을 함으로써 그런 기대를 검정한다. 만약 통계적 검정이 유의한 차이(한 집단의 값이 95% 범위값안에 있지 않다)를 보인다면 집단들은 다른 모집단에 속하는 것으로 생각할 수 있다.

④ 단측, 양측 검정

비지시적 가설은 보통 극단점수(극단점수를 가지는 집단이 같은 모집단에 속하지 않았기 때문에 얻어진)가 정규분포 곡선의 양쪽 고리에 일어날 수 있다는 것을 가정한다.

'작다', '크다'와 같은 방향이 있는 경우 단측검정을 시행한다. '같지 않다'와 같은 경우는 양측검정을 한다.

비지시적 가설의 분석을 유의성의 양측검정이라 부른다. 유의성의 단측검정에서 가설은 지시적이고 곡선의 단측에 분포하는 극단적인 통계값은 중요하다. 가설은 극단값을 가지는 표본은 같은 모집단의 구성원이 아니라는 것을 의미하면서 극단값은 모집단의 95%의 값보다 더 높거나 낮다는 것을 나타낸다.

단측검정은 2종오류(유의한데 무엇인가 유의하지 않다고 말하는 것)의 가능성을 낮출 수 있으므로 양측검정보다 훨신 더 위력이 있다. 단측가설을 설정하는 데 있어 연구자는 차이가 평균의 왼쪽 측면에 있는지, 오른쪽 측면에 있는지를 예측하기 위해 변수에 대한 충분한 지식을 가져야 한다. 단측가설은 연구결과의 방향을 나타내는 지시적인 연구가설이다. 양측가설은 비지시적인 연구가설 또는 영가설이다. 카이제곱검정과 분산분석에서는 일반적으로 단측검정을 한다. 이때의 검정은 단지 sampling distrubution을 고려하는 방향(direction)을 나타내는 것이기에 대립가설에 의한 구분이 아니기 때문이다.

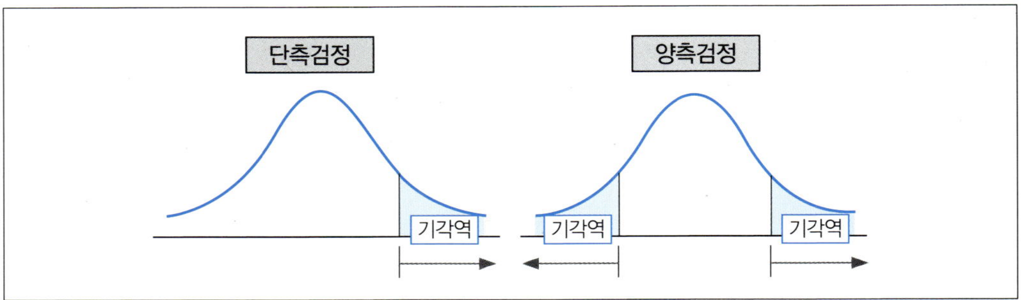

그림 6-29 단측, 양측 검정

TIP

- 연구에서 진술한 가설은 단측 가설인가 양측 가설인가?

⑤ 1종 오류와 2종 오류

1종 오류는 참인 영가설을 기각할 때 발생한다(예를 들면, 결과는 유의한 차이가 있다고 나타나지만 실제 유의한 차이가 없을 때). 유의수준은 1종 오류의 위험을 나타낸다. 유의수준 0.05(100번 중 오류를 범할 가능성이 5번)가 유의수준 0.01(100번 중 오류를 범할 가능성이 1번)보다 1종 오류의 위험이 훨씬 더 크다.

2종 오류는 영가설이 사실상 거짓인데 참인 것으로 생각할 때 일어난다. 예를 들면 통계분석에서 두 집단 간에 유의한 차이가 없는 것으로 나타났으나 실제 집단들은 차이가 있다. 유의수준 0.01이 유의수준 0.05일 때보다 2종 오류의 위험이 훨씬 더 크다. 그러나 2종 오류는 흔히 연구방법의 결함에 의해 발생한다. 많은 간호상황에서 다양한 변수들은 모집단 내의 차이를 일으키는 데 서로 영향을 미친다. 상호작용하는 다수의 변수를 조사할 때 작은 차이를 간과할 수도 있는 데 이것은 표본 간에 차이가 없다는 잘못된 결론을 내릴 수 있다.

표 6-6 1종 오류와 2종 오류

채택	참인 귀무가설	거짓인 귀무가설
귀무가설 채택	옳은 결정	2종 오류(β오류)
대립가설 채택	1종 오류(α오류)	옳은 결정

⑥ 검정력 : 2종 오류의 위험 통제

검정력은 통계검정으로 유의한 차이가 있는지를 조사하는 확률이다. 2종 오류의 위험은 검정력 분석을 이용하여 측정할 수 있다. Cohen(1988)은 검정력을 분석하는 데, 유의수준, 표본 크기, 검정력 그리고 효과 크기의 4가지가 필요하다고 하였다. 최소한의 받아들일 수 있는 검정력 수준은 0.80이다. 연구자는 표본의 크기와 유의수준을 결정한다. 효과 크기는 현상이 모집단에 존재하는 정도 또는 영가설이 거짓인 정도이다.

TIP

- 연구에서 효과 크기와 검정력 수준을 확인하였는가?
- 표본 크기를 결정하기 위하여 검정력 분석을 하였는가?
- 수행한 연구의 표본 크기가 적절하였는가?
- 연구설계의 타당도가 높은가?
- 연구에 사용한 측정도구가 타당하고 신뢰할 만한가?

⑦ 자유도(degrees fo freedom, df)

자유도는 주어진 조건하에 자유롭게 변화할 수 있는 점수, 변수의 수 또는 한 변수의 범주의 수를 말한다. 자유도는 흔히 통계 결과와 함께 제시한다.

자율학습 문제

I. 이론 연습문제

1. 조사자가 측정하고자 의도했던 개념을 얼마나 정확히 측정했는가 하는 것을 (　　　)의 문제라고 한다.

2. (　　　)란 어떤 현상을 비교 가능한 독립된 측정방법으로 측정하거나, 다른 연구자가 동일한 방법으로 측정하는 경우에 결과가 비슷하게 나타나는 정도를 의미한다.

3. 타당도와 신뢰도의 관계는?

4. 학생 다섯명의 건강상태를 비교하기 위해, 야구공을 얼마나 멀리 던질 수 있는지 측정하여 보았다. 열 번씩 던지게 해 본 결과, 각 학생이 던진 거리가 비교적 일정하게 나타났다. 측정의 (①　　)는 높지만, (②　　)는 높지 않다.

II. 통계 연습문제

https://tinyurl.com/sxk3jw8

1. [간호대학생 손씻기 설문지]를 활용하여 코딩북을 만들어보자.

2. 통계예제(자료코딩)를 SPSS를 통해 열고, SPSS 파일(sav)형식으로 저장해 보자.

3. 통계예제(기술통계)를 이용하여 다음을 수행해보자.

1) 성별, 연령구분, 근무지, 최종학력에 대한 빈도, 퍼센트를 구하시오.
2) 성별, 연령구분, 근무지, 최종학력에 대한 그래프를 작성하시오.
3) 연령의 평균, 표준편차를 구하시오.
4) 대상자의 일반적 특성에 대한 표를 작성하고, 이에 대해 기술하시오.

정답

1. 타당도 2. 신뢰도 3. 신뢰도가 높아진다고 해서 타당도가 높아지는 것은 아니다.
4. ① 신뢰도 ② 타당도 ※ 각 학생이 야구공을 던진 거리를 통해서 건강상태를 측정하는 것은 원래 측정하고자 했던 개념과 다른 현상을 측정하는 경우로 측정의 타당도가 떨어진다.

자율학습 문제

4. 통계예제(신뢰도 분석)를 이용하여 다음을 수행해보자.

1) 언어적 폭력(변수명이 V로 시작) 도구의 신뢰도를 구하시오.
2) 신체적 폭력(변수명이 P로 시작) 도구의 신뢰도를 구하시오.
3) 성희롱(변수명이 S로 시작) 도구의 신뢰도를 구하시오.

5. 통계예제(독립 t-test)를 이용하여 다음을 수행해보자. 성별에 따라 손씻기 시간이 차이가 나는지를 확인해보고자 한다.

1) 귀무가설과 연구가설을 기술하시오.
2) 두 집단(남, 여)은 분산이 같은가? 혹은 다른가?
3) 두 집단의 손씻기 시간에는 차이가 있는가? 이는 통계적으로 유의한가?
4) 위 내용에 대한 표를 작성하고, 이에 대해 기술하시오.

6. 통계예제(대응 t-test)를 이용하여 다음을 수행해보자. 손위생교육 실시 전과 후에 학생들의 손위생 지식정도의 차이를 알아보고자 한다.

1) 귀무가설과 연구가설을 기술하시오.
2) 학생들의 손위생교육 실시 전과 후는 차이가 있는가? 이는 통계적으로 유의한가?
3) 위 내용에 대한 표를 작성하고, 이에 대해 기술하시오.

7. 통계예제(일원배치분산분석)를 이용하여 다음을 수행해보자.

1) 귀무가설과 연구가설을 기술하시오.
2) 임상실습 현장 지도자의 임상경력에 따라 교수효능감에 차이가 있는가? 이는 통계적으로 유의한가?
3) 위 내용에 대한 표를 작성하고, 이에 대해 기술하시오.

정답

1. 1) 간호연구 2) 서술, 탐색, 설명, 예측, 통제 3) 연구방법, 연구결과, 논의
2. 본문을 참고하여 각자 작성하시오.

자율학습 문제

8. 통계예제(상관분석)를 이용하여 다음을 수행해보자.

1) 귀무가설과 연구가설을 기술하시오.
2) 임상실습 중 학생이 경험하는 폭력과 자아존중감은 관계가 있는가? 이는 통계적으로 유의한가?
3) 위 내용에 대한 표를 작성하고, 이에 대해 기술하시오.

9. 통계예제(교차분석)를 이용하여 다음을 수행해보자.

1) 귀무가설과 연구가설을 기술하시오.
2) 성별에 따른 종교 유무는 차이가 있는가? 이는 통계적으로 유의한가?
3) 위 내용에 대한 표를 작성하고, 이에 대해 기술하시오.

III. 지금까지 학습한 내용을 토대로 연구계획서를 작성하시오.
(연구계획서의 양식은 부록을 참조)

정답

1. 1) 간호연구 2) 서술, 탐색, 설명, 예측, 통제 3) 연구방법, 연구결과, 논의
2. 본문을 참고하여 각자 작성하시오.

제 7 장

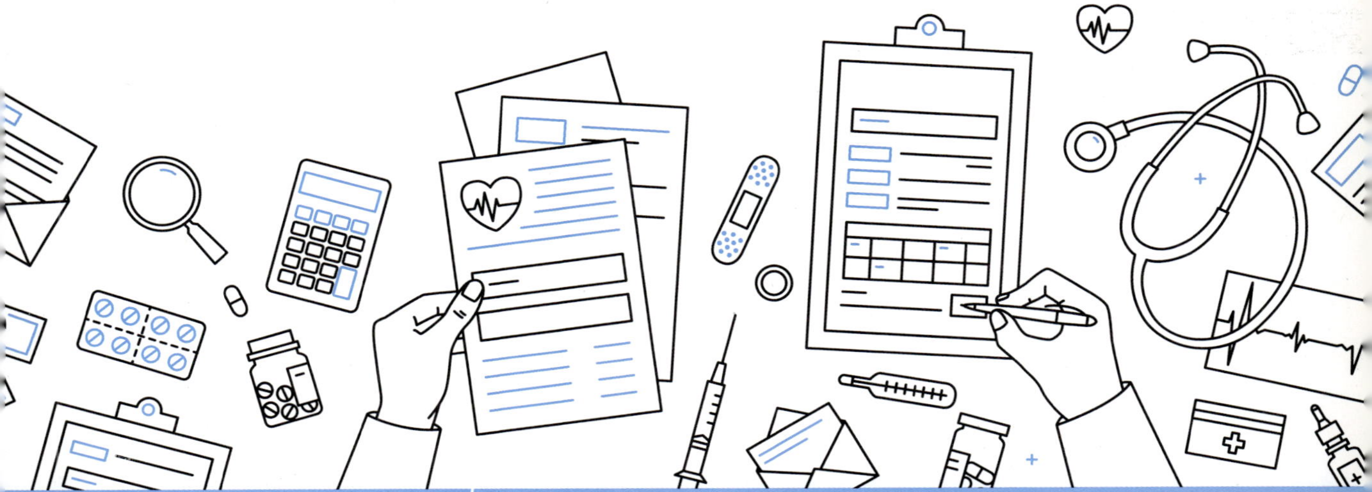

07 연구보고서 작성

1. 연구결과
2. 논의
3. 결론 및 제언

제 7 장

연구보고서 작성

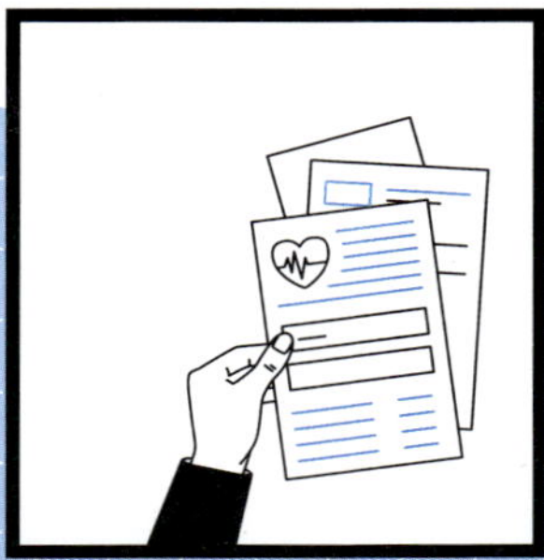

학습목표

1. 분석된 주요 통계결과를 기술하고, 표, 그림, 사진 등을 작성할 수 있다.
2. 연구결과에 대한 근거 검토를 할 수 있다.
3. 연구결과를 해석하여 이를 토대로 연구의 의미를 발견할 수 있다.
4. 해석의 과정을 거친 연구의 의미를 논의로 작성할 수 있다.
5. 전 연구 내용의 개요를 포함한 연구보고서의 결론을 작성할 수 있다.
6. 현재연구와 기존연구를 바탕으로 한 향후 연구의 제언을 작성할 수 있다.

주요용어

- 해석(interpretation)
- 신뢰구간(confidence interval)
- 한계(limitation)
- 일반화(generalization)
- 논의(discussion)
- 결론(conclusion)
- 제언(recommendation)

연구자가 관심주제에 대해서 연구를 계획하고 수행 후, 통계분석을 통해 결과가 나오면 연구결과를 기술하고, 그 결과를 신중하게 고찰하여 의미를 찾고, 최종적으로 도출된 연구결과를 연구 소비자에게 어떻게 전달할 것인지 생각하고 연구보고서를 성실하게 작성해야 한다. 매우 의미 있는 연구결과라 하더라도 보고서로 쓰여 지기 전까지는 완성된 것이라고 할 수 없고, 또 그 가치를 인정받기 어렵다. 연구보고서는 개인적 호기심 충족뿐만 아니라 진리를 탐구하여 지식체 형성에 기여하기 때문에 객관적인 연구과정과 결과를 제대로 작성하여 제시해야 한다. 연구보고서는 보고서를 읽는 연구 소비자와 연구목적에 따라 다양하나 일반적인 형식과 내용은 대부분 비슷하며, 효과적인 전달을 위해 내용과 체계, 언어를 분명하게 사용해야 한다. 보고서 형식은 서론, 문헌고찰, 연구방법, 연구결과, 논의, 결론 및 제언, 참고문헌, 초록 부분으로 나누어지며 [표 7-1]과 같다.

여러분은 이전 장에서 연구의 자료를 분석하는 다양한 통계방법에 대해서 학습하였고, 자율학습을 꾸준히 수행하면서 나름의 연구계획서를 작성해보았을 것이다. 이번 장에서는 계획된 연구를 진행하여 나온 결과 값을 가지고 어떻게 연구보고서를 작성해야 하는지 학습할 것이다.

표 7-1 연구보고서 형식

1. 서론 1) 연구의 필요성 2) 연구문제 3) 용어정의 2. 문헌고찰 3. 연구방법 1) 연구설계 2) 연구대상 3) 연구도구 4) 자료수집방법 5) 자료분석방법 6) 윤리적 고려	4. 연구결과 5. 논의 6. 결론 및 제언 7. 참고문헌 8. 초록

1. 연구결과

이제 통계분석이 끝났으면 그 분석의 결과를 신중히 고찰하고 그 의미를 찾아야 한다.

통계분석 자료를 주의 깊게 검토하고 연구자의 의도에 맞게 조직하여 기존 연구와의 차이점과 유사점 및 의미를 부여하는 과정을 해석(interpretation)이라고 한다. 연구결과 해석의 첫 단계는 연구목적, 연구질문 혹은 연구가설과 관련된 결과의 타당성을 지지하거나 혹은 반박하는 모든 근거를 고찰하는 것이다. 연구문제 진술문, 연구목적, 연구질문, 변수, 설계, 관찰 및 측정방법, 분석방법 간의 논리적 연계를 분석한다. 취약한 연결부분이 발견되면 이 부분이 연구결과에 어떤 영향을 미칠지 살펴볼 필요가 있다.

연구에서 결과가 번역되고 해석되면 결과물(consequence)이 발견(findings)된다. 자료분석의 결과물은 연구결과의 가장 직접적인 근거이다. 서술적 연구와 상관관계 연구에서 연구결과의 타당성은 변수가 특정 표본과 환경에서 얼마나 정확하게 측정되었는가에 달려 있다. 가설로 세운 여러 그룹에서의 차이를 살펴보는 유사실험연구와 실험연구에서 차이가 있고 없음이 설명된 변이의 크기를 나타내지는 않는다. 이 변이의 크기 정보가 모든 연구결과 보고에 포함되어야 하고 연구결과 해석의 기초역할을 해야 한다.

1) 연구결과의 기술

연구결과는 일반적으로 연구목적 혹은 연구질문에 대한 답을 작성하는 것이다. 양적 연구는 통계분석 프로그램을 통해 나온 결과를 논문 형식에 맞추어 작성하면 된다.

(1) 주요 결과

연구결과를 모두 상세하게 기록하는 것보다는 분석된 결과를 중심으로 명료하고 논리적으로 기술하는 것이 중요하다. 표나 그림에 있는 내용은 중복하여 기술하지 말고 중요한 결과만 요약하여 기술한다. 특히, 연구가설과 상반되는 결과가 도출되었다면 이에 대한 언급은 반드시 필요하다. 연구결과에 분석결과에 대한 해석이나 선행연구 등과의 비교는 바람직하지 않다. 연구결과에는 연구자의 주관이 들어가는 것이 아니라 객관적인 자료들을 언급하는 것이다.

또한 주의할 것은 가설이 지지받았다고 연구결과가 사실임을 증명한 것은 아니라는 점이다. 그러므로 결과를 기술할 때 가설을 '증명하였다.', '입증하였다.', '사실임을 확인하였다.' 라고 해서는 안되며, 가설이 '지지되었다.', '기각되었다.' 등의 표현을 사용해야 한다. 한 번의 연구결과로 일반화할 수 없으며, 단지 이 연구를 통해 무엇을 알게 되었는지 밝히고 통계분석 결과를 제시하는 것임을 유념해야 한다.

(2) 통계자료

연구결과를 제시할 때는 통계분석의 크기(r 혹은 F값)와 유의수준 등을 포함하여 제시하고, 평균과 표준편차와 같은 기술통계를 나열한다. 가급적 유의한 것을 제시하는 것이 좋으나, 유의하지 않더라도 의미가 있는 경우에는 제시해야 한다. 최근 APA 7판에 따르면 모수치의 추정에 있어서 위치와 정확성에 대한 정보를 제공해 주는 신뢰구간(confidence interval)을 제시하도록 권장된다. 유의수준인 p값(p-value)은 소수점 3자리까지 작성하고, 소수점 앞에 0을 붙이지 않는다. p값이 .001보다 작은 경우는 p<.001로 표기한다. 소수점은 그 숫자값이 1을 넘을 수 있는 경우에는 소수점 앞에 '0'을 기입하고, '1'을 넘을 수 없는 경우에는 소수점 앞에 '0'을 기입하지 않는다.

일반적으로 백분율(%)은 소수점 1자리, 표준편차, t, F 등의 모든 통계량은 소수점 2자리까지 기술한다. 저널 투고 요령을 확인하여 형식을 맞추는 것이 중요하다.

① 기술통계 및 χ^2 검증 결과 기술의 예

본 연구대상자의 일반적 특성은 [표 7-2]와 같다. 대상자의 나이는 20-25세가 41명(82.0%), 종교가 없음이 30명(60.0%)으로 가장 많았다. 연구대상자의 실험군과 대조군의 나이(χ^2=10.66, p=.384), 종교(χ^2 =0.06, p=.815)는 통계적으로 유의한 차이가 없어 동질집단으로 나타났다.

표 7-2 연구대상자의 일반적 특성 (N=50)

변수	항목	실험군 (n=21)	대조군 (n=29)	χ^2	p
연령	20–25	17(81.0)	24(82.8)	10.66	.384
	26–30	3(14.3)	3(10.3)		
	31 이상	1(4.8)	2(6.9)		
종교	유	8(38.1)	12(41.4)	0.06	.815
	무	13(61.9)	17(58.6)		

② 평균비교 결과 기술의 예

간호대학생의 손위생 인지는 물기제거방법(F=2.81, p<.05), 손위생 태도는 손위생을 실천 못한 이유(F=3.00, p<.05), 손위생 실천은 손씻기 횟수(F=3.11, p<.05)와 통계적 유의한 차이를 보였다.

표 7-3 간호대학생의 일반적 특성에 따른 손위생 인지, 태도, 실천 (N=97)

Variables	Items	인지		태도		실천	
		M±SD	t or F	M±SD	t or F	M±SD	t or F
손위생을 실천 못한 이유	지식부족	29.93±1.94	1.07	70.73±6.63	3.00*	37.53±2.26	0.58
	시간부족	30.28±2.04		76.88±7.05		37.69±3.27	
	업무과다	30.80±2.06		75.04±6.94		36.64±3.84	
	설비 및 물품부족	29±1.41		66±0.00		38±2.83	
	귀찮아서	30.86±1.58		75.91±6.84		37.86±2.47	
물기제거	수건, 종이타월	33.00	2.81*	88.00	1.81	40.00	1.22
	수건, 휴지	33.00		88.00		40.00	
	종이타월	30.48±1.81		75.03±7.06		37.44±3.05	
	휴지	30±2.45		72.25±7.34		38.88±1.72	
	휴지, 자연바람	25.00		77.00		37.00	
	자연바람	31.14±1.21		72.43±6.1		35.43±4.39	
손씻기 횟수	1–3회	30.33±2.89	1.19	69.33±1.52	2.44	35.67±1.15	3.11*
	4–6회	30.04±1.97		73±6.51		36.54±3.25	
	7–10회	30.41±1.97		74.77±7.47		37.87±3.18	
	11회 이상	31±1.71		77.34±7.06		37.93±2.84	

*p<.05

③ 상관관계 분석결과 기술의 예

대상자의 직장내 태움, 간호근무환경 간의 관계는 [표 7-4]와 같다. 분석결과 직장내 태움과 근무환경은 음의 상관관계(r=–.273, p<.005)를 나타냈다.

표 7-4 대상자의 직장내 태움, 간호근무환경 간의 관계 (N=78)

	태움	근무환경
태움	1	
근무환경	–.273**	1

**p<.005

④ 회귀분석 결과 기술의 예

간호사의 이직의도는 태움을 투입한 모형 1에서 (β=0.059, ρ=.000)이 영향을 미치는 것으로 나타났으며, 설명력은 14.1%이었다. 근무환경을 추가 투입한 모형2는 태움(β=0.030, ρ=.037), 근무환경(β=−0.096, ρ=.000)이 영향을 미치는 것으로 나타났으며, 설명력은 22.7%이었다.

표 7-5 이직의도의 예측요인 (N=200)

독립변수	모형1			모형2		
	S.E	β	t(p)	S.E	β	t(p)
(상수)	0.944	13.902	14.73(.000)	1.316	20.368	15.48(.000)
태움	0.015	0.059	4.00(.000)	0.015	0.030	2.09(.037)
근무환경				0.014	−0.096	−6.70(.000)
R2(수정된 R2) F(p)	0.179(0.141) 4.750(.000)			0.263(0.227) 7.367(.000)		

(3) 표와 그림, 사진

표, 그림, 사진을 제시할 때는 단순하면서도 명료하게 제시하여야 독자적 기능이 가능하다. 표, 그림, 사진의 내용이 겹치지 않도록 한다. 표, 그림, 사진은 보통 3~5개 이내를 제시하는 것이 좋은데, 학술지마다 표와 그림의 수를 제한하는 것이 다를 수 있으므로 투고요령을 숙지해야 한다. 보통 표의 제목은 상단에, 그림의 제목은 하단에 첨부한다. 표는 일반적으로 가로선만을 긋도록 하고 있고, 영문으로 제시하도록 하고 있다. 이 또한 학술지마다 다를 수 있다.

표, 그림, 사진은 본문에서 인용되는 순서대로 번호를 붙인다. 표에 사용한 약어는 본문에서 이미 단어 전체를 표기했다 하더라도 표나 그림 하단의 범례에 단어 전체를 표기한다.

2) 근거검토

연구결과 해석의 첫 단계는 연구목적, 연구질문, 연구가설과 관련된 결과의 타당성을 지지하거나 반박하는 모든 근거를 고찰하는 것이다.

(1) 연구계획 검토

연구계획을 재검토할 때는 연구문제 진술문, 연구목적, 연구질문, 변수, 기틀, 설계, 관찰 및 측정방법, 분석방법 간의 논리적 연계를 분석하여야 한다. 이들은 서로 논리적으로 연계되어야 하고 연구문제와 모순이 없어야 한다. 간혹 이 과정에서 결점을 무시하고 넘어가고 싶은 유혹이 생길 수 있으나, 모든 연구에는 한계가 있고, 이러한 제한점이 연구의 결과에 어떤 영향을 미치는지 검토해야만 연구결과의 의미가 명확해진다. 연구에 여러 약점이 발견된다면, 즉 논리적 연결이 약하다면 연구결과에 진지하게 의문을 제기해야 한다.

- 연구목적, 연구질문, 혹은 연구가설에 대한 답을 얻을 수 있는가?
- 연구질문이 연구의 틀에서 유추되었는가?
- 연구결과를 연구의 틀에 다시 연계시킬 수 있는가?
- 분석방법이 연구질문을 검토하는 데 적절한가?
- 연구설계가 외생변수를 통제하지 못하였는가?
- 연구에 사용된 표본이 가설을 검정하는 데 적합한 집단인가?

(2) 적절한 변수 측정 검토

실제로 연구자가 원하는 연구 변수가 적절히 측정되었는지에 대한 판단은 연구의 틀에 대한 조작적 정의의 적합성과 측정의 신뢰도 및 타당도를 통해 결정된다. 신뢰도와 타당도가 낮은 측정도구를 사용하였을 때 연구결과에 의미를 부여하는데 어려움이 있다.

- 측정도구가 측정하려는 변수의 특성을 정확하게 반영하는가?
- 효과 크기는 얼마인가?
- 도구의 신뢰도와 타당도는 어떠한가?

(3) 자료수집 과정 검토

자료수집 과정 중에 발생한 상황들이 연구결과의 의미에 영향을 미치는지 확인해야 한다. 표본의 크기나 중요 집단이 배제되지는 않았는지, 연구진의 측정기술은 일정했는지, 예상치 못한 상황이나 변수가 있었는지 등을 검토할 때 일부는 연구자만이 알 수 있으므로 연구자의 진실성이 중요하다. 자료수집 과정이 계획대로 일관성 있게 이루어지는 것이 중요하다.

- 표본의 크기는 적절한가?
- 연구 수행과정 중 자료에 영향을 미치는 사건이 발생하였는가?
- 자료수집 과정 중 중요한 그룹의 자료를 누락하지는 않았는가?
- 측정 방법이 일관성이 있었는가?
- 측정하는 시기의 전후에 예상치 못한 상황은 없었는가?

(4) 자료분석 과정 검토

자료분석 과정은 결과의 의미를 평가하는 동시에 연구의 취약점이 발견되는 단계이다. 따라서 연구결과의 의의를 찾기 위하여 자료분석 과정을 재검토하는 것이 매우 중요하다. 연구자가 통계 지식을 잘 갖추고, 통계분석에 대한 충분한 이해를 하고 있는지 성찰할 필요가 있다.

- 코딩은 정확하게 입력되었는가?
- 결측 자료는 얼마나 되는가?
- 분석은 적절한 통계방법을 사용하여 정확하게 이루어졌는가?
- 분석된 결과는 정확히 해석되었는가?
- 통계분석의 출력물에서 의미있는 정보를 놓친 것은 없는가?
- 자료의 표와 출력물이 일치하는가?

2. 논의

1) 연구결과의 해석

자료분석이 끝나면 연구가 종료된 것 같은 기분이 들지만 분석결과 자체는 아무런 의미 없는 숫자에 불과하며, 연구에서 나온 통계적 결과 값 제시만으로 연구가 완료되었다고 할 수 없다. 통계적 자료분석을 통해 도출된 연구결과는 반드시 해석하여 의미를 찾는 과정을 거쳐야만 연구로서의 가치를 갖고 실제로 활용될 수 있다. 이 과정은 주의 깊은 지적 검토가 이루어져야 하므로 결코 쉽지 않으며 연구자의 창조력, 지적능력, 논리적 및 비판적 사고 등이 요구된다. 자료분석에서 나온 근거를 검토하고, 정리하고, 의미를 부여하며, 또한 통계적 유의성과 임상적 중요성을 확인하여 실무에서 어떤 의미를 갖는지, 향후 연구는 어떤 방향으로 더 확장되어야 하는지 제시하는 것이 연구결과의 해석이다. 종종 연구를 빨리 마무리하기 위해 이 과정을 서두르는 경향이 있으나 시간을 들이고, 동료 연구자와 대화하면서 결과를 더 명확하게 이끌어내야 한다. 연구과정에서 연구결과의 해석 단계에 이루어지는 발견들은 연구보고서의 논의 부분에 서술된다.

(1) 연구결과에 대한 해석

① 유의미한 예상된 결과

연구결과가 유의수준에서 지지받았다는 것으로, 연구자로서는 매우 만족스러우면서 해석하기 가장 쉬운 결과라 할 수 있다. 약점이 없다면 연구요소들 사이의 논리적 연결에 타당성을 부여하게 된다. 그러나 이상적인 결과가 나왔어도 우연에 의해 나타났을 가능성을 무시해서는 안 되며, 다른 가능성도 고려하여 신중하게 잠정적 해석을 해야 한다.

② 유의미하지 않은 결과

가설이 지지받지 못한 결과로 결정적이지 못한 결과 혹은 부정적 결과라고도 하며 연구자는 매우 당혹스럽고, 이를 설명하기도 가장 힘들다. 이 결과는 현실의 진실된 반영일 수도 있고, 또는 어떤 변수나 오류 등 연구의 약점으로 인해 나타난 결과일 수 있어 해석에 주의해야 한다. 연구자는 단순히 예측이 잘못되었다고 해석하기보다는 가설이 지지받지 못한 이유를 찾아서 다음 연구에서 이러한 오류가 발생하지 않도록 하는 것이 중요하다.

③ 유의미하나 예상과 반대되는 결과

가설과 반대되는 유의미한 결과가 나타난 경우에는 방법이 잘못되기보다는 추리나 이론이 잘못된 경우가 대부분이며, 그 결과가 타당하다면 지식체에 중요하게 기여하게 된다. 연구자가 예측하지 않은 결과를 해석할 때는 기존의 다른 연구결과와 비교하고,

이 결과를 설명하는 다른 이론도 찾아보아야 하며, 임시적인 해석을 하면서 다음 연구에서 이 결과와 관련시켜 가설을 반복 검증할 필요가 있음을 함께 제언해 주어야 한다. 만약 이 결과가 동일하게 다른 연구에서도 확인된다면 이론을 수정하고 개선해야 할 수도 있다.

④ 혼합된 결과

혼합된 결과는 아마 연구결과들 중에서 가장 흔한 유형일 것이다. 연구자의 일부 가설은 자료에 의해 지지된 반면 나머지는 그렇지 않을 수 있고, 또는 한 변수를 두 가지 방법으로 측정했을 때 두 결과가 반대될 수도 있다. 이러한 결과들은 관심개념을 더 명확하게 이론 내에서 재개념화할 필요는 없는지, 기존의 이론을 수정할 필요는 없는지, 연구의 한계로 인해 도출된 것은 아닌지 살펴보아야 한다. 혼합된 연구결과를 검토하기 위해서는 추가 연구가 필요하다.

(2) 해석상의 기타 문제

연구결과를 해석할 때 고려해야 하는 또 다른 문제는 연구의 한계와 연구결과의 일반화 능력이다.

한계는 연구의 제한 또는 문제로 이론에 존재할 수도 있고 연구방법에 존재할 수도 있다. 이론적 한계는 연구의 기틀 속 변수의 개념이나 조작적 정의가 명확하게 연결되지 않아 발생할 수 있다. 방법론적 한계는 모집단을 잘 대표하지 못하는 표본, 취약한 설계, 단일 환경, 측정도구의 부적절성, 자료수집 시 불충분한 통제 등으로 연구결과의 신빙성을 저해하는 연구설계의 제한점으로 발생할 수 있다. 이러한 한계는 연구 시작 전에 발견해서 최소화하는 것이 이상적이나 연구 시작 전에는 발견되지 않는다. 그러므로 연구보고서의 논의 항목에서 한계가 무엇이고 그 한계가 연구에 어떠한 영향을 미쳤을 수 있는지 밝히는 것이 반드시 필요하다.

일반화는 연구결과의 의미를 연구표본에서 그보다 큰 집단이나 광범위한 상황으로 확장하는 것으로 연구의 외적 타당도에 관한 것이다. 표본이 달라지면 많든 적든 차이가 생기기 때문에 연구결과를 연구표본 이외 대상에 일반화하기는 쉽지 않다. 그러므로 표본과 모집단의 특성 및 상황을 비교하여 연구결과를 모집단의 어느 정도까지 적용할 수 있는지 밝혀야 하며, 다수의 연구를 통해 축적된 근거를 바탕으로 경험적 일반화를 위해 노력해야 한다. 대체로 표본이 작고, 동질하고, 무작위 추출되지 않은 경우 일반화되기 어렵다.

2) 연구보고서의 논의

연구자는 초기에 자신이 이 연구에서 확인하고자 했던 사실이 무엇인가를 중심으로 연구의 결과를 해석하고, 이전의 관련 연구결과들과 비교 검토하여 연구결과에 의미를 부여해야만 연구가 완성되었다고 할 수 있다. 연구결과의 해석은 위에서 언급한 것과 같이 연구문제, 연구목적, 선행연구 결과와 관련된 이론, 연구가설, 연구방법, 표본의 특성 등과 관련하여 통계분석 결과에 의미를 찾는 최종 작업이라고 할 수 있다. 연구자는 작업을 통해 도출된 결과가 기존에 발표된 연구결과와 비교하여, 같은 방향으로 나왔는지, 상반된 결과가 나왔는지 확인하고 새로운 결과가 기존의 지식을 어떻게 확장하는지 논의해 기술해야 한다.

논의 부분은 연구보고서의 각 부분들을 한데 묶어서 의미를 부여한다. 논의에는 주요 결과, 연구의 한계, 결과에서 이끌어낸 결론, 결과가 간호에 대해서 갖는 의미, 향후 연구에 대한 제언이 포함된다.

3) 논의 작성 시 고려사항

(1) 연구결과 해석의 정당화

논의에서 결과의 해석을 통해서 생성된 주된 발견은 연구문제, 연구목적, 연구질문 또는 가설뿐만 아니라 가장 중요한 개념적 기틀과도 연결해서 논의해야 한다. 연구자는 자신의 결과를 이전에 발표된 선행연구 결과와 비교하여 해석에 대한 정당성을 찾아야 한다. 기존 연구와 같은 방향인 경우는 본인의 해석이 정당함을 제시하는 것이며, 상반된 경우는 암시적인 해석만을 제시해야 한다. 또한 다른 해석가능한 방향도 제시하고, 이 가능한 해석이 왜 이번의 연구결과를 해석하는데 합당하지 않은가도 제시하여 연구자의 해석을 정당화시켜야 한다. 이러한 연구결과들이 축적되면서 합리적으로 모집단에 일반화될 수 있는가도 말할 수 있게 된다.

새로 발견된 내용으로부터 얻어진 지식이나 결론은 단 하나의 연구를 통해 결정적으로 찾아진 것이 아니기 때문에 서술할 때 일시적인 혹은 확실치 않을 때 쓰는 표현을 사용해야 하며, 연구자가 왜 그런 결론을 내리게 되었는지에 대한 간단한 이론적 근거를 제시할 수 있다.

예시 1 **"한국형 마음챙김 명상 프로그램이 중년여성의 스트레스, 스트레스 대처방식, 우울, 분노 및 수면에 미치는 효과"** (박정민, 최인령. 2016)

본 연구에서 프로그램을 적용한 후 뇌파상 안정파인 상대 α값의 유의한 증가와 스트레스파인 상대 고-β값의 유의한 감소가 나타났다. 아직 국내에서는 마음챙김 명상 프로그램과 뇌파상의 스트레스와의 관련성을 본 선행논문이 없어 그 효과를 비교하기는 힘드나, 27명의 여성 노인을 대상으로 명상의 일종인 뇌호흡 수련을 한 Shim과 Kim[26]의 연구에서도 실험군의 안정파인 α값 증가와 스트레스파인 β값의 감소가 나타나 본 연구결과와 일치하여 스트레스 감소를 위한 중재로서 명상 프로그램의 효과가 생리적으로도 검증되었다. 따라서, 스트레스를 해소하는데 본 프로그램이 중년여성들의 스트레스를 효과적으로 중재하여 삶의 질을 향상시킬 수 있는 가능성을 제시하였다.

위의 연구에서는 통계적 수치로 나타난 연구결과인 한국형 마음챙김 명상이 안정파를 증가시키고, 스트레스파를 감소시킴을 기술하고, 기존의 관련 연구에서도 동일한 결과가 있었음을 제시하여 명상프로그램의 생리적인 효과검증의 근거로 사용함으로써 정당성을 축척하였다. 마지막에 "가능성을 제시하였다."는 기술로 연구결과를 결정적인 사실로 단정하여 표현하지 않았다.

본 연구에서 실험군의 적극적 대처는 34.38점에서 32.12점으로 감소하고, 소극적인 대처가 39.04점에서 37.50점으로 감소를 보였으나 부정적인 스트레스 대처방식인 소극적 대처 결과의 유의한 감소를 보이지는 않았다. 이는 12명의 장애아동 어머니를 대상으로 문제중심적 대처가 53.58점에서 60.08점으로 긍정적인 스트레스 대처의 유의한 증가가 나타났던 Choo와 Song[16]의 연구와 25명의 유방암 환자를 대상으로 정서중심적 대처가 31.48점에서 30.52점으로 부정적인 스트레스 대처의 유의한 감소가 나타났던 Kang과 Oh[10]의 연구결과와 일치하지 않았다. 이는 선행 연구 대상자들이 장애아동을 둔 어머니와 심리적으로 죽음에 대한 두려움과 불안을 가진 스트레스에 취약한 유방암 환자인데 반해 본 연구는 스트레스가 상대적으로 낮은 수준의 일반 중년여성으로 적극적 대처방식을 사용할 만큼 위중한 스트레스가 아니었고 K-MBSR 프로그램을 진행하면서 스트레스 또한 유의하게 감소하였기 때문에 긍정적 스트레스 대처가 오히려 감소한 것으로 생각된다.

위의 연구에서 한국형 마음챙김 명상 프로그램이 소극적 대처를 감소시키는 결과에 유의한 차이가 없다는 통계적 결과를 확인하였고, 이는 기존의 관련 연구결과와 일치하지 않았음을 제시하였다. 연구자는 가설이 지지받지 못한 결과가 도출된 이유에 대해 통찰력 있는 분석을 하려고 노력하였고, 이를 대상자의 스트레스 수준의 차이에서 찾았다. 이러한 과정은 추후 스트레스 상황이 비슷한 대상자를 선정하여 반복 연구하거나 심도 있는 관련 문헌고찰을 통해 분석내용을 확인할 수 있다.

(2) 한계점

결과의 논의에는 연구 중에 확인된 한계점도 포함된다. 연구의 한계는 표본, 설계, 도구와 관련이 있을 수 있고 결과의 일반화 가능성에 영향을 미친다. 연구자는 비록 연구소비자가 이 연구의 취약점을 충분히 알고 있다고 생각되더라도, 스스로 이 연구의 제한점 및 문제점을 제시해야 한다. 연구자만큼 이 연구의 취약점을 잘 알고 있는 사람은 없으며, 연구 소비자에게 알리는 것은 연구자로서의 책임과 의무라 할 수 있다. 또한 연구의 제한점을 씀으로써 연구자가 이를 충분히 알고 있고, 연구를 해석할 때 이 문제점을 충분히 고려하여 해석하였음을 연구 소비자에게 알릴 수도 있다. 일부 연구보고서에서는 제한점이나 한계를 서론에 보고하기도 하고, 결론에서 함께 쓰기도 한다.

예시 2 **"대장암 환자를 위한 불확실성 이론 기반 모바일 내비게이션 프로그램의 효과"**
(김경진, 박완주. 2019)

본 연구의 제한점은 일개 암센터에 한정되어 진행된 연구로 일반화에 한계가 있다는 것이다. 또한 설문지 수거에 대한 이중맹검이 시행되지 않았고, 실제 사용자들이 자조그룹을 얼마나 사용하였는지에 대한 평가와 기간 중 모바일 내비게이션 프로그램을 총 몇 회 이상 활용하였는지에 대한 평가가 시행되지 않았다. 그리고 중재프로그램의 장기적인 효과를 파악하지 못하였으므로 추가적인 반복연구를 제언한다. 또한 불확실성을 위기로 평가한 환자만을 대상으로 하여 진행하였으므로 향후 불확실성을 기회로 평가하는 환자들을 대상으로 불확실성 유지 프로그램에 대한 개발이 필요하다고 생각된다.

위의 연구에서는 연구자 본인이 연구과정 동안에 일어난 방법론적인 한계를 제시하여, 연구의 취약점을 알렸고, 이러한 제한점을 고려하여 다음 연구의 방향을 연구 소비자에게 제안하고 있다.

(3) 연구의 의의

연구결과가 간호에 기여하는 의의란 간호 분야의 지식체, 이론, 실무에 대해서 연구의 결론이 가지는 의미를 말한다. 실무에서 임상적으로 중요한 의의를 가지는 연구는 치료나 간호사의 결정 및 행동을 바꾸어 환자와 가족의 결과가 개선되도록 한다. 그러므로 연구자는 자신의 연구결과가 간호의 어느 분야에서 유용하게 쓰일 수 있는지 고려해야 한다.

예시 3 **"간호대학생을 위한 상황학습 기반 의사소통능력 향상 프로그램의 효과"**
(김수진, 김보영. 2018)

본 연구결과는 간호대학생의 의사소통 교과목을 확대 개발하고 운영하는데 중요한 자료로 활용되어 궁극적으로는 실제 임상 실무현장에서 치료적 의사소통을 구현할 수 있는 유능한 간호사를 양성하는데 기여할 수 있을 것이다. 더불어 준비된 미래의 간호사를 배출함으로써 대상자뿐 아니라 동료, 타부서와의 협력적인 관계를 통해 대상자의 건강증진과 교육에 이바지하며, 간호현장의 다양한 분야에서 실무증진에 기여할 것으로 기대한다.

위 연구에서는 간호대학생 대상으로 한 의사소통능력 프로그램의 효과를 확인하고, 이것이 실무에서 어떻게 활용될 수 있는지, 그로인해 어떠한 기여를 할 수 있는지에 대해 제시함으로써 연구의 의의를 연구 소비자에게 전하고 있다.

(4) 관련 추가 연구 제시

연구자는 본 연구를 통해 향후의 연구방향과 연구의 문제점을 극복할 수 있는 방법을 알려야 한다. 즉, 이 연구의 결과를 통해 앞으로 연구가 어떻게 진행되어야 하는지, 유의할 점은 무엇인지 등을 구체적으로 제시해 주어야 한다. 논의 부분에서 연구의 가치를 보여주고, 근거기반실무를 제공하기 위해 필요한 추가 연구를 연구 소비자가 실시하도록 자극해야 한다.

연구결과 해석의 핵심은 가설이며, 이 가설은 또 다른 연구에서 검증해 볼 수 있다. 그러므로 연구 소비자에게 이 가설을 검증하는데 도움이 되는 제언과 연구결과에서 제기된 의문에 해답을 얻기 위해 다음 연구를 시행해 볼 것을 제시하여야 한다.

4) 연구보고서의 논의 평가

연구보고서의 논의부분은 연구자에게 통계적 결과에 대한 느낌을 갖게 해주고 그 결과들이 이론적, 실제적 의미를 논의할 수 있는 기회를 제공해 준다. 논의 부분은 보고서의 다른 부분에 비해 자료자체뿐만 아니라 연구자의 통찰력을 통해 얻어지기 때문에 조금 더 주관적일 수밖에 없다. 이러한 주관성은 반드시 유해한 것은 아니지만 결론을 만들어 가는 과정에서 단순히 연구자가 보기를 원하는 것만 보려하는 경우에 통찰력을 차단시킬 수 있어 객관적인 입장을 유지하려 노력해야 하며, 논리적 주장의 타당도에 대해 깊이 생각해보아야 한다.

논의를 평가하기 위해 확인해야 할 사항은 다음과 같으며, 이는 역으로 논의를 작성할 때 이러한 질문을 참고한다면 도움이 될 것이다.

- 본래의 이론적 기틀이나 연구목적과 관계가 있는가?
- 모든 중요한 연구결과가 언급되었는가?

- 연구결과의 해석을 통한 연구의 의미를 제시하였는가?
- 관련된 문헌과 관계시키며 해석하였는가?
- 연구결과 해석 시 다른 해석의 가능성을 제시하였는가? 다른 해석 가능성을 배제할 때 그 이유를 제시하였는가?
- 예상하지 못한 결과가 있다면 이에 대한 근거를 제시하였는가?
- 일반화의 가능성에 대해 기술하였는가?
- 연구의 제한점에 대해 고려해야 할 내용을 제시하였는가?
- 연구결과를 간호실무와 연결하여 적용가능성을 언급하였는가?
- 연구방법의 개선방법에 관하여 제언하였는가? 이는 결과와 일치하며 논리적인가?
- 인과관계에 대해 충분한 근거자료가 확보되어 있는가?
- 해석에 편의가 개입되어 있지는 않은가?

3. 결론 및 제언

1) 결론

결론은 연구의 내용을 압축적으로 보여주어 연구 소비자가 연구보고서를 상세히 읽어야 할 필요를 느끼도록 간결하게 작성하는 부분이다. 결론 부분에서 전체 연구 내용의 개요를 일목요연하게 잘 보여주어 본 연구의 목적과 연구방법, 연구결과 등이 파악되도록 도와주어야 한다. 따라서 결론을 작성할 때는 짧으면서도 중요한 내용은 모두 포함될 수 있도록 유의하여 서술하여야 한다. 일반적으로 연구 소비자들은 결론을 먼저 읽어 전체 내용을 짧은 시간 내에 파악한 후 이 보고서를 상세히 읽어야 할지를 결정한다. 그러므로 결론을 작성할 때는 짧으면서도 중요한 측면은 포함시켜 요약하여야 한다.

2) 제언

연구를 마무리하고 의미를 검토한 후 마지막으로 해야 할 일은, 현재연구, 그리고 같은 영역의 기존 연구들을 바탕으로 한 연구의 제언이다. 연구자가 연구결과에 대한 해석을 한 후 연구 소비자에게 해석된 이 자료가 간호이론 발전, 간호교육 및 실무적용 및 활용, 다음 연구 시 어떻게 이용될 수 있는가에 대하여 조언과 함께 상세한 제시를 하는 것을 제언이라 한다. 여기에는 다른 표본이나 더 큰 표본, 또는 다른 모집단에 연구설계를 재현하는 일이 포함될 수 있다. 연구자는 모든 연구에서 지식과 경험을 얻으며, 이를 바탕으로 다음번에 더 나은 연구를 설계할 수 있다. 향후 연구를 권장할 때 연구자는 자신의 연구를 개선할 방법을 더 명확하게 찾아내고자 고심하며 논리적 또는 이론적인 관점에서 연구결과를 바라봄으로써, 연구의 기틀에 대해 추가로 검증할 가설들을 더 많이 찾아낼 수 있다. 다른 방법론, 개선된 측정도구, 표본 추출 기준의 변화, 다른 환경 등을 통해 연구를 개선할 수 있다.

(1) 간호이론의 발전을 위한 제언

만약 연구가 어떤 이론적 틀이나 개념모델을 바탕으로 하여 이루어졌다면, 이 연구결과를 그 이론적 틀에 어떻게 적용시켜야 하는지를 언급하여야 한다. 연구방법이 엄격하고 논리적으로 이루어져 연구방법상에 문제가 없으며 이론에서 유도한 가설이 연구결과에서 지지받았다면, 연구자는 그 이론이 타당하다고 지지함으로써 그 이론을 더욱 굳건히 할 수 있다. 그러나 이론에서 유도한 가설이 연구결과에서 일부만 지지를 받거나 혹은 지지받지 못하였다면 연구자는 연구방법상 접근의 문제는 없었는지, 생각하지 못한 다른 요인들은 없었는지 등 이론적 틀과 상이한 이유에 대해 깊이 있게 통찰한 후, 그 이론을 수정할 필요가 있다거나 혹은 그 이론의 타당성이 의심스럽다고 제언하여야 한다.

(2) 간호교육 및 실무적용을 위한 제언

연구자는 연구결과를 간호교육이나 실무에 어떻게 적용할 수 있는가를 제언하여야 한다. 연구결과가 유용한 간호영역에 관심을 가지고 연구결과를 구현하는데 필요한 구체적인 제안들을 제시할 수 있다. 연구 소비자로 하여금 연구의 발견을 실무에서 사용하도록 독려하고 추가 연구를 수행하도록 자극할 수 있다. 연구결과가 간호학생들에게 어떤 내용을 어떻게 가르쳐야 한다고 말하고 있는지 혹은 임상간호사가 연구결과를 환자 혹은 간호과정에 어떻게 적용함으로써 얼마나 환자에게 이익을 줄 수 있으며 혹은 간호를 개선할 수 있는지를 제언하는 것은 응용학문이요, 적용학문인 간호학의 발전을 위해 매우 가치 있는 일이라고 할 수 있다.

예시 1 **"아동에서의 적외선 체온측정의 진단정확도 연구: 체계적 문헌고찰과 메타분석"**
(박영주, 박성희, 강창범, 2013)

본 연구는 19편의 잘 설계된 진단법 평가 문헌을 토대로 한 체계적 문헌고찰 및 메타분석을 통해 적외선 체온의 진단정확도를 분석하였다. 적외선 체온측정 중 고막체온은 기존 임상에서 사용하던 액와 및 직장체온에 비해 진단정확도가 떨어지지 않았으며, 또한, 최근에 발표된 연구에서 진단정확도가 더 증가하는 경향을 보이므로 발열여부를 감별하는 진단도구로서의 문제는 없다고 해석된다. 다만, 신생아 및 영아의 경우와 39℃ 이상의 고체온 아동에서 적외선 고막체온의 진단정확도가 낮으며, 체온은 본질적으로 측정부위마다 온도가 다른 특성이 있으므로 37.6℃ 이상의 발열이 관찰될 경우 두 가지 이상의 방법을 활용하여 정확한 체온을 측정할 필요가 있다. 체온측정에 대한 간호지침은 아직 국내 임상에서 표준화되어 있지 않지만 이러한 체계적 문헌고찰을 통한 과학적 근거를 바탕으로 실질적으로 간호사들이 활용할 수 있는 간호지침이 만들어져야 할 것이다.

위의 결론을 통해서 연구자는 고막체온계 사용이 발열여부를 감별하는 진단도구로 문제가 없으며, 신생아와 영아, 고체온 환아의 경우에는 두 가지 이상의 방법을 활용하여 정확한 체온을 측정할 필요가 있음을 제언하였다. 또한 이러한 연구결과가 향후 임상에서 표준화된 간호지침 개발의 과학적 근거가 될 수 있음을 제언하였다. 연구 소비자인 학생 또는 임상간호사는 연구결과를 근거로 환자간호 시 적용할 수 있으며, 이러한 정보는 다시 축적되어 결과를 정당화시키고 사실로서 확고해진다.

(3) 향후 연구에 대한 제언

연구자는 자신의 연구결과를 다음 연구를 위한 발판으로 이용할 수 있도록 제언하여야 한다. 자료의 해석이란 자료가 어떤 의미가 있는가를 최대한 추측하여 나타내 주는 작업으로, 이 말은 곧 해석 자체가 또 하나의 연구 출발점이 될 수 있다는 것을 뜻한다. 앞으로 더 연구가 필요한 구체적인 문제를 밝히고 그 연구를 만족하는 절차를 기술한다. 반복연구가 필요한가? 그렇다면 어떤 대상자에게 필요한가? 만일 연구결과가 유의한 관계를 보여주었다면, 이 결과를 최대한 이용하기 위하여 다음에는 어떤 연구가 필요한지를 결과의 해석을 기반으로, 다음 연구를 위한 방법 및 방향을 제언하여야 한다. 예측한 결과가 나오지 않은 경우에도 연구자는 가능한 원인을 규명하여 해결방안을 제시하여 다음 연구에 도움을 주어야 한다.

예시 2 **"한국형 마음챙김 명상 프로그램이 중년여성의 스트레스, 스트레스 대처방식, 우울, 분노 및 수면에 미치는 효과"** (박정민, 최인령. 2016)

본 연구에서 한국형 마음챙김 명상 프로그램이 중년여성의 생리적-심리적 스트레스와 생리적-심리적 우울, 상태특성 분노를 유의하게 감소시키는 효과가 검증되었다. 또한 K-MBSR이 중년여성의 스트레스와 우울을 감소시키는 효과적인 간호중재임이 이전에 시도된 적 없는 뇌파를 통한 생리적 측면에서도 객관적으로 확인되어 그 의의가 있으며 미국에서처럼 병원이나 센터, 지역사회 등에서 본 프로그램이 적용 가능하겠다.

본 연구결과를 토대로 다음과 같이 제언한다.

첫째, 상대적으로 스트레스, 우울 수준이 낮은 중년여성뿐 아니라, 다양한 대상자들에게 심리적 증상호전을 위한 간호중재로 본 프로그램을 시도해 볼 것을 제언한다. 둘째, 종단연구나 체계적 문헌고찰을 통해 한국형 마음챙김 명상 프로그램의 효과 지속성을 검증하는 연구를 제언한다. 셋째, 효과성 검증을 위해 표본수를 늘려 반복 연구를 제언한다. 넷째, 본 연구의 제한점으로 중재자, 중재의 측정자, 해석자, 참여자에 관한 철저한 이중맹검이 되지 않았기에 향후 중재자와 실험 대상자의 이중맹검을 적용하여 그 효과성을 확인하는 연구를 제언한다.

위의 결론을 통해서 연구 소비자는 이 연구를 통해 확인하고자 한 것이 무엇이며, 다른 연구와 차별성이 있음을 즉, 이 연구의 의의로써 부각시키고자 하는 내용이 무엇임을 알 수 있다. 또한 한국형 마음챙김 명상 프로그램의 실제적 활용을 위한 확장과 효과검증을 위해 더 개선된 연구방법 등을 제시하고 있다.

3) 연구보고서의 결론 및 제언 평가

결론은 짧으면서도 중요한 측면은 반드시 포함시켜 가장 명확하게 제시되어야 하며, 무엇보다 연구자가 수집한 자료를 근거로 진술하는 것이 중요하다. 또한 연구 결론이 연구 소비자의 요구에 맞는 것인지, 연구결과를 일반화할 수 있는 것인지 등이 확인되어야 한다. 제언은 연구결과를 통해 앞으로 어떻게 연구가 진행되어야 하는지, 유의할 점은 무엇인지 등을 구체적으로 제시해 주어야 하며 결과와 일치하고 논리적인지 검토되어야 한다.

결론 및 제언을 평가하기 위해 확인해야 할 사항은 다음과 같으며, 연구자가 연구보고서를 작성할 때 이러한 질문을 참고한다면 도움이 될 것이다.

- 결론이 명확히 작성되었는가?
- 결론이 수집된 자료를 근거로 논리적으로 서술되었는가?
- 결론이 모든 연구결과를 포함하고 있는가?

- 결론이 연구 소비자가 보기에 타당한가?
- 연구결과를 일반화할 수 있는가?
- 다음 연구를 위한 제언이 서술되었으며, 이 제언이 결과와 일치하며 논리적인가?
- 실무에서 활용될 수 있는 것은 무엇인가?
- 추후 연구에서 필요한 내용은 무엇인가?
- 연구결과를 기초로 실무변화를 이끌어낼 만한 것이 있는가?
- 연구결과에 대한 정보를 활용하여 얻어지는 이점은 무엇인가?
- 연구의 의의가 본 연구를 통하여 도출되었다기보다는 모호하고 상투적이지 않은가?

자율학습 문제

1. 아래는 연구보고서의 일반적인 형식이다. 다음에 제시된 내용은 보고서 형식 중 어느 부분에 해당하는지 선택하시오.

> ① 서론
> ② 문헌고찰
> ③ 연구방법
> ④ 연구결과
> ⑤ 논의
> ⑥ 결론 및 제언

1) 캥거루 케어는 기저귀와 모자만 착용한 영아를 부모의 맨 가슴에 똑바로 세워 안는 피부 접촉 방법이다.
2) 본 연구는 캥거루 케어가 신생아 통증완화에 어떠한 영향을 미치는지 파악하기 위한 유사실험설계 중 비동등성 대조군 전후 시차설계이다.
3) 웹 기반 미숙아 어머니 교육프로그램에 참여한 미숙아 어머니와 참여하지 않은 대조군 어머니의 모아애착에 차이가 있을 것이다.
4) 사전 모성정체성을 공변량 처리한 결과 사후 모아애착은 실험군 88.9±1.48점, 대조군 85.3±5.48점으로 유의한 차이가 있었다 ($F=19.856$, $p<.001$).
5) 본 연구결과와 유사한 연구로 선천성 이상아 어머니를 위한 사회적 지지 인터넷 중재 프로그램을 개발, 적용하여 어머니의 역할 자신감을 높이고 부정적 정서를 낮추는 결과(Lee, 2013)와 일치하였다.

정답 1. 1) ①, 2) ③, 3) ①, 4) ④, 5) ⑤

자율학습 문제

2. 다음은 SPSS프로그램을 통해 독립표본 t-검정으로 통계분석한 결과이다. 씻는 시간이 성별에 따라 유의한 차이가 있는지 확인하기 위한 결과 값으로 연구결과를 기술하고, 표를 작성하시오.

집단통계량

	성별	N	평균	표준편차	평균의 표준오차
씻는시간	남	15	34.60	8.741	2.257
	여	95	31.25	10.380	1.065

독립표본 검정

		Levene의 등분산 검정		평균의 동일성에 대한 T 검정						
									차이의 95% 신뢰구간	
		F	유의확률	t	자유도	유의확률 (양측)	평균차이	차이의 표준오차	하한	상한
씻는시간	등분산을 가정함	1.025	.314	1.183	108	.239	3.347	2.829	-2.260	8.955
	등분산을 가정하지 않음			1.341	20.776	.194	3.347	2.495	-1.846	8.540

3. 간호학회지에 실린 관심주제 논문 1편을 찾아 논의 부분을 읽고, 적절하게 작성되었는지 평가를 위해 제시된 확인사항 문항을 통해 검토하시오.

4. 간호학회지에 실린 관심주제 논문 1편을 찾아 결론부분을 제외하고 읽은 후, 연구내용을 간결하게 압축하여 결론 작성 연습을 하고 기존 논문의 결론과 자신이 작성한 결론을 비교해 보시오.

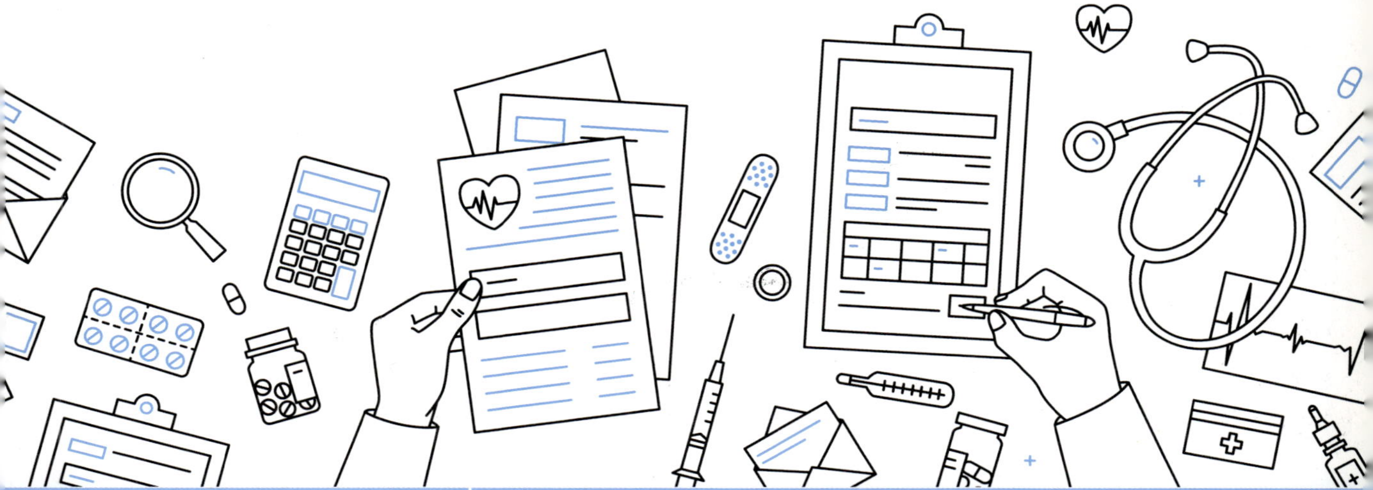

08 연구보고서의 참고문헌(APA스타일)

제8장

연구보고서의 참고문헌 (APA스타일)

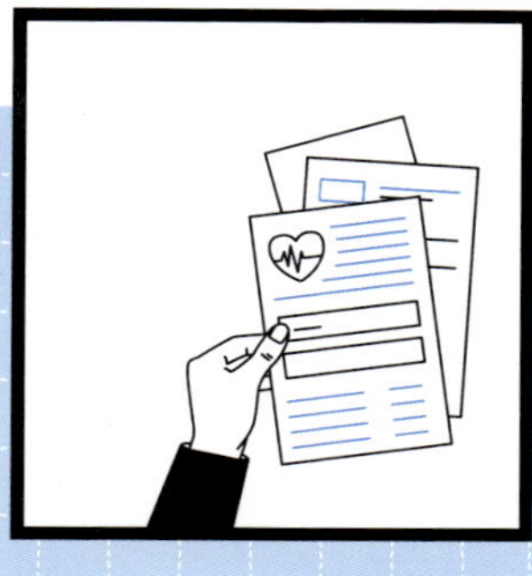

다음은 간략하게 American Psychological Association (APA) 지침에 대해 알아보겠다. APA 지침이란 학문적 논문이나 책을 출판 시 기본적인 글 쓰는 방법이나 지침을 제시해 주고 있다. 많은 의료학 및 간호학 그리고 사회학이나 사회 행동학 전문 논문지는 APA 지침서를 많이 사용하고 있다. 이 지침서는 1929년 APA 위원회에서 7페이지의 간단한 글쓰는 방법을 시작한 것이 여러 번의 수정을 거쳐 지금에 이르러 많은 곳에서 논문이나 책을 출판시 사용하고 있다. 최근 2019년 10월 제7판 APA 지침서가 출판되었다. APA 공식 웹사이트는 다음과 같다. https://apastyle.apa.org/

https://tinyurl.com/r4ufah7

2019년 10월에 발간된 APA(7th edition)는 Student Paper Format과 Professional Paper Format을 포함하고 있다. 그러나 이책은 단순하게 일반적 APA 지침서에 대한 내용만을 다루고자 한다.자세한 내용은 공식 홈페이지를 참고하길 바란다. 공식 홈페이지에는 자세한 지침설명과 함께 연구 샘플이 포함되어 있어서 유용하다. APA 지침서는 크게 제목 페이지, APA 초록, 본문과 참고문헌으로 구성되어있다. 제목 페이지와 초록은 공식 홈페이지에서 확인한다. 많은 저널이 APA 지침을 사용하면서도 각각의 다른 제목 페이지와 초록을 요구한다. 그러므로 연구논문을 제출시 각 저널의 저자 지침(author guideline)을 확인하는 것이 매우 중요하다.

APA 기본 논문의 형식은 가로 세로 위 아래 각각 2.5 cm(1 inch)를 띄운다. 그리고 글자는 영어인 경우 11-point(pt.) Calibri, 11pt. Arial, and 10pt. Lucida Sans Unicode와 함께 12pt. Times New Roman, 11pt. Georgia, 10pt. Computer Modern 등이 가

능하다. 그리고 문단은 이중 공간(double space)을 사용한다. 그리고 각 첫 문단의 첫줄은 1.27cm(0.5 inch) 들어가기를 한 뒤 문장이 시작된다(컴퓨터 자판에서 “Tab” 버튼을 이용하면 자동 들어가기가 된다). 큰 제목은 가운데 위치하며 굵은 글씨체가 필요치 않으며 크기는 12pt면 된다. 그런 다음 논문의 내용은 저널의 요구 지침서에 따라 작성한다. 본문 안에 추가 그림이나 표는 첨부하지 않는다. 그러나 추가 그림과 표들은 참고문헌이 끝나고 나서 각각이 다른 페이지에 제목과 함께 첨부한다. 자세한 내용은 APA 공식 홈페이지를 참고하길 바란다.

본문에서 약어나 새로운 용어를 사용시 처음은 전체 글자와 약어를 사용하여 명시한 뒤 두번째 사용부터는 약어만 사용한다. 예를 들면 다음 아래와 같다. 본문에서 알 수 있듯이 처음은 Computer-mediated communication(CMC)를 사용하고 그 다음부터는 CMC만 사용한다.

본문 안에 APA 인용이 필요한 경우 인용 자료의 성격에 따라 다르게 작성한다. 다른 사람의 논문이나 자료를 인용 시 꼭 자료의 출처를 삽입해야 한다. 그것은 연구논문의 표절과 직접적 관련이 있다. 연구논문을 읽고 인용하고자 하는 내용을 본인의 언어로 다시 재구성하는 것이 간접 인용이다. 이때 적절한 인용방법이 요구된다. 간접 인용은 기본적으로 저자의 성과 논문 출판년도가 필요하다. 예를 들어 다음의 괄호와 같이 사용하면 된다: (Kim & Park, 2018). 기본 간접 인용을 한번 이상 사용시 두 번째부터는 첫 번째 저자 성과 함께 “et al.” 사용하여 간단하게 표현한다. 예를 들면 처음 사용시 Cummings, Butler, and Kraut(2002) 이라면 그 다음 두 번째 부터는 다음과 같이 사용한다(Cummings et al., 2002). 저자가 6명 이상인 경우 첫 번째 저자 성과 함께 “et al.” 사용한다. 예를 들면 다음과 같이 사용한다(Cummings et al., 2002). 만약 논문의 내용 일부를 복사하여 단어 그대로 사용하고자 한다면 즉 직접 인용을 하고자 한다면 인용부호와 함께 페이지 숫자를 삽입해야 한다. 예를 들면 김 과 박(2018)은 “간호학 자율성은 간호성취력과 중요한 상관관계가 있다고 주장했다” (p. 35).

다른 자료들을 문장속에 인용하기 정보는 APA 공식 홈페이지를 참고하길 바란다.

다음은 APA 참고문헌(reference)이다. 참고문헌 부분은 결국 인용 부분(citations)과 관련이 있다. 간접 또는 직접 인용된 부분을 참고문헌 부분에 모두 정리해서 모아 놓는다. 참고문헌 부분은 본문이 다 끝난 다음 새로운 페이지에 따로 작성한다. 그러므로 참고문헌은 본문과는 완전히 분리되어야 한다. 참고문헌은 알파벳 순으로 작성하며 "A" 로 시작하는 성을 가진 논문의 자료가 가장 먼저 와야 한다. 저자의 성과 이름의 첫글자와 출판년도 그리고 논문 제목이 필요하다. 그 다음은 저널 이름을 이탤릭체로 작성 후 저널의 몇 권(Volume) 몇 장(No.)에 실렸는지를 기록하고, 논문의 페이지를 기술한다. 그 다음 DOI가 있는 경우 그것을 마지막 부분에 넣는다. URL 정보가 있는 경우 Retrieved from http://www.XXXXX 를 삽입한다. 그리고 참고문헌은 이중 공간(double space)과 1.27 cm (0.5 inch) 들어가야 한다. 예를 들면

Kim, S., & Lee, B. (2017). Rural women health. Journal of Health Promotion & Maintenance, 34(2), 182-188. Retrieved from https://doi.org/10.144097/FCH.0b013e31899

그러나, 저자가 7명 이상인 경우 첫 번째 저자의 성과 이름 첫 글자 그리고 6 번째 저자 성과 이름 첫 글자를 삽입 후 7번째 저자부터는 3개 마침표를 마무리 하며 마지막 저자의 성과 이름 첫 글자를 집어넣어 완성한다. 예를 들면 다음과 같다

Kim, S., Oh. S. M., Joe, I. S., Sim, H. S., Min, B. O., Im, H., … & Lee, B. (2017). Rural women health. Journal of Health Promotion & Maintenance, 34(2), 182-188. Retrieved from https://doi.org/10.130097/ECH.0b013e31899.

참고문헌이 웹사이트이면서 저자가 있는 경우는 앞서 설명한 기본 저널 문헌 형식을 쓰면서 출판년도를 기술한 괄호안에 출판된 달을 같이 기입한다. 예를 들면

Kim, S., Oh, S. M., & Lee, B. (2017, May). Rural women health. Korea life magazine 12, Retrieved from https://doi.org/10.130097/ECH.0b013e31899.

웹사이트 문헌에 저자가 없는 경우는 참고문헌자료의 제목을 제일 먼저 작성한 뒤 출판 년도와 출판된 월을 같이 삽입한다. 예를 들면 아래와 같다.

Rural women health (2019, June). Korean business news. Retrieved from https://doi.org/10.130097/ECH.0b013e31899.

책의 참고문헌은 저자 (출판년도) 그리고 책 제목, 출판 도시, 그리고 출판 회사의 정보가 있어야 한다. 그리고, 필요시 doi:XXXXX 또는 Retrieved from http://www.XXXXX 를 마지막에 기술한다. 여러 저자들의 논문들을 모아서 여러 장(chapter)으로 이루어진 책인 경우(chapter book) 저자의 성, 저자 첫 번째 이름 글자 (출판년도) 그 장의 이름(title of chapter), 그리고 저자 성과 이름 첫 글자 다음에 Ed 또는 Eds를 삽입한 뒤 책의 제목과 페이지 숫자와 함께 출판 도시와 출판 회사를 입력한다. 예를 들면 아래와 같다.

Kim, S., & Lee, B. (2017). Rural women health. In S. Oh (Ed.), Health Promotion & Maintenance (pp. 123-170). Seoul: Nursing publisher

지금까지 일반적이며 기본적인 APA 논문작성 지침에 대해 알아보았으며, 이외의 자세한 내용은 APA 공식 홈페이지에서 확인하기 바란다.

다음은 자세한 설명이 있는 APA 샘플 논문을 아래 링크에서 확인한다.

https://apastyle.apa.org/style-grammar-guidelines/paper-format/professional-annotated.pdf

https://tinyurl.com/tla5eal

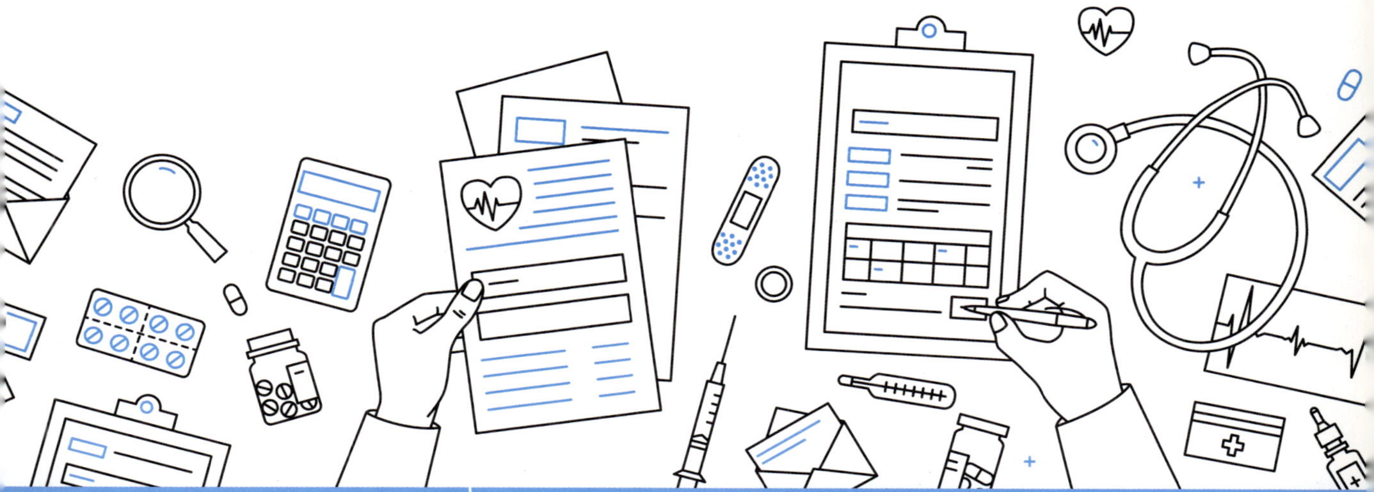

부록

1. IRB연구계획서, IRB연구설명문, IRB연구동의서
2. 간호대학생 손씻기 설문지
3. 연구계획서
4. SCI, KCI 투고 방법 및 요령
5. 학술대회 포스터 투고 요령

보건복지부 지정 공용기관생명윤리위원회 [권고서식 제1-1호]　　1쪽

보건복지부 지정 공용기관생명윤리위원회

연구계획서(인간대상연구용)

ver ________

연구제목 : ______________________________

연구자 소속기관명 및 연구자명

연구책임자가 정한 버전으로 수정하시기 바랍니다.

보건복지부 지정 공용기관생명윤리위원회 [권고서식 제1-1호] 2쪽

1. 연구배경

- 선행연구 등 연구배경과 연구의 정당성에 대한 분명한 설명
- 연구에서 제기된 윤리적 문제나 고려사항에 대한 연구자의 관점, 그리고 적절한 경우에 그 문제나 고려사항을 어떻게 다룰 지에 대한 제안
- 연구의 안전하고 적절한 수행을 위한 기능의 적절성에 대한 정보를 포함하여 연구가 수행되는 장소에 대한 간단한 기술 및 해당 나라나 지역에 대한 관련된 인구통계학적 및 역학 정보 등을 기술함

2. 연구목적

- 연구의 목적을 기술

3. 연구 실시 기관명 및 주소

- 실제 연구가 수행되는 기관의 기관명 및 주소를 기술

4. 연구 지원기관

- 연구비 또는 물품 등 경제적 이익 제공하거나, 인력 등의 지원받은 경우에만 기술

5. 연구책임자, 공동연구자, 담당자의 성명과 직명

- 본 연구에 실제 참여하는 연구진 기술

6. 연구기간

- 연구 소요 예상 기간(승인일로부터 ~ 00년 00월 00일 또는 00년 00개월)

7. 연구대상자

- 연구대상자를 직접 모집하는 경우, 선정기준과 제외기준 반드시 명시
- 잠재적인 연구대상자의 선정 또는 제외기준에 대한 범위 및 나이, 성별, 사회적 또는 경제적 요인의 기초 하에 모든 군의 제외에 대한 정당성 또는 기타

연구책임자가 정한 버전으로 수정하시기 바랍니다.

보건복지부 지정 공용기관생명윤리위원회 [권고서식 제1-1호] 3쪽

이유에 대한 정당성

- 연구계획에 대한 구체적인 기술과 대조군이 있는 연구의 경우, 각 군에 대한 배정 방법(무작위, 이중맹검 등) 및 필요성 등에 대해 구체적으로 기술
- 동의를 하기에 제한적인 능력을 가진 사람들이나 취약한 사람들을 연구대상자로 포함시키는 것에 대한 정당성과 이러한 연구대상자에 대한 위험 및 불편함을 최소화하는 특정 수단에 대한 기술

8. 예상 연구대상자 수와 산출 근거

- 직접 모집하는 경우, 반드시 명시
- 연구에 필요한 연구대상자 수를 선행연구, 통계학적 평가방법에 근거하여 제시
- 예상 연구대상자 수는 절대적이 아니며, 계획된 연구에서 필요한 결과를 얻을 수 있는 최소한 이상의 연구대상자 수이어야 함

9. 연구대상자 모집

- 모집 과정(예, 광고), 모집하는 동안 개인의 사생활 보호와 비밀 유지를 위하여 취해야 할 단계 등을 기술(해당하는 경우)

10. 연구대상자 동의

- 연구대상자의 서면 동의를 얻기 위하여 제안된 방법 및 예상 연구대상자들에게 정보를 전달하기 위해 계획된 절차
- 서면동의 면제를 요하는 경우, 동의면제사유 반드시 기록(별도의 서면동의면제신청서 제출)

11. 연구방법

- 모든 시술 또는 처치, 행위 등에 관한 구체적인 사항(연구를 위해 연구대상자가 해야 할 일과 소요시간 등)을 기술
- 계획과 절차, 그리고 연구에서 지속되는 연구대상자의 자발성에 영향을 끼칠 수 있으며 해당 연구로부터 또는 같은 주제를 가진 다른 연구로부터 생겨날

연구책임자가 정한 버전으로 수정하시기 바랍니다.

수 있는 정보(예를 들어, 손상 또는 이익)를 전달할 책임이 있는 사람들 등에 대해 기술

12. 관찰 항목

- 연구를 통해 얻고자 하는 정보 또는 자료의 내용을 구체적으로 나열하고 기술

13. 효과 평가 기준 및 방법

- 연구의 효과성을 평가하는 기준 및 방법을 기술

14. 안전성 평가 기준 및 평가 방법

- 연구의 안전성을 평가하는 기준 및 방법을 기술

15. 자료분석과 통계적 방법

- 연구를 통해 수집된 자료 또는 정보의 이용하는 방법(통계적 방법 포함) 기술

16. 예측 부작용 및 주의사항과 조치

- 본 연구에서 나타날 수 있는 이상반응과 중대한 이상반응을 기술
- 중대한 이상반응 정의 및 보고 절차 기술
- 연구대상자를 연구에서 제외시킬 수 있거나, (다기관연구에서) 기관을 중지시킬 수 있거나 또는 연구를 종결하도록 할 수 있는 규정 또는 범위
- 임부를 대상으로 하는 연구의 경우, 여성과 아기의 건강에 대한 장 · 단기적 영향 등에 관하여 임신의 결과를 모니터링하는 등의 계획
- 연구의 목적을 위해 적용되는 의약품 또는 기타 시술의 지속적인 안전성을 모니터링하는 계획과 적절한 경우에 이런 목적의 독립적인 자료 모니터링(자료 및 안전성 모니터링) 위원회의 지정 등을 기술

17. 중지 및 탈락기준

- 연구자에 의해서 연구대상자의 연구 참여가 제한되는 경우 기술

18. 연구대상자의 위험과 이익

- 연구 참여로 인해 연구대상자에게 발생할 수 있는 위험이나 불편 기술
- 연구에 참여함으로써 어떤 시술 또는 처치, 행위가 예상치 못하는 위험을 수반할 수 있다는 사실
- 연구에 참여함으로써 연구대상자에게 기대되는 이익 기술

19. 연구대상자 안전대책 및 개인정보보호대책

- 연구대상자를 안전하게 보호하기 위한 대책을 마련하고 연구와 관련된 손상이 발생하였을 경우 보상/배상이나 치료방법 등을 구체적으로 기술
- 신체적 손상의 최소한의 위험 이상을 수반하는 연구에 대하여 치료비 등 상해에 대한 치료를 제공하고 연구와 관련된 장애나 사망에 대한 보상을 제공하는 보험 보증 등의 계획을 구체적으로 기술
- 연구대상자의 개인정보를 수집하는 경우, 수집하는 개인정보의 항목 및 항목, 그 정보의 보관과 폐기 방법 등에 관한 기술

20. 참고문헌

연구책임자가 정한 버전으로 수정하시기 바랍니다.

보건복지부 지정 공용기관생명윤리위원회 [권고서식 제2호]

연구대상자 설명문(예문) ver.__

연구과제명 :

본 연구는 (연구에 대한 간략한 설명)에 대한 연구입니다. 귀하는 본 연구에 참여할 것인지 여부를 결정하기 전에, 설명서와 동의서를 신중하게 읽어보셔야 합니다. 이 연구가 왜 수행되며, 무엇을 수행하는지 귀하가 이해하는 것이 중요합니다. 이 연구를 수행하는 000 연구책임자 또는 000 연구원이 귀하에게 이 연구에 대해 설명해 줄 것입니다. 이 연구는 자발적으로 참여 의사를 밝히신 분에 한하여 수행될 것입니다. 다음 내용을 신중히 읽어보신 후 참여 의사를 밝혀 주시길 바라며, 필요하다면 가족이나 친구들과 의논해 보십시오. 만일 어떠한 질문이 있다면 담당 연구원이 자세하게 설명해 줄 것입니다.

귀하의 서명은 귀하가 본 연구에 대해 그리고 위험성에 대해 설명을 들었음을 의미하며, 이 문서에 대한 귀하의 서명은 귀하께서 자신(또는 법정대리인)이 본 연구에 참가를 원한다는 것을 의미합니다.

1. 연구의 배경과 목적

예시) 2000년대 사회적으로 중대한 문제는 000으로 00연령대의 시급한 문제도 대두되고 있어 본 연구의 필요성이 대두되고 있다. 따라서 본 연구의 목적은 첫째, 000으로 인한 A의 효과를 분석하는 것이다.

2. 연구 참여 대상

예시) 본 연구에는 0000 특성을 가진 00-00세까지의 000 대상자 000명이 참여할 것입니다. 단, 0000 특성을 가진 000 대상자는 본 연구에서 제외됩니다.

3. 연구방법

예시) 만일 귀하가 참여의사를 밝혀주시면 다음과 같은 과정이 진행될 것입니다.

귀하는 00분 정도 분량의 000 2개를 보게 될 것입니다. 하나는 유쾌함에 대한 것이고 다른 하나는 불쾌함에 대한 것입니다. 두 000를 본 후 연구자가 주관하는 000에 참여하도록 요청 받을 것입니다. 000에 참여하는 모든 사람들은 000를 시청했습니다. 귀하와 다른 사람들은 두 000를 본 후에 나타난 반응에 대해 토론하게 될 것입니다. 토론 과정은 녹음될 것이며 소요시간은 00분 정도 걸릴 것입니다. 또한 귀하는 000를 본 후 그와 관련된 설문조사를 하게 될 것이며 설문조사에는 총 00분 정도 소요될 것입니다.

4. 연구 참여 기간

예시) 귀하는 본 연구를 위해 00일 동안 00일에 한 번씩 00회 참여하도록 요청 받을 것입니다.

5. 연구 참여에 따른 이익

예시) 귀하가 이 연구에 참여하는데 있어서 직접적인 이득은 없습니다. 그러나 귀하가 제공하는 정보는 000에 대한 이해를 증진하는데 도움이 될 것입니다.

6. 부작용 또는 위험과 불편함

예시) 000 시청 시 불쾌한 감정이 유발될 수 있습니다. 이럴 경우 귀하는 언제든지 000 시청을 멈출 수 있습니다. 만일 연구 참여 도중 발생할 수 있는 부작용이나 위험 요소에 대한 질문이 있으시면 담당 연구원에게 즉시 문의해 주십시오.

보건복지부 지정 공용기관생명윤리위원회 [권고서식 제2호]

동의서 ver.

연구제목 :

1. 나는 본 연구의 설명문을 읽었으며 담당 연구원과 이에 대하여 의논하였습니다.
2. 나는 위험과 이득에 관하여 들었으며 나의 질문에 만족할 만한 답변을 얻었습니다.
3. 나는 이 연구에 참여하는 것에 대하여 자발적으로 동의합니다.
4. 나는 이 연구에서 얻어진 나에 대한 정보를 현행 법률과 기관생명윤리위원회 규정이 허용하는 범위 내에서 연구자가 수집하고 처리하는데 동의합니다.
5. 나는 담당 연구자나 위임 받은 대리인이 연구를 진행하거나 결과 관리를 하는 경우와 연구기관, 연구비지원기관 및 보건복지부 지정 공용기관생명윤리위원회가 실태 조사를 하는 경우에는 비밀로 유지되는 나의 개인 신상 정보를 직접적으로 열람하는 것에 동의합니다.
6. 나는 언제라도 이 연구의 참여를 철회할 수 있고 이러한 결정이 나에게 어떠한 해도 되지 않을 것이라는 것을 압니다.
7. 나의 서명은 이 동의서의 사본을 받았다는 것을 뜻하며 연구 참여가 끝날 때까지 사본을 보관하겠습니다.

연구대상자	성명:	서명:	서명일:
법정대리인 (필요시)	성명: 연구대상자와의 관계:	서명:	서명일:
입회인 (필요시)	성명:	서명:	서명일:
동의취득자	성명:	서명:	서명일:

설문지(간호대학생용)

I. 일반적 특성

일반적 사항에 관한 질문입니다. 해당되는 곳에 표시해 주시기 바랍니다.

1. 성별 : ① 남 ① 여

2. 학력 : ① 3학년 ② 4학년

3. 실습하는 부서는 어디인가?
① 일반병동 ② 정신과 병동 ③ 중환자실(MICU, SICU, NICU)
④ 수술실 ⑤ 기타( )

4. 실습하는 부서에 손위생 관련 내부 지침서가 있습니까?
① 있다 ② 없다 ③ 모른다

5. 최근 6개월 이내에 손위생 관련 교육을 받았는가?
① 예 ② 아니오 ③ 잘 모르겠다

6. 실습하는 부서에 손위생이 용이하도록 적절한 시설과 설비가 있으며, 환자 접점 구역에 손소독제가 비치되어 있는가?
① 예 ② 아니오 ③ 잘 모르겠다

7. 실습하는 부서에서는 손위생 수행에 관한 주기적인 모니터링을 하고 있는가?
① 예 ② 아니오 ③ 잘 모르겠다.

8. 실습하는 부서에서는 손위생 수행에 관한 주기적인 모니터링을 누가 담당하는가?
① 실습부서 파트장 ② 감염관리실 ③ 간호부
④ 잘 모르겠다 ⑤ 기타( )

9. 귀하는 손위생 교육이 필요하다고 생각하는가?

① 필요하다 ② 필요없다 ③ 잘 모르겠다

10. 실습 중 손위생에 대한 수행을 제대로 실천하지 못한 이유는 무엇이라고 생각합니까?

① 지식부족 ② 시간부족 ③ 업무 과다

④ 설비 및 물품 부족 ⑤ 귀찮아서

11. 귀하는 한번 손을 씻을 때 평균 얼마동안 손을 씻으십니까?

① 1 – 10초 ② 11 – 20초 ③ 21 – 30초 ④ 31 – 40초 ⑤ 41초 이상

12. 귀하는 손을 씻을 때 무엇으로 씻나요?

① 물만 사용 ② 물과 비누를 사용 ③ 손소독제를 사용 ④ 기타( )

13. 귀하는 손을 씻은 후 물기를 어떻게 제거합니까?

① 수건 ② 핸드타월(종이 타월) ③ 휴지

④ 자연바람 ⑤ 기타( )

14. 귀하는 하루 동안 실습 부서에서 얼마나 손씻기를 하였습니까?

① 1–3회 ② 4–6회 ③ 7–10회

④ 11회 이상 ⑤ 전혀 안씻었다.

연구계획서

1. 연구과제명

2. 연구의 필요성

3. 연구의 목적

4. 연구방법

5. 연구일정 및 세부계획

6. 기대되는 연구결과 및 활용방안

7. 기타 참고사항

8. 연구비 세부 내역

9. 설문지(도구 사용 시 반드시 첨부)

연구 수행 일정

<table>
<tr><th rowspan="2">연구수행내용</th><th colspan="9">추진일정 (월)</th></tr>
<tr><th></th><th></th><th></th><th></th><th></th><th></th><th></th><th></th><th></th></tr>
<tr><td></td><td></td><td></td><td></td><td></td><td></td><td></td><td></td><td></td><td></td></tr>
<tr><td></td><td></td><td></td><td></td><td></td><td></td><td></td><td></td><td></td><td></td></tr>
<tr><td></td><td></td><td></td><td></td><td></td><td></td><td></td><td></td><td></td><td></td></tr>
<tr><td></td><td></td><td></td><td></td><td></td><td></td><td></td><td></td><td></td><td></td></tr>
<tr><td></td><td></td><td></td><td></td><td></td><td></td><td></td><td></td><td></td><td></td></tr>
<tr><td></td><td></td><td></td><td></td><td></td><td></td><td></td><td></td><td></td><td></td></tr>
</table>

연구비 집행 계획

(단위:원)

<table>
<tr><th colspan="2">항목</th><th>내용</th><th>산정기준</th><th>금액</th></tr>
<tr><td rowspan="7">직접비</td><td rowspan="2">인건비</td><td>• 연구활동비</td><td>–</td><td></td></tr>
<tr><td>• 연구보조인력</td><td>–</td><td></td></tr>
<tr><td rowspan="3">연구
활동비</td><td>• 전문가활용비</td><td></td><td></td></tr>
<tr><td>• 교육·출장비</td><td>–</td><td></td></tr>
<tr><td>• 인쇄비</td><td></td><td></td></tr>
<tr><td rowspan="2">연구과제
추진비</td><td>• 소모성 재료비</td><td>–</td><td></td></tr>
<tr><td>• 회의비</td><td>–</td><td></td></tr>
<tr><td colspan="4">합 계</td><td></td></tr>
</table>

SCI, KCI 투고 방법 및 요령

연구를 통해 인간의 지식은 더욱 풍요로워진다. 그러므로 연구결과는 출판되어야 한다. 그러나 과학적 절차에 따라 믿을 수 있는 결과들이 출판되어야 한다. 그러기 위해 복잡하며 과학적 절차에 의한 연구 시행이 필수적이다. 그러나 그 결과물들이 제출되어 출판되는 과정은 쉬운 일은 아니다. 다음은 Science Citation Index (SCI, 과학인용색인) 투고 방식을 설명하고자 한다. SCI 투고 방식은 Korea Citation Index (KCI) 투고방법과 유사하다.

Garfield (2014)의 설명에 의하면 과학 인용 색인(SCI)은 원래 과학 정보 연구소(ISI)에서 제작하고 Eugene Garfield에서 만든 인용 색인이다. 그것은 1964년에 공식적으로 시작되었다. 이전에는 Thomson Reuters의 지적 재산권 및 과학 사업의 소유였으나 지금은 Clarivate Analytics가 소유하고 있다. SCI 저널이란 Web of Science (https://mjl.clarivate.com/home?PC=D) 데이터베이스인 Science Citation Index (SCI), Science Citation Index Expanded (SCIE), Social Sciences Citation Index (SSCI), Arts & Humanities Citation Index (AHCI), Emerging Sources Citation Index (ESCI)에 등재된 전세계의 다양한 학문의 24,000 이상의 저널을 말하며 높은 수준의 편집과 신뢰할만한 과학적 논문들을 가지고 있다고 말하고 있다. 그래서 다른 논문들이 SCI 저널을 많이 인용하며 일정 기간 동안 해당 저널의 논문에 대한 평균 인용의 집계가 영향력 인자(impact factor)가 되어 각각 논문지의 질적 수준을 나타내고 있다.

그럼 어떻게 SCI 저널에 연구논문을 제출하여 출판이 될 수 있는지를 알아본다. 먼저 작성된 연구논문을 제목 등을 확인 후 적합한 저널을 찾는 것이 중요하다. 간단한 팁으로는 문헌고찰에서 확인된 비슷한 주제 논문들을 발견하여 어떤 저널에 출판되었는지를 알아보고 나서 그 논문 홈페이지를 확인한다. 논문 홈페이지에는 저자를 위한 지침서가(guidelines for authors) 있다. 그 지침서에는 저널의 목적과 범위(the aims and scope) 또는 논문 카테고리에 대한 자세한 설명이 나온다. 그 설명을 통해 선택한 저널이 어떤 연구논문들을 받아들이고 있는지를 빠르게 파악할 수 있다. 즉 그 설명을 통해 완성한 논문을 그 저널에 제출해야 할지를 결정할 수 있다. 연구논문을 제출하고자 한다면 저널 지침서의 요구에 따라 연구논문 속의 초록, 연구 내용 구성과 첨부 사진 및 표들을 수정해야 한다. 저자 지침서에는 또한 출판 과정의 정보와 저자의 권리, 윤리와 표절 등을 확인할 수 있다. 저자 지침서에 의한 수정 과정은 시간이 걸리는 과정이지만 정확하게 지침서의 요구에 맞추어야만 제출이 완료된다. 그리고 각 저널에 따라 요구하는 서류를 확인해야 한다. 요구 서류 등이 제출되지 않으면 저널에서 받아들여지지 않음으로 각별히 주의해야 한다. 연구논문의 저자 중 교신 저자는 저널에 등록을 한 뒤 저자 지침서에 맞게 수정된 연구논문과 요구 서류들을 갖추어 온라인으로 제출한다. 연구논문 제출 후 각 저널은 1명에서 3명의 전문가의 논문 리뷰가(blind peer review) 진행된다. 리뷰 소요 시간은 각 저널에 따라 다르다. 그리고 리뷰 결과에 따라 저널 편집자로부터 리뷰 결과에 대한 이메일이 온다. 종종 리뷰에서 논문이 거부될 수 있으며 그것에 대해 실망하기는 이르다. 논문 거부에 대한 이유를 명확히 확인 후 다시 수정하여 다른 저널에 제출하면 되는 것이다. 또는 논문이 조건부로 받아들여지기도 한다. 즉 논문을 리뷰 결과 제안에 의해 수정을 하여 다시 제출하는 것이다. 이런 수정과 제출의 과정을 거쳐 최종적으로 출판확정에 대한 이메일이 온다. 그러면서 연구논문이 최종적으로 출판되는 것이다. 그러므로 연구가 진행되어 결과를 얻기까지 많은 시간이 걸리 듯 연구결과가 선택한 저널에 최종적으로 출판되기까지 또 다른 많은 시간이 걸리므로 끈기를 가지고 진행해야 할 것이다.

앞에서 언급했듯이 KCI 저널 투고도 비슷하다. 제출하고자 하는 저널을 선택한 후 저널의 웹사이트에서 저자 지침서를 찾으면 자세한 저널의 스타일과 함께 요구하는 논문형식의 설명이 나온다. 즉 교신 저자는 요구하는 논문형식에 맞추어 제출하고자 하는 논문을 수정하여 웹사이트에서 제출하면 된다. 질문 사항이나 문제가 발견시 저널에 직접 이메일로 문의하면 적합한 도움을 받게 된다.

학술대회 포스터 투고 요령

연구를 수행한 후 연구를 공유하는 방법은 다양하다. 논문 출간을 통해 논문집으로 연구를 공유하는 방법 외에도, 학술대회를 통해 연구결과를 포스터 혹은 구두 발표를 통해 공유할 수 있다. 각각 관심있는 분야의 학회에서 개최하는 학술대회에 참여하기 위해서는 해당 학술대회의 홈페이지를 통해 학술대회 일정을 확인할 수 있다. 그 이후에는 학술대회에서 요구하는 포스터 발표 형식에 맞추어 포스터를 작성할 수 있다. 포스터 발표 형식은 학회마다 상이하므로, 투고 규정을 꼼꼼히 확인해보기 바란다.

포스터 양식은 대체적으로 '가로 90 × 세로 140'을 요구한다. 포스터에 들어가야 하는 기본적인 내용은 다음과 같다.

- 서론: 연구의 필요성에 대해 간략하게 기술한다.
- 연구의 목적: 연구의 목적에 대해 간략하게 기술한다.
- 연구의 디자인: 연구 디자인(서술연구, 실험연구 등)에 대해 서술한다.
- 도구: 연구에 사용된 변수를 측정한 도구에 대해 서술한다.
- 연구대상: 연구대상 및 대상의 특성에 대해 간략히 서술한다.
- 연구결과: 연구결과 중 주목할 만한 것을 간략하게 기술한다.
  결과를 한눈에 파악할 수 있도록 표나 그림을 제시하는 것도 좋다.
- 결론: 연구 결론 및 제언을 기술한다.

포스터 안에 포함되는 내용은 저자에 따라 다양하게 구성할 수 있지만, 일반적으로 다음 그림에 해당하는 내용이 포함되는 것이 좋다. 방대한 양의 연구를 하나의 포스터에 담고, 청중을 이해시킬 수 있어야 하므로, 내용은 간결하고 명료하게 표현하는 것이 좋다.

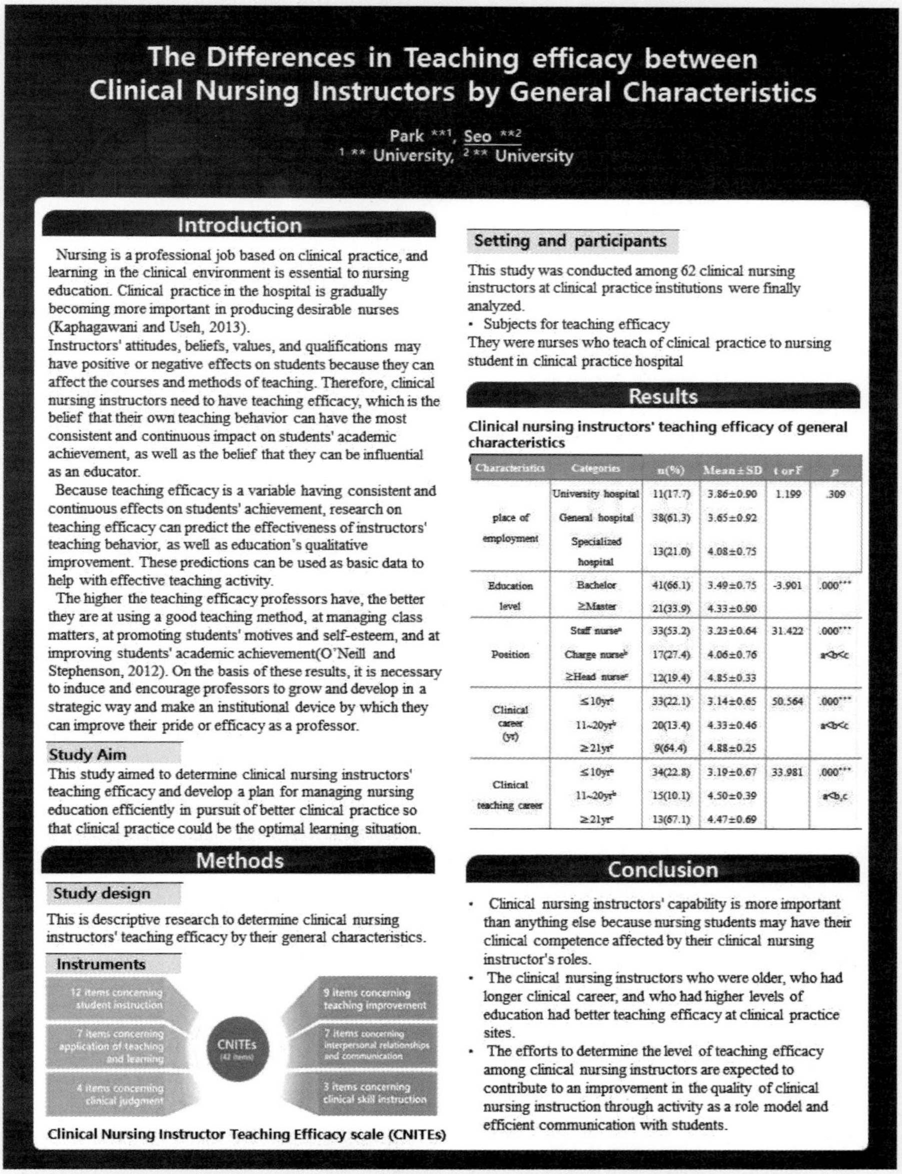

The Differences in Teaching efficacy between Clinical Nursing Instructors by General Characteristics

Park **[1], Seo **[2]
[1] ** University, [2] ** University

Introduction

Nursing is a professional job based on clinical practice, and learning in the clinical environment is essential to nursing education. Clinical practice in the hospital is gradually becoming more important in producing desirable nurses (Kaphagawani and Useh, 2013).

Instructors' attitudes, beliefs, values, and qualifications may have positive or negative effects on students because they can affect the courses and methods of teaching. Therefore, clinical nursing instructors need to have teaching efficacy, which is the belief that their own teaching behavior can have the most consistent and continuous impact on students' academic achievement, as well as the belief that they can be influential as an educator.

Because teaching efficacy is a variable having consistent and continuous effects on students' achievement, research on teaching efficacy can predict the effectiveness of instructors' teaching behavior, as well as education's qualitative improvement. These predictions can be used as basic data to help with effective teaching activity.

The higher the teaching efficacy professors have, the better they are at using a good teaching method, at managing class matters, at promoting students' motives and self-esteem, and at improving students' academic achievement(O'Neill and Stephenson, 2012). On the basis of these results, it is necessary to induce and encourage professors to grow and develop in a strategic way and make an institutional device by which they can improve their pride or efficacy as a professor.

Study Aim

This study aimed to determine clinical nursing instructors' teaching efficacy and develop a plan for managing nursing education efficiently in pursuit of better clinical practice so that clinical practice could be the optimal learning situation.

Methods

Study design

This is descriptive research to determine clinical nursing instructors' teaching efficacy by their general characteristics.

Instruments

Clinical Nursing Instructor Teaching Efficacy scale (CNITEs)

Setting and participants

This study was conducted among 62 clinical nursing instructors at clinical practice institutions were finally analyzed.

- Subjects for teaching efficacy

They were nurses who teach of clinical practice to nursing student in clinical practice hospital

Results

Clinical nursing instructors' teaching efficacy of general characteristics

Characteristics	Categories	n(%)	Mean±SD	t or F	p
place of employment	University hospital	11(17.7)	3.86±0.90	1.199	.309
	General hospital	38(61.3)	3.65±0.92		
	Specialized hospital	13(21.0)	4.08±0.75		
Education level	Bachelor	41(66.1)	3.49±0.75	-3.901	.000***
	≥Master	21(33.9)	4.33±0.90		
Position	Staff nurse[a]	33(53.2)	3.23±0.64	31.422	.000***
	Charge nurse[b]	17(27.4)	4.06±0.76		a<b<c
	≥Head nurse[c]	12(19.4)	4.85±0.33		
Clinical career (yr)	≤10yr[a]	33(22.1)	3.14±0.65	50.564	.000***
	11~20yr[b]	20(13.4)	4.33±0.46		a<b<c
	≥21yr[c]	9(64.4)	4.88±0.25		
Clinical teaching career	≤10yr[a]	34(22.8)	3.19±0.67	33.981	.000***
	11~20yr[b]	15(10.1)	4.50±0.39		a<b,c
	≥21yr[c]	13(67.1)	4.47±0.69		

Conclusion

- Clinical nursing instructors' capability is more important than anything else because nursing students may have their clinical competence affected by their clinical nursing instructor's roles.
- The clinical nursing instructors who were older, who had longer clinical career, and who had higher levels of education had better teaching efficacy at clinical practice sites.
- The efforts to determine the level of teaching efficacy among clinical nursing instructors are expected to contribute to an improvement in the quality of clinical nursing instruction through activity as a role model and efficient communication with students.

그림 1 포스터 예시

참고문헌

고명숙 외 (2016). 간호연구 따라잡기. 수문사

구미옥, 조용애, 조명숙, 은영, 정재심, 정인애 등 (2013). 정맥주입요법 간호실무지침 수용개작. 임상간호연구, 19(1), 128-142.

김경진, 박완주 (2019). 대장암 환자를 위한 불확실성 이론 기반 모바일 내비게이션 프로그램의 효과. 한국간호과학회지, 49(3), 274-285.

김수진, 김보영 (2018). 간호대학생을 위한 상황학습 기반 의사소통능력 향상 프로그램의 효과. 한국간호과학회지, 48(6), 708-719.

김지현, 송소이, 김미경, 조명숙 (2011). 근거중심 급성 뇌졸중 간호 가이드라인 수용개작. 임상간호연구, 17(2), 176-191.

남상석 (2015). 스포츠 의·과학 연구를 위한 G*Power와 Sample Size. 한나래출판사

노경섭 (2015). 제대로 알고 쓰는 논문통계분석. 한빛 아카데미

박영숙, 김정희 (2020). 고급간호연구, 한국방송통신대학교출판문화원

박영주, 박성희, & 강창범 (2013). 아동에서의 적외선 체온 측정의 진단정확도 연구: 체계적 문헌 고찰과 메타분석. J Korean Acad Nurs, 43(6), 746-759.

박정민, 최인령 (2016). 한국형 마음챙김 명상 프로그램이 중년여성의 스트레스, 스트레스 대처방식, 우울, 분노 및 수면에 미치는 효과. 한국간호과학회지, 46(2), 194-206.

박지영 외 (2017). 근거기반 간호연구의 실제. 수문사

박형숙, 송정애, 정승교, 박혜자, 박경연 외 (2011). 간호학 연구방법론(제5판). 엘스비어

배규한, 이기재 (2019). 통계조사방법론, 한국방송통신대학교출판문화원

벨몬트 보고서(1978). 원문 https://videocast.nih.gov/pdf/ohrp_belmont_report.pdf

어용숙 외 (2017). 간호연구. 수문사.

어용숙, 김요나, 김혜옥, 남문희, 조규영 외 (2019). 간호연구 및 통계. 수문사

이상미, 정성희 (2019). 간호연구, 한국방송통신대학교출판문화원

이은옥 외 (2009). 간호연구와 통계분석. 수문사

이은옥, 임난영, 박현애, 이인숙, 김종임, 배정이, 이선미 (2009). 간호연구와 통계분석. 수문사

이태림, 이기재, 이긍희, 장영재 (2019). 통개학개론. 한국방송통신대학교출판문화원

이혜경 외 (2014). 간호연구개론 제5판. 현문사

임상연구방법론 편찬위원회 (2019). 보건인을 위한 임상연구법론. 현문사

장희경, 김윤수, 김혜원, 이윤정 (2017). 보건연구방법론. 계축문화사

장희경, 김윤수, 이고운, 이윤정 (2016). 간호연구개론. 계축문화사

최현철 (2013). 사회과학통계분석. 나남(주) pp 23-43.

한상숙, 이상철 (2012). SPSSS/Amos를 활용한 간호·보건 통계분석. 한나래출판사

Alligood, M. R. (2018). Introduction to nursing theory: Its history and significant. In Alligood, M. R. (Eds.), Nursing theorists and their work (pp. 2-10). St. Louis, MO: Elsevier

American Nurses Association (n.d). What is nursing? Retrieved from https://www.nursingworld.org/practice-policy/workforce/what-is-nursing/

American Psychological Association (7th Ed.) Retrieved from https://apastyle.apa.org/

American Psychological Association. (2009) Publication Manual of the American Psychological Association. (6th Ed.). Washington, D.C.: Author. ISBN: 1-55798-790-4.

Banerjee, A., Chitnis, U. B., Jadhav, S. L., Bhawalkar, J. S., & Chaudhury, S. (2009). Hypothesis testing, type I and type II errors. Industrial psychiatry journal, 18(2), 127-131. doi:10.4103/0972-6748.62274.

Chinn, P. L., & Kramer, M. K., (2015). Knowledge development in nursing St. Louis, MI: Elsevier Mosby

Fawcett, J., (2005). Contemporary nursing knowledge: Analysis and evaluation of nursing models and theories (2nd ed). Philadelphia, PA: F.A. Davis Company

Garfield, E. (2011). "The evolution of the Science Citation Index" (PDF).

International Microbiology. 10 (1): 65–69. doi:10.2436/20.1501.01.10

Grant, C., & Osanloo, A. (2014). Understanding, selecting, and integrating a theoretical framework in dissertation research: Creating the blueprint for your house." Administrative issues journal: Connecting education, practice, and research, 4(2), 12–26. Retrieved from http://search.ebscohost.com.libproxy.lib.csusb.edu/login.aspx?direct=true&db=eric&AN=EJ1058505&site=ehost–live

Hage, J. (1972). Techniques and problems of theory construction in sociology. New York: John Wiley & Sons

Hardin, S. R., (2018). Theory development process. In Alligood, M. R. (Eds.), Nursing theorists and their work (pp. 35–43). St. Louis, MO: Elsevier

http://kan.or.kr/kor/down/20150507_Belmont%20Report.pdf

http://kan.or.kr/kor/down/20180413%20.pdf

http://www.icmje.org/recommendations/browse/roles–and–responsibilities/defining–the–role–of–authors–and–contributors.html

http://www.irb.or.kr/

http://www.law.go.kr/연구윤리 확보를 위한 지침

https://publicationethics.org/

https://synapse.koreamed.org/pdf/10.4040/jkan.2015.45.3.315

https://www.cdc.gov/tuskegee/timeline.htm

Hulley, S. B., Cummings, S. R., Browner, W. S., Grady, D. G., & Newman, T. B., (2007). Designing clinical research (3rd ed.). Philadelphia, PA: Wolters Kluwer

IRB란 무엇인가? Elizabeth A. Bankert,Robert J. Amdur 공저/이경훈 등역 | 지코사이언스2015

J Korean Bioethics Assoc 1 : 13–21, 2000 May http://www.kan.or.kr/kor/sp_main/main.php

J Korean Med Assoc. 2014 Nov;57(11):899–902. Korean. Published online Nov 14, 2014. https://doi.org/10.5124/jkma.2014.57.11.899

Kim, Y., Im, S., Dee, V., Brandt, C., & Hong, E. (2019). Feelings, self–care, and infant care reported by Korean women at risk for postpartum depression, International Journal of Nursing, 6(1), 1–11, DOI: 10.15640/ijn.v6n1a1, http://dx.doi.org/10.15640/ijn.v6n1a1

Lederman, N. G. & Lederman J. S., (2015). What is a theoretical framework? A practical answer. Journal of Science Teacher Education, 26(7), 593–597. https://doi-org.libproxy.lib.csusb.edu/10.1007/s10972-015-9443-2

Nancy Burns, Susan K. Grove. 역자 박형숙 등 (2011). 간호학연구방법론. 엘스비어

Orem, D. E. (2001). Nursing: Concepts of practice (6th ed.). St. Louis, MO: Mosby

Polit, D., & Beck, C. (2017). Resource manual for nursing research: Generating and assessing evidence for nursing practice (10th ed.). Philadelphia, PA: Wolters Kluwer

Portney, L. G., & Watkins, M. P, (2000). Foundaion of clinical research: Applications to practice (2nd ed.). Upper Saddle Riverside, NJ: Prentice-Hall Inc.

Walker, L. O. & Avant, K. C., (2011). Strategies for theory construction in nursing (5th ed). New York: Prentice Hall

찾아보기

ㄱ

ㄴ

ㄷ

ㄹ

ㅁ

ㅂ

ㅅ

ㅇ

ㅋ

ㅌ

ㅍ

ㅎ

A

R

S

T

V

숫자

공저자 소개

홍은희 서울여자간호대학교
김진주 국제대학교 간호학과
김희수 삼육서울병원 감염관리실
서영선 우송정보대학교 간호학과
서은주 배재대학교 간호학과
이혜진 서울여자간호대학교
Younglee Kim California State University San Bernardino, Nursing

논문작성을 위한 간호연구와 통계 값 21,000원

2020년 3월 10일 제1판 발행
2021년 7월 30일 제2판 발행

공저자 : 홍은희·김진주·김희수·서영선
서은주·이혜진·Younglee Kim
발행인 : 주 영 일
발행처 : **계 축 문 화 사**

서울특별시 종로구 통일로12길 16-17
우편번호 : 03029
TEL : 735-2257·738-9746
FAX : 723-9025
E-mail : gyechuk@hanmail.net
홈페이지 : http://gyechuk.co.kr
1973. 10. 31 등록번호 제300-1973-8호
ISBN 978-89-5629-646-3 93510